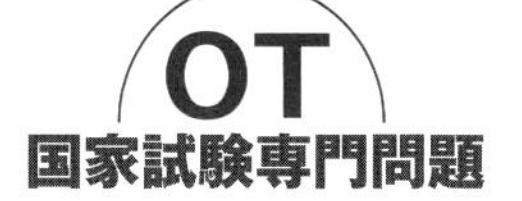

でるもん でたもん

derumon detamon derumon detamon derumon detamon

一問一答!!

編集

「標準理学療法学・作業療法学」編集室

解答・解説者

下田 信明

東京家政大学健康科学部
リハビリテーション学科・教授

医学書院

OT 国家試験専門問題
でるもん・でたもん 一問一答!!
発 行 2022年10月15日 第1版第1刷©
編 集 「標準理学療法学・作業療法学」編集室
発行者 株式会社 医学書院
代表取締役 金原 俊
〒113-8719 東京都文京区本郷1-28-23
電話 03-3817-5600(社内案内)
印刷・製本 三美印刷

ISBN978-4-260-04996-2

序

本書は国家試験の過去問を徹底的に分析し，重要ポイントを網羅し，一問一答形式で，短期間に，効率よく，スピーディーに『作業療法専門科目(実地問題を含む)』を学習できるように編集しています．**短期間に得点アップが期待できるため，国家試験までの期間が間近であるほど威力を発揮します．**

国家試験合格の鍵は，いかに自分に合った参考書を選ぶかです．すでに多くの受験参考書が出版されていますが，どの本が適しているかは，その人の“レディネス”(前提となる学習の準備状態)と学習時間(学習期間)に依存します．

本書は以下のような読者に適しています．

1）作業療法専門科目の知識を短期間に国家試験合格レベルに引き上げたい人
2）他の参考書で学習してきたが，模擬試験などで思うような結果が出ない人
3）試験が間近に迫り，どうしたらよいかわからなくなってしまった人
4）国家試験対策をはじめたが，学習のポイントがつかめない人
5）最後の仕上げとして短期間に総復習し，知識を整理したい人
6）臨床実習前に作業療法の知識を短期間に高めたい人

国家試験が間近になればなるほど，多くの参考書に手を出すより，よくまとまった1冊を反復学習することが一番です．とにかくまず1冊を読み切ることが大切です．そうすることにより達成感と自信が生まれます．2回目からは1回目で間違ったところを中心に学習するので，1回目の数十分の1の時間で最後まで読破できます．**回数を重ねるにつれて，短時間で復習でき，どんどん合格ラインに近づき，不安が解消**されます．

本書は正解率80％で国家試験に合格することを目標にしています．試験間近になって問題集などでいくら多くの過去問を解いても，その問題を解けるだけのレディネスがなければ，本番の試験には合格できません．時間の無駄です．それよりも，**問題を解くための知識を効率よく学習した後に，その知識を用いて問題を解き，知識の使い方をトレーニングしたほうが効率的**です．1つの“コア”となる知識を身につければ，類似する数多くの問題を解くことができるようになります．

また，試験まで時間に余裕のある人は，本書をベースにして，過去問や模擬試験問題を解いて，さらに知識を深めてください．とにかく繰り返すことにより自信が生まれます．いままで解けなかった問題が解けるようになります．問題が解けるようになると，問題を解くのが楽しくなります．国家試験は正解率60％をクリアすれば誰もが合格できます．競争相手はいません．自分との戦いです．時間との戦いです．やるか，やらないかです．

「あと数分で試験が始まる……．失敗したらもう1年．すでに4月からの就職も内定している．心臓の鼓動が伝わってくる．明らかに緊張している．プレッシャーに耐えられない……」．こんな状況を打開できるのは，それまでに慣れ親しんできた参考書です．試験当日，一問一答シリーズの2冊を“お守り”として持ち込む．最後の10分で2冊をパラパラとめくると，ラインマーカーを引き，付箋を貼って勉強してきた日々がきっと思い出されるでしょう．そして残りの数分で最後の総復習を終えたころ，心が自然と落ち着き，不安がなくなり，自信が甦ってくる．多くの受験者にとって，本シリーズがそうした“試験会場に持ち込む最後の2冊”になってほしいと願っています．

2022年9月

シリーズ解答・解説者
下田 信明
齋藤 昭彦

目次

第1章　基礎作業療法学　1

第2章　作業療法評価学　53

第4章　疾患別作業療法　193

第5章　地域作業療法学　431

本書の使い方

13 関節リウマチ

❶ **1.** AIMS(Arthritis Impact Measurement Scales)の適応疾患は何か. 〔55AM032〕

1. 関節リウマチ ❷

2. 58歳の女性. 関節リウマチ. Steinbrocker(スタインブロッカー)の stage Ⅱ, class2. この患者の日常生活活動について答えよ.

2-1. 瓶の蓋をしめる動作は適切か. 〔56PM007〕

2-1. 不適切

❹

でる **2-2.** 椀を保持する動作は適切か. 〔56PM007〕

2-2. 適切

2-3. 雑巾を絞る動作は適切か. 〔56PM007〕

2-3. 不適切

2-4. はさみを開閉する動作は適切か. 〔56PM007〕

2-4. 不適切

2-5. ポットを持つ動作は適切か. 〔56PM007〕

2-5. 不適切

解説 関節リウマチでは手指の関節に大きな負担がかかる動作は避ける.

3. Steinbrocker の stage 分類は, 何を評価・分類するか. 〔56PM007〕

3. 関節リウマチの病期

4. Steinbrocker の stage 分類について答えよ.

4-1. 線維性あるいは骨性強直がある場合, stage いくつか. 〔56PM007〕

4-1. stageⅣ

4-2. X線写真上に骨破壊がなく, オステオポローゼもない場合, stage いくつか. 〔56PM007〕

4-2. stage Ⅰ

4-3. オステオポローゼのほかにX線学的に軟骨および骨の破壊があり, 関節変形もある場合, stage いくつか. 〔56PM007〕

4-3. stage Ⅲ

よくでる **5.** ICF で分類された構成要素には評価点を付与できるか. 〔54AM039, 51AM039〕 ❸

5. できる

❶ 国試から頻出ポイントを抽出！

国試で出題された問題･選択肢から，国試に出題されやすい項目を抽出．短文の問題に再構成し，提示します．

❷ 赤シートで隠しながら学習！

短文の問題に対して，単語レベルの解答が示されます．付属の赤いシートを使い，解答欄を隠しながら学習していきましょう．

❸ 過去問の出題番号を明示！

▸ 過去の国家試験で問われた問題･選択肢には出題番号を付しています．
〔例〕56PM007 ⇒ 第 56 回国家試験の午後の 7 番目に出題された問題から本書の問題項目を作成したことを意味します．

▸ 出題番号のアンダーラインは，国試に出題された選択肢のうち，直接的に正答に結び付いた項目（正解の選択肢から抽出した項目であること）を示します．

▸ 出題番号が太字であるものは，実地問題として出題された項目です．

❹ 出題頻度を 3 段階でランク評価！

出題頻度を以下の基準でランク化して表示．今後の国家試験で問われやすい項目が一目でわかります！

よくでる	• アンダーラインの出題番号が 2 つ以上ある場合 • アンダーラインの出題番号が 1 つで，アンダーラインのない出題番号が 3 つ以上ある場合 • アンダーラインのない出題番号が 6 つ以上ある場合
でる	• アンダーラインの出題番号が 1 つある場合 • アンダーラインのない出題番号が 3 つ以上，6 つ未満の場合
無印	• 上記の基準外の場合 • 過去に出題されていないものの，今後の国試では出題される可能性がある場合

基礎作業療法学

❶ 作業療法概論………1～7

❷ 作業療法管理学………1～3

❸ 運動学………1～6

❹ リハビリテーション医学・臨床医学………1～7

❺ 臨床心理学

作業療法概論

1 法規，関連制度

理学療法士及び作業療法士法

1. 理学療法士及び作業療法士法について答えよ．

1-1. 制定されたのは昭和何年か．〔53AM021〕

1-1. 昭和 40（1965）年

1-2. 作業療法士の診療報酬を規定しているか．〔52AM021, 49PM038〕

1-2. していない

解説 診療報酬の規定をしている法律は，健康保険法である．

1-3. 作業療法士国家試験に合格した日から業務を行うことができるか．〔52AM021〕

1-3. できない

1-4. 作業療法士免許の交付主体は誰か．〔49PM038, 47PM038〕

1-4. 厚生労働大臣

解説 免許の交付は厚生労働大臣による．都道府県知事ではないことに注意．

1-5. 作業療法士以外の者は作業療法を行うことができないか．〔49PM038〕

1-5. できる

よくでる **1-6.** 作業療法士は業務上知り得た人の秘密を他に漏らすと罰金に処せられるか．〔49PM038, 47PM038〕

1-6. 処せられる

解説 理学療法士及び作業療法士法の第 16 条により作業療法士は守秘義務を負い，この規定に反した場合，第 21 条にもとづき罰金が科せられる．

1-7. 登録事項に変更が生じたときはいつからいつまでの間に作業療法士名簿の訂正を申請する必要があるか．〔49PM038〕

1-7. 変更が生じた翌日～30 日以内

2. 理学療法士及び作業療法士法の規定内容について答えよ.

2-1. 作業療法士は何独占資格であるか. 〔52AM021, 47PM038〕

2-1. 名称独占資格

解説 有資格者だけが作業療法士と名乗ることができる.

でる **2-2.** 業務上知り得た人の秘密を他に漏らしてはならない義務を何というか. 〔52AM021〕

2-2. 守秘義務

よくでる **2-3.** 作業療法は応用的動作能力と〔　　　〕の回復を図るために行われる. 〔52AM021, 47PM038〕

2-3. 社会的適応能力

2-4. 法律上, 作業療法は誰に対して行うものと規定されているか.

2-4. 身体または精神に障害のある者

2-5. 法律上, 作業療法は対象者に対して何を行わせるものと規定されているか.

2-5. 手芸, 工作その他の作業

医療保険・介護保険

1. 介護保険を利用した福祉用具貸与の対象について答えよ.

でる **1-1.** 据置型トイレ用手すりは対象か. 〔54PM037〕

1-1. 対象である

1-2. 自動排泄処理装置の交換可能部分は対象か. 〔54PM037〕

1-2. 対象でない

1-3. 入浴補助用具は対象か. 〔54PM037, 51PM037〕

1-3. 対象でない

1-4. 簡易浴槽は対象か. 〔54PM037, 51PM037〕

1-4. 対象でない

1-5. 腰掛便座は対象か. 〔54PM037, 51PM037〕

1-5. 対象でない

ポイント 他人が使用したものを再利用することに心理的抵抗感を伴うものは, 貸与になじまないため購入となる.

2. 介護予防について答えよ.

でる **2-1.** 活動性を維持させることは, 何次予防か. 〔56AM023〕

2-1. 一次予防

問題	解答
2-2. 身体機能を改善させることは，何次予防か．〔56AM023〕	2-2. 三次予防
2-3. 要介護状態を改善させることは，何次予防か．〔56AM023〕	2-3. 三次予防
2-4. 生活習慣を改善させることは，何次予防か．〔56AM023〕	2-4. 一次予防
2-5. 要介護状態になるのを遅れさせることは，何次予防か．〔56AM023〕	2-5. 二次予防
2-6. 運動器の機能向上を主目的とするのは適切か．〔53PM038〕	2-6. 不適切
2-7. 社会参加意欲の高い人は対象としないのは適切か．〔53PM038〕	2-7. 不適切
2-8. 一次予防から三次予防を別々に展開することは適切か．〔53PM038〕	2-8. 不適切
でる **2-9.** 要介護状態の重度化の防止は，何次予防か．〔53PM038〕	2-9. 三次予防
2-10. 一次予防事業の対象者は，「要支援・要介護状態となる可能性が高い者」か．〔53PM038〕 **解説** 介護予防における二次予防の対象者は，要支援・要介護に陥るリスクが高い者．三次予防の対象者は，要支援・要介護状態にある者である．	2-10. 対象者は「健康な者」である

でる **3.** 70歳以上を対象とした介護予防事業に用いられる評価で，表に示す質問項目を用いるのは何か．〔52AM043〕

No.	質問項目	回答（いずれかに○をお付け下さい）	
1	バスや電車で1人で外出していますか	0. はい	1. いいえ
2	日用品の買物をしていますか	0. はい	1. いいえ
3	預貯金の出し入れをしていますか	0. はい	1. いいえ
4	友人の家を訪ねていますか	0. はい	1. いいえ
5	家族や友人の相談にのっていますか	0. はい	1. いいえ

3. 基本チェックリスト

4. 回復期リハビリテーション病棟について答えよ．

4-1. 環境調整を行うか．〔51AM038〕

4-1. 行う

4-2. 病棟での訓練は行うか．〔51AM038〕

4-2. 行う

4-3. 制度化されたのはいつか(何年か)．〔51AM038〕

4-3. 平成12(2000)年

でる **4-4.** 家庭復帰の推進を目標とするか．〔51AM038〕

4-4. する

4-5. 作業療法士の人員配置基準はあるか．〔51AM038〕

4-5. ある

5. 介護保険で購入または貸与の対象となる福祉用具について答えよ．

5-1. 介護保険で移動式リフトの吊り具は，購入と貸与のどちらの適応か．〔51PM037〕

5-1. 購入

でる **5-2.** 介護保険で体位変換器は，購入と貸与のどちらの適応か．〔51PM037〕

5-2. 貸与

でる **5-3.** 介護保険で歩行器は，購入と貸与のどちらの適応か．〔49AM038〕

5-3. 貸与

でる 5-4. 介護保険でベッド用手すりは，購入と貸与のどちらの適応か．〔49AM038〕 | 5-4. 貸与

5-5. 介護保険でポータブルトイレは，購入と貸与のどちらの適応か．〔49AM038〕 | 5-5. 購入

6. 通所リハビリテーションについて答えよ．

6-1. 個別訓練は提供できるか．〔50PM038〕 | 6-1. できる

でる 6-2. 医療保険での利用はできるか．〔50PM038〕 | 6-2. できない

解説 原則として介護保険での利用となる．

6-3. 3か月以内の短期的利用に限られるか．〔50PM038〕 | 6-3. 限られない

6-4. 通所リハビリテーション専用の設備基準はあるか．〔50PM038〕 | 6-4. ある

6-5. 作業療法士の配置基準は利用者20名に対して1名というのは正しいか．〔50PM038〕 | 6-5. 誤っている

7. 精神科デイケアについて答えよ．

でる 7-1. 学童も対象になるか．〔47PM046〕 | 7-1. なる

7-2. 保険診療の対象であるか．〔47PM046〕 | 7-2. 対象である

7-3. 在宅高齢者も対象になるか．〔47PM046〕 | 7-3. なる

7-4. グループホーム利用者も対象になるか．〔47PM046〕 | 7-4. なる

7-5. 対象疾患で最も多いのは認知症か．〔47PM046〕 | 7-5. 最多は統合失調症である

精神保健福祉法

でる 1. 措置入院を規定する法律は何か．〔56PM047〕 | 1. 精神保健福祉法

解説 正式名称は「精神保健及び精神障害者福祉に関する法律」である．

でる **2.** 28歳の男性．統合失調症で6か月前に精神科病院に措置入院歴がある．その後退院し，自治体による退院後支援計画に基づいて外来でフォローされていたが，2か月前から抗精神病薬の服薬が不規則になり，幻聴の増悪がみられた．自傷行為はなく，家族をはじめ周囲の人間に対して手を上げるようなことはないが「薬は飲むな」という幻聴に左右されてこの1週間は全く服薬しておらず，一昨日から一睡もできていない．両親が「担当医に相談しよう」と勧めてなんとか外来受診をさせたが，精神保健指定医から入院を勧められてもかたくなに拒否を続けている．この患者の現在の状態において適切な入院形態は何か．〔55PM019〕

2. 医療保護入院

解説 医療保護入院は患者の同意なく，指定医1名の判断による入院を指す．保護者の同意は必要である．

3. 精神保健福祉法に基づく入院形態について答えよ．

3-1. 本人の同意が必要であり，精神保健指定医の診察が不要な入院は何か．〔55PM019〕

3-1. 任意入院

3-2. 対象には自傷他害のおそれがあり，また，精神保健指定医2名の診断が一致するという要件がある入院は何か．〔55PM019〕

3-2. 措置入院

3-3. 対象には自傷他害のおそれがあり，また，急速な入院の必要性があって期間が72時間以内に制限される入院は何か．〔55PM019〕

3-3. 緊急措置入院

3-4. 任意入院を行う状態になく，急速を要し，家族等の同意が得られない者が対象で，精神保健指定医（または特定医師）の診察が必要であり，期間が72時間以内に制限される入院は何か．〔55PM019〕

3-4. 応急入院

4. 精神科病院への入院形態について定めている法律は何か．〔53PM047〕

4. 精神保健福祉法

5. 緊急措置入院で，作業療法を行うことはできるか．〔51PM047〕

5. できる

でる **6.** 医療保護入院に，家族等の同意は必要か．〔51PM047〕

6. 必要

7. 応急入院は身体合併症の治療が目的か．〔51PM047〕

7. 目的ではない

障害者総合支援法

1. 障害種別にかかわらず，また難病も対象にして自立支援に関する事項を規定する法律は何か．〔56PM047〕

解説 正式名称は「障害者の日常生活及び社会生活を総合的に支援するための法律」である．

1. 障害者総合支援法

2. 障害者総合支援法について答えよ．

2-1. 介護給付は自立支援給付に含まれるか．〔55PM036〕

2-1. 含まれる

2-2. 訓練等給付は地域生活支援事業に含まれるか．〔55PM036〕

2-2. 含まれない

2-3. 相談支援は自立支援給付に含まれるか．

2-3. 含まれる

2-4. 自立支援医療は地域生活支援事業に含まれるか．〔55PM036〕

2-4. 含まれない

2-5. 補装具の給付は地域生活支援事業に含まれるか．〔55PM036〕

2-5. 含まれない

2-6. 理解促進研修・啓発は地域生活支援事業に含まれるか.
2-6. 含まれる

でる 2-7. 日常生活用具の給付・貸与は地域生活支援事業に含まれるか. 〔55PM036〕
2-7. 含まれる

2-8. 障害者総合支援法では，障害程度区分が示されているか. 〔53PM021〕
2-8. いない

でる 2-9. 障害者総合支援法において，難病は障害者の範囲に含まれているか. 〔53PM021〕
2-9. 含まれている

2-10. 障害者総合支援法において，在宅介護の対象に精神障害は含まないか. 〔53PM021〕
2-10. 含む

2-11. 障害者総合支援法の実施主体はどこか. 〔53PM021〕
2-11. 市町村

でる 2-12. T字杖は，障害者総合支援法における日常生活用具支給制度の対象であるか. 〔52AM038〕
2-12. 対象である

2-13. 前腕義手は日常生活用具支給制度の対象であるか. 〔52AM038〕
2-13. 対象ではない

2-14. 電動車椅子は日常生活用具支給制度の対象であるか. 〔52AM038〕
2-14. 対象ではない

2-15. モールド型座位保持装置は日常生活用具支給制度の対象であるか. 〔52AM038〕
2-15. 対象ではない

2-16. 重度障害者用意思伝達装置は日常生活用具支給制度の対象であるか. 〔52AM038〕
2-16. 対象ではない

3. 障害者総合支援法における補装具費支給制度について答えよ.

でる 3-1. 座位保持椅子は18歳未満のみが対象か. 〔56AM037〕
3-1. 18歳未満のみ

3-2. 起立保持具は18歳未満のみが対象か.
3-2. 18歳未満のみ

3-3. 頭部保持具は18歳未満のみが対象か.
3-3. 18歳未満のみ

3-4. 排便補助具は18歳未満のみが対象か.
3-4. 18歳未満のみ

3-5. 側弯矯正装具は18歳未満のみが対象か. 〔56AM037〕

3-5. 18歳以上も対象

3-6. 電動車椅子(リクライニング・ティルト式普通型)は18歳未満のみが対象か. 〔56AM037〕

3-6. 18歳以上も対象

3-7. 歩行器(六輪型)は18歳未満のみが対象か. 〔56AM037〕

3-7. 18歳以上も対象

3-8. ロフストランドクラッチは18歳未満のみが対象か. 〔56AM037〕

3-8. 18歳以上も対象

医療観察法

1. 心神喪失等の状態で重大な他害行為を行った者の医療及び観察等に関する法律(医療観察法)で, 精神保健審判員(必要な学識経験を有する医師)とともに処遇を決定する職は何か. 〔54AM049, 51AM048〕

1. 裁判官

2. 心神喪失または心神耗弱の状態で重大な他害行為を行った者に対する, 専門的な治療と処遇を行う仕組みを定める法律は何か. 〔56PM047〕

解説 医療観察法の正式名称は「心神喪失等の状態で重大な他害行為を行った者の医療及び観察等に関する法律」である.

2. 医療観察法

3. 医療観察法の対象は誰か. 〔55PM019〕

3. 心神喪失又は心神耗弱の状態で重大な他害行為を行い, 不起訴処分となるか無罪等が確定した人

4. 医療観察法の対象となる行為について答えよ.

4-1. 殺人は対象となる行為か. 〔47PM045〕

4-1. 対象である

4-2. 放火は対象となる行為か. 〔47PM045〕

4-2. 対象である

4-3. 傷害は対象となる行為か. 〔47PM045〕 | 4-3. 対象である

でる **4-4.** 自傷は対象となる行為か. 〔47PM045〕 | 4-4. 対象ではない

4-5. 強制性交は対象となる行為か. 〔47PM045〕 | 4-5. 対象である

その他の法規

1. 障害者の自立及び社会参加の支援等のための施策の基本となる事項を定める法律は何か. 〔56PM047〕 | 1. 障害者基本法

2. 障害を理由とする差別の解消を推進することを目的とする法律は何か. 〔56PM047〕 | 2. 障害者差別解消法

解説 正式名称は「障害を理由とする差別の解消の推進に関する法律」である.

3. 障害者職業能力開発校は, 何法に基づいて設置されているか. 〔50PM019〕 | 3. 職業能力開発促進法

2 国際疾病分類(ICD)・国際生活機能分類(ICF)

国際疾病分類(ICD)

でる **1.** 国際疾病分類 ICD-10 を作成した機関はどこか. 〔53AM022〕 | 1. WHO(世界保健機関)

2. 国際疾病分類 ICD-10 は, 何の階層性を表しているか. 〔53AM022〕 | 2. 疾病

3. 国際疾病分類 ICD-10 は, 何モデルに基づく分類であるか. 〔53AM022〕 | 3. 医学モデル

4. 国際疾病分類 ICD-10 は, 精神障害に特化した分類であるか. 〔53AM022〕 | 4. 精神障害に特化したものではない

でる **5.** わが国の死因統計は, 国際疾病分類 ICD-10 に準拠しているか. 〔53AM022〕 | 5. している

国際生活機能分類(ICF)

問題	解答
1. ライフスタイルは国際生活機能分類(ICF)の個人因子か，環境因子か．〔55PM028〕	1. 個人因子
でる 2. 介護保険制度はICFの個人因子か，環境因子か．〔55PM028〕	2. 環境因子
3. 医療制度はICFの個人因子か，環境因子か．	3. 環境因子
4. 生活保護制度はICFの個人因子か，環境因子か．	4. 環境因子
5. 教育歴はICFの個人因子か，環境因子か．〔55PM028〕	5. 個人因子
6. 生活感はICFの個人因子か，環境因子か．〔55PM028〕	6. 個人因子
7. 趣味はICFの個人因子か，環境因子か．〔55PM028〕	7. 個人因子
8. 家族はICFの個人因子か，環境因子か．〔55PM028〕	8. 環境因子
9. 介護者はICFの個人因子か，環境因子か．〔55PM028〕	9. 環境因子
でる 10. ICFはすべての人に関する分類か．〔54AM039, 51AM039, 50AM039〕	10. すべての人に関する分類である
11. ICFの環境因子は障害の程度と関係があるか．〔54AM039, 51AM039〕	11. ある
12. ICFは生活機能の肯定的側面を表すことができるか．〔54AM039, 51AM039〕	12. できる
よくでる 13. ICFで分類された構成要素には評価点を付与できるか．〔54AM039, 51AM039〕	13. できる
14. ICFの個人因子は共通スケールを用いて量的に判定できるか．〔54AM039, 51AM039〕	14. できない
でる 15. ICFの活動と参加における2つの構成概念は能力と〔　　　〕である．〔52AM039〕	15. 実行状況

問題	解答
16. ICFの2つの部門は，「生活機能と障害」と「〔　　　〕」である．〔50AM039〕	16. 背景因子
17. ICFの環境因子の2つの異なるレベルは，個人的と〔　　　〕である．	17. 社会的
18. ICFで「社会的背景」は環境因子と個人因子のどちらか．	18. 個人因子
でる 19. ICFで「家族の態度」は何の第2レベルに分類されるか．〔54PM021〕	19. 環境因子
20. ICFで「住居の入手」は何の第2レベルに分類されるか．〔54PM021〕	20. 活動と参加
21. ICFで「健康に注意すること」は何の第2レベルに分類されるか．〔54PM021〕	21. 活動と参加
22. ICFで「交通機関や手段の利用」は何の第2レベルに分類されるか．〔54PM021〕	22. 活動と参加
でる 23. ICFで「保健サービス・制度・政策」は何の第2レベルに分類されるか．〔54PM021〕	23. 環境因子
24. ICFで「保健の専門職種の態度」は何の第2レベルに分類されるか．	24. 環境因子
25. ICFで「他者への援助」は何の第2レベルに分類されるか．	25. 活動と参加
26. ICFで「家庭用品の管理」は何の第2レベルに分類されるか．	26. 活動と参加
27. ICFで「複雑な対人関係」は何の第2レベルに分類されるか． 解説 ICFの第1レベルの分類は，心身機能，身体構造，活動と参加，環境因子である．	27. 活動と参加
28. 人生の出来事は，ICFの個人因子か，環境因子か．〔56PM029〕	28. 個人因子
29. 困難への対処方法は，ICFの個人因子か，環境因子か．〔56PM029〕	29. 個人因子

30. 社会生活への適応は，ICFの個人因子か，環境因子か．〔56PM029〕　30. 個人因子

31. コミュニケーションの能力は，ICFの心身機能か，活動と参加か．〔56PM029〕　31. 活動と参加

でる **32.** 障害者に対する人々の態度は，ICFの個人因子か，環境因子か．〔56PM029〕　32. 環境因子

33. 生産品と用具は，ICFの個人因子か，環境因子か．　33. 環境因子

34. 交通サービスは，ICFの個人因子か，環境因子か．　34. 環境因子

35. 親族の態度は，ICFの個人因子か，環境因子か．　35. 環境因子

36. 性別は，ICFの個人因子か，環境因子か．　36. 個人因子

37. 習慣は，ICFの個人因子か，環境因子か．　37. 個人因子

38. 人種は，ICFの個人因子か，環境因子か．　38. 個人因子

39. 記憶機能は，ICFの構成要素である何の第2レベルか．〔53AM039〕　39. 心身機能

でる **40.** 日課の遂行は，ICFの構成要素である何の第2レベルか．〔53AM039〕　40. 活動と参加

41. 社会的態度は，ICFの構成要素である何の第2レベルか．〔53AM039〕　41. 環境因子

でる **42.** 姿勢の保持は，ICFの構成要素である何の第2レベルか．〔53AM039〕　42. 活動と参加

43. 活力と欲動の機能は，ICFの構成要素である何の第2レベルか．〔53AM039〕　43. 心身機能

44. 情動機能は，ICFの構成要素における何に含まれるか．〔52AM039〕　44. 心身機能

45. ICFで「生活・人生場面へのかかわり」は，活動か，参加か．〔52AM039〕　45. 参加

46. ICFで，活動と参加は，それぞれ独立したリストとして示されるか，それとも単一のリストとして示されるか．〔52AM039〕
46. 単一のリスト

47. ICFで，活動制限は本人の主観的な困難を基準として評価するか．〔52AM039〕
47. 評価しない

でる **48.** ICFは，「医学モデル」と「統計モデル」の統合に基づいているか．〔50AM039〕
48. 基づいていない

49. ICFは，「医学モデル」と「社会モデル」の統合に基づいているか．
49. 基づいている

50. ICFにおける構成要素は，肯定的・否定的の両方の用語で表現できるか．〔50AM039〕
50. 表現できる

51. ICFは医療福祉の専門家と障害者団体がかかわって作成されたか．〔50AM039〕
51. 作成された

3 医療統計

記述統計・推測統計

1. 死亡率は罹患期間が長くなると高くなるか．〔55PM021〕
1. ならない

2. 致命率は罹患期間が長くなると高くなるか．〔55PM021〕
2. ならない

でる **3.** 有病率は罹患期間が長くなると高くなるか．〔55PM021〕
3. なる

解説 統計上，1人の罹患期間が長くなれば，ある一時点において疾病を有している人の割合(有病率)は高くなる．

4. 罹患率は罹患期間が長くなると高くなるか．〔55PM021〕
4. ならない

5. 累積罹患率は罹患期間が長くなると高くなるか．〔55PM021〕
5. ならない

6. χ^2 検定は，記述統計と推測統計のどちらで用いるか．〔53PM022〕

6. 推測統計

でる **7.** 度数分布は，記述統計と推測統計のどちらで用いるか．〔53PM022〕

7. 記述統計

8. 分散分析は，記述統計と推測統計のどちらで用いるか．〔53PM022〕

8. 推測統計

9. 多変量解析は，記述統計と推測統計のどちらで用いるか．〔53PM022〕

9. 推測統計

10. Mann-Whitney（マン ホイットニー）の U 検定は，記述統計と推測統計のどちらで用いるか．〔53PM022〕

10. 推測統計

11. 最頻値と中央値のうち，名義尺度で用いられる代表値はいずれか．〔51PM039〕

11. 最頻値

12. 平均値と中央値のうち，順序尺度で用いられる代表値はいずれか．〔51PM039〕

12. 中央値

でる **13.** t 検定は，間隔尺度で測定された2群の平均値の差の検定法であるか．〔51PM039〕

13. である

でる **14.** 脳卒中片麻痺患者(右片麻痺30名，左片麻痺30名)を対象に，自助具の使用について調査した．回答は右片麻痺患者で「使いやすい」13名，「使いにくい」17名，左片麻痺患者で「使いやすい」15名，「使いにくい」15名であった．麻痺側による回答の違いを統計学的に検定する方法は何か．〔50AM038〕

解説 回答は名義尺度である．名義尺度を検定する場合は，χ^2 検定を用いる．

14. χ^2 検定

15. 各データから平均値を引いたものを2乗した総和をデータの個数で割った値は何か．〔57AM039〕

15. 分散

尺度

でる 1. MMT は，何尺度を用いる評価法か．〔55AM039〕
1. 順序尺度

でる 2. 体温は，何尺度を用いる評価法か．〔55AM039〕
2. 間隔尺度

3. 性別は，何尺度か．〔55AM039〕
3. 名義尺度

4. 知能指数は，何尺度を用いる評価法か．〔55AM039〕
4. 間隔尺度

5. 暦年は，何尺度か．〔55AM039〕
5. 間隔尺度

6. FIM は，何尺度を用いる評価法か．〔51AM037〕
6. 順序尺度

7. Rehab は，何尺度を用いる評価法か．〔51AM037〕
7. 順序尺度

でる 8. ROM は，何尺度を用いる評価法か．〔51AM037〕
8. 間隔尺度

9. STEF は，何尺度を用いる評価法か．〔51AM037〕
9. 順序尺度

感度・特異度

でる 1. 疾患を有する人の中で，検査で正しく陽性と判定される割合を何というか．〔55AM022〕
1. 感度(敏感度)

2. 疾患を有さない人を，検査によって正しく疾患なし(陰性)と判定する割合を何というか．〔55AM022〕
2. 特異度

3. あるスクリーニングテストの結果を表に示す．このテストの感度はいくつか．〔52PM022〕

	疾患あり	疾患なし
テスト陽性	20 人	20 人
テスト陰性	5 人	30 人
小　計	25 人	50 人

解説 感度＝テスト陽性で疾患ありの人数÷疾患あり(テスト陽性・テスト陰性にかかわらず)の人数×100

3. 80%

4. 特異度が高いと過剰診断が多くなるか，少なくなるか．〔57AM022〕
4. 少なくなる

陽性率・陰性率

1. 検査陽性者のうち，疾患を有する者の割合を何というか．〔55AM022〕
   - 1. 陽性一致率（陽性反応適中度，陽性反応適中率）

2. 検査陰性者のうち，疾患を有さない者の割合を何というか．〔55AM022〕
   - 2. 陰性一致率

3. 検査によって，疾患を有さない者を疾患あり（陽性）と誤って判定する割合を何というか．〔55AM022〕
   - 3. 偽陽性率

4. 検査によって，疾患を有する者を疾患なし（陰性）と誤って判定する割合を何というか．〔55AM022〕
   - 4. 偽陰性率

5. 感染症のスクリーニング検査において，感染していない人で検査陽性と判定される割合を何というか．〔56PM021〕
   - 5. 偽陽性率

6. でる 感染症のスクリーニング検査において，感染していない人で検査陰性と判定される割合を何というか．〔56PM021〕
   - 6. 特異度

7. 感染症のスクリーニング検査において，感染している人で検査陰性と判定される割合を何というか．〔56PM021〕
   - 7. 偽陰性率

8. 感染症のスクリーニング検査において，検査が陰性で感染していない人の割合を何というか．〔56PM021〕
   - 8. 陰性反応適中度

9. 感染症のスクリーニング検査において，検査が陽性で感染している人の割合を何というか．〔56PM021〕
   - 9. 陽性反応適中度

4 診療ガイドライン・エビデンス

でる 1. エビデンスレベルが最も高い研究は何か．〔54PM039〕
　1. 複数のランダム化比較試験のメタ分析

2. 非ランダム化比較試験と症例対照研究では，どちらのエビデンスレベルが高いか．〔56AM039〕
　2. 非ランダム化比較試験

3. 専門家の報告・意見・経験と症例報告では，どちらのエビデンスレベルが高いか．〔56AM039〕
　3. 症例報告

4. 症例検討，メタアナリシス，前後比較研究をエビデンスレベルの高い順に左から並べよ．〔51PM036〕
　4. メタアナリシス→前後比較研究→症例検討

5 研究法

1. 症例の経過を追って情報収集する研究法は何か．〔52AM022〕
　1. 縦断研究

でる 2. 多数の研究を数量的に統合して検討する研究法は何か．〔52AM022, 49PM037〕
　2. メタアナリシス

3. 対象者のある一時点におけるデータを検討する研究法は何か．〔52AM022〕
　3. 横断研究

4. 対象者を訪問し，その時は調査票の記入を依頼するだけとし，その後再訪問して記入済み調査票を回収する調査法は何か．〔52AM022, 49PM037〕
　4. 留め置き調査法

5. 年齢の異なる集団を同時期に調査して年齢群を比較する研究は，縦断研究か，横断研究か．〔52AM022〕
　5. 横断研究

6. ABA 型のシングルケースデザインは何種目の治療介入効果を立証できるか．〔52AM022〕
　6. 1 種目

解説 シングルケースデザインとは，1 あるいは少数の個体データをもとに，従属変数(介入)と独立変数(結果)の因果関係を明らかにする実験法である．

7. 評価尺度について，再検査法は，信頼性の検討法であるか，妥当性の検討法であるか．〔51PM039〕

7. 信頼性

8. 評価尺度について，他の標準的尺度との相関関係をみることは，信頼性の検討法であるか，妥当性の検討法であるか．〔51PM039〕

8. 妥当性

9. 研究法の説明で，「記述的研究は，質的研究である」は正しいか．〔49PM037〕

9. 正しい

10. 研究法の説明で，「後ろ向き調査とは，過去に遡って情報収集する調査である」は正しいか．〔49PM037〕

10. 正しい

でる **11.** 症例研究の1つであるシングルケースデザインのABA型について，基礎水準測定期は何回設けるか．〔47AM021〕

11. 2回

6 作業活動

作業分析

1. 必要とされる技能は，作業活動の分析対象であるか．〔55PM023〕

1. ある

2. 使用する道具は，作業活動の分析対象であるか．〔55PM023〕

2. ある

でる **3.** 作業耐久性は，作業活動の分析対象であるか．〔55PM023〕

解説 作業耐久性は対象者の能力であり，作業活動そのものの分析対象ではない．

3. ない

4. 工程分類は，作業活動の分析対象であるか．〔55PM023〕

4. ある

5. 所要時間は，作業活動の分析対象であるか. 〔55PM023〕

5. ある

6. 作業分析の観察による評価において，観察者の主観により行うことは適切か. 〔56AM024〕

6. 不適切

でる **7.** 作業分析の観察による評価は，観察者の経験に左右されるか. 〔56AM024〕

7. される

8. 作業分析の観察による評価において，事前に認知機能評価を行うか. 〔56AM024〕

8. 行わない

9. 作業分析の観察による評価において，職業関連活動は模擬動作で評価するか. 〔56AM024〕

9. 実際の動作で評価する

10. 作業分析の観察による評価によって患者の病気に対する認識が評価できるか. 〔56AM024〕

10. できない

11. 作業場面を図に示す．この作業分析について答えよ.

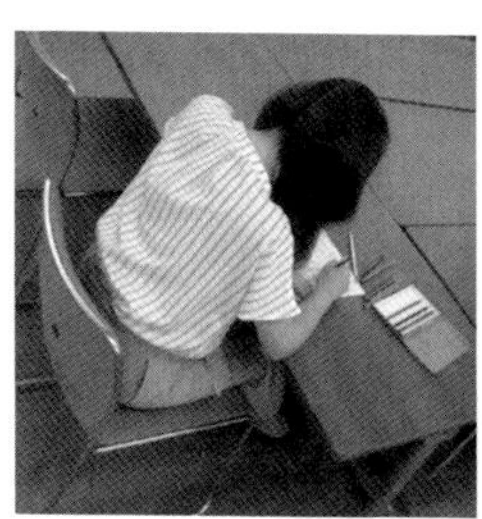

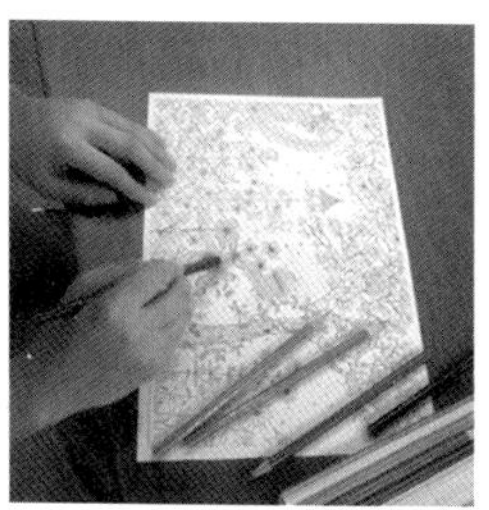

11-1. 絵画と比べて自由度は高いか. 〔54AM002〕

11-1. 低い

でる **11-2.** いつでも作業を中断・再開できるか. 〔54AM002〕

11-2. できる

11-3. 情緒反応として攻撃性が出現しやすいか. 〔54AM002〕

11-3. 出現しにくい

11-4. 主とした関節運動は手関節屈曲・伸展か. 〔54AM002〕

11-4. 違う

解説 主とした関節運動は手指の関節運動と筋による把持力，調整力である.

11-5. 肩関節筋力増強を目的に作業を段階付けることができるか．〔54AM002〕

11-5. できない

12. 構成的作業としての特徴を有している描画方法かについて答えよ．

12-1. 屋外の風景を写生することは特徴を有しているか．〔53PM039〕

12-1. 有していない

12-2. モデルを見ながら描くことは特徴を有しているか．〔53PM039〕

12-2. 有していない

12-3. 与えられたテーマで描くことは特徴を有しているか．〔53PM039〕

12-3. 有していない

12-4. 想像したものを自由に描くことは特徴を有しているか．〔53PM039〕

12-4. 有していない

でる **12-5.** 見本を見ながら塗り絵をすることは特徴を有しているか．〔53PM039〕

解説 見本を見ながらの塗り絵は見本という枠組みがはっきりしているため，構成的作業としての特徴を最も有している．

12-5. 有している

適用

1. 関節リウマチ患者の作業として粘土細工は適切か．〔54AM023〕

1. 不適切

2. 小脳梗塞患者の作業として切り絵は適切か．〔54AM023〕

2. 不適切

3. 脊髄小脳変性症患者の作業として卓球は適切か．〔54AM023〕

3. 不適切

でる **4.** Parkinson（パーキンソン）病患者の作業として上方への輪通しは適切か．〔54AM023〕

4. 適切

5. 慢性閉塞性肺疾患患者の作業としてデコパージュは適切か．〔54AM023〕

5. 不適切

6. 作業における段階付けと目標機能の組合せについて答えよ.

6-1. 「塗り絵の色の多さ―遂行機能」は正しいか. 〔53PM024〕

6-1. 誤っている

でる 6-2. 「織物の模様の複雑さ―注意機能」は正しいか. 〔53PM024〕

6-2. 正しい

6-3. 「ビーズの指輪のビーズの大きさ―記憶機能」は正しいか. 〔53PM024〕

6-3. 誤っている

6-4. 「陶芸の粘土の硬さ―手指巧緻性」は正しいか. 〔53PM024〕

6-4. 誤っている

6-5. 「革細工の革の厚さ―視覚運動協応」は正しいか. 〔53PM024〕

6-5. 誤っている

7. Parkinson 病の作業種目として毛糸のかぎ針編みは適切か. 〔52AM031〕

7. 不適切

8. 関節リウマチの作業種目としてタイルモザイクは適切か. 〔52AM031〕

8. 不適切

9. 脊髄小脳変性症の作業種目として彫刻は適切か. 〔52AM031〕

解説 運動失調があるため彫刻刀などの使用は危険である.

9. 不適切

10. 慢性閉塞性肺疾患の作業種目として木工は適切か. 〔52AM031〕

10. 不適切

でる 11. 筋萎縮性側索硬化症の作業種目としてパソコン操作は適切か. 〔52AM031〕

11. 適切

12. 認知症患者の作業課題について答えよ.

12-1. 壊れにくい素材での課題は適切か. 〔50AM042〕

12-1. 適切

12-2. 道具を使わない課題は適切か. 〔50AM042〕

12-2. 適切

12-3. 少ない工程の課題は適切か. 〔50AM042〕

12-3. 適切

12-4. 短時間の課題は適切か. 〔50AM042〕

12-4. 適切

でる 12-5. 精密な課題は適切か. 〔50AM042〕

12-5. 不適切

13. Parkinson 病患者の肩関節可動域拡大を目的とした作業活動について答えよ.

13-1.「折り紙」は適切か. 〔49AM036〕 — 13-1. 不適切

13-2.「木彫の浮彫り」は適切か. 〔49AM036〕 — 13-2. 不適切

13-3.「ろくろで茶碗作り」は適切か. 〔49AM036〕 — 13-3. 不適切

でる **13-4.**「革細工のレースかがり」は適切か. 〔49AM036〕 — 13-4. 適切

13-5.「タイルモザイクのタイル割り」は適切か. 〔49AM036〕 — 13-5. 不適切

14. 片麻痺患者の片手動作訓練の初期に用いる作業について答えよ.

14-1. 編み物は適切か. 〔47PM029〕 — 14-1. 不適切

14-2. 籐細工は適切か. 〔47PM029〕 — 14-2. 不適切

でる **14-3.** はりこは適切か. 〔47PM029〕 — 14-3. 適切

14-4. マクラメは適切か. 〔47PM029〕 — 14-4. 不適切

14-5. ビーズのれんは適切か. 〔47PM029〕 — 14-5. 不適切

段階付け

1. 作業療法で提供する課題の難易度を上げる段階付けについて答えよ.

でる **1-1.** 意思決定が少ない課題から多い課題へ段階付けるのは適切か. 〔53AM026〕 — 1-1. 適切

1-2. 運動の際に用いる関節の数が多い課題から少ない課題へ段階付けるのは適切か. 〔53AM026〕 — 1-2. 不適切

1-3. 工程数が多い課題から少ない課題へ段階付けるのは適切か. 〔53AM026〕 — 1-3. 不適切

1-4. 姿勢が不安定となる課題から安定した課題へ段階付けるのは適切か. 〔53AM026〕 — 1-4. 不適切

1-5. 作業時間が長い課題から短い課題へ段階付けるのは適切か. 〔53AM026〕 — 1-5. 不適切

工程

問題	解答
1. 陶芸の作業工程について答えよ.	
でる **1-1.** 粘土の水分量を均一にするために行うのは何か. 〔51PM023〕	1-1. 荒練り
1-2. 土の中の空気を押し出すために行うのは何か. 〔51PM023〕	1-2. 菊練り
1-3. 釉薬を塗ることを何というか. 〔51PM023〕	1-3. 施釉
1-4. ろくろを使用せずに陶芸作品を作ることを何というか. 〔51PM023〕	1-4. 手びねり
1-5. 直射日光に作品を晒すことを何というか. 〔51PM023〕	1-5. 天日干し

7 歴史

問題	解答
1. 移導療法を実践したのは誰か. 〔56AM021, 47PM049〕	1. 呉秀三
2. 感覚統合療法を提唱したのは誰か. 〔56AM021〕	2. エアーズ (A.J. Ayres)
3. 精神病患者に対し, 作業治療を実践したのは誰か. 〔56AM021, 47PM049〕	3. 加藤普佐次郎
でる **4.** 肢体不自由児の療育を体系化させたのは誰か. 〔56AM021〕	4. 高木憲次
5. 米国で精神科領域における作業療法を提唱したのは誰か. 〔56AM021〕	5. W. Dunton
でる **6.** 精神生物学を提唱したのは誰か. 〔56AM021〕	6. A. Meyer
7. IL 運動によって ADL が誕生したか. 〔53AM021〕 **解説** IL 運動(Independent Living Movement：自立生活運動)は, 1960 年代のアメリカで起こった障害者が自立生活の権利を主張した社会運動である.	7. していない
8. 作業療法に関する歴史において, 欧州における作業の効果を紹介したのは誰か. 〔52PM021〕	8. 呉秀三

問題	解答
9. 作業療法に関する歴史において，精神病者を拘束的環境から解放したのは誰か．〔52PM021〕	9. Philippe Pinel
10. 患者の自己決定権尊重をもたらした社会運動は何か．〔52PM021〕	10. 自立生活（independent living；IL）運動
11. 作業療法の歴史に関連する人物と治療・モデルの組合せについて答えよ．	
11-1.「Simon, H. —芸術療法」は正しいか．〔48AM039〕	11-1. 誤っている
11-2.「Pinel, P. —精神分析」は正しいか．〔48AM039〕	11-2. 誤っている
11-3.「Conolly, J. —積極療法」は正しいか．〔48AM039〕	11-3. 誤っている
でる **11-4.**「Meyer, A. —精神生物学」は正しいか．〔48AM039〕	11-4. 正しい
11-5.「Dunton, W. —モラルトリートメント」は正しいか．〔48AM039〕	11-5. 誤っている
12. 養生訓を提唱したのは誰か．〔47PM049〕	12. 貝原益軒
13. 精神医療における人名と業績の組合せで，「古沢平作—精神分析」は誤っているか．〔47PM049〕	13. 正しい
でる **14.** 精神医療において小林八郎は何を行ったか．〔47PM049〕	14. 生活療法
でる **15.** 精神医療において江熊要一は何を行ったか．〔47PM049〕	15. 生活臨床
でる **16.** 作業療法の起源は道徳療法にあるか．〔53AM021〕	16. ある
17. 呉秀三は認知行動療法を実践したか．〔53AM021〕	17. していない
18. 加藤普佐次郎は肢体不自由児施設の創始者であるか．〔53AM021〕	18. でない

2 作業療法管理学

1 感染対策

1. 新型コロナウイルスの感染経路は，接触感染と何感染か．
　1. 飛沫感染

でる 2. 開放性結核患者の病室では予防衣を着用するか．〔55AM050〕
　2. 着用する

3. B型肝炎患者は個室での訓練を原則とするか．〔55AM050〕
　3. 原則とはしない

4. HIV患者の唾液に触れたら抗体検査を受けるか．〔55AM050〕
　4. 受けない

5. C型肝炎患者の使用道具はアルコール消毒するか．〔55AM050〕
　5. しない

6. インフルエンザ患者は解熱後翌日から作業療法室で訓練を開始できるか．〔55AM050〕
　6. できない

7. 結核は空気感染するか．〔55AM050〕
　7. 感染する

8. B型肝炎は飛沫感染するか．〔55AM050〕
　8. 感染しない

9. HIVは飛沫感染するか．〔55AM050〕
　9. 感染しない

10. C型肝炎は経口感染するか．〔55AM050〕
　10. 感染しない

11. インフルエンザは飛沫感染するか．〔55AM050〕
　11. 感染する

12. 作業療法室に咳き込む入院患者が来室した際の対応について答えよ．

12-1. 手袋の着用を促すことは適切か．〔54AM040〕
　12-1. 不適切

解説 手袋は湿性生体物質（血液，汗を除くすべての体液，分泌物，排泄物，傷のある皮膚，粘膜）に触れる可能性がある場合に使用する．

12-2. 咳をするときは手でしっかりと口を覆うよう促すことは適切か．〔54AM040〕
　12-2. 不適切

問題	解答
12-3. 病室に戻ってからしっかりと手指衛生を行うよう促すことは適切か. 〔54AM040〕	12-3. 不適切
でる **12-4.** 装着が可能であればサージカルマスクを着けるよう促すことは適切か. 〔54AM040〕 **解説** 飛沫感染を防ぐためサージカルマスクを着けるよう促す.	12-4. 適切
12-5. 呼吸器感染症があれば他の患者と 45 cm 以上距離を空けるよう促すことは適切か. 〔54AM040〕	12-5. 不適切
13. 次の疾患の感染経路について答えよ.	
13-1. 流行性角結膜炎の感染経路は何か. 〔56AM022〕	13-1. 接触感染
13-2. 風疹の感染経路は何か. 〔56AM022〕	13-2. 飛沫感染
13-3. 結核の感染経路は何か. 〔56AM022〕	13-3. 空気感染
でる **13-4.** 流行性耳下腺炎の感染経路は何か. 〔56AM022〕	13-4. 飛沫感染
13-5. 疥癬の感染経路は何か. 〔56AM022〕	13-5. 接触感染
13-6. B 型肝炎の感染経路は感染か. 〔56AM022〕	13-6. 体液感染, 血液感染
14. 標準予防策(standard precautions)において, 手洗いは何秒程度かけて行うか. 〔56PM050, 53AM040〕	14. 40～60 秒程度
15. 手袋着用前に手洗いの必要はあるか. 〔56PM050〕	15. ある
16. 手洗いで, 最も洗い残しが多い部位はどこか. 〔47PM030〕	16. 第一指間腔
17. 標準予防策(standard precautions)について答えよ.	
よくでる **17-1.** すべての患者の排泄物は感染性があるとみなすことは適切か. 〔56PM050, 53AM040〕	17-1. 適切
17-2. 血圧を測るときに手袋を着用することは適切か. 〔53AM040〕	17-2. 不適切
17-3. 手洗い後は共用の布タオルで水気を取ることは適切か. 〔51PM038〕	17-3. 不適切

問題	解答
17-4. 外気が入らないように部屋を閉めきることは適切か. 〔51PM038〕	17-4. 不適切
17-5. 手は水に5～10秒程度浸して洗うことは適切か. 〔51PM038〕	17-5. 不適切
17-6. 部屋は40～50%の湿度を保つことは適切か. 〔51PM038〕	17-6. 不適切
でる **17-7.** 患者に触れる前後に手を洗うことは適切か. 〔51PM038〕	17-7. 適切
17-8. N95マスクの使用は適切か. 〔50AM030〕	17-8. 不適切
18. 感染経路別予防策について答えよ.	
18-1. 感染症患者を隔離することは, 感染経路別予防策のうち何に含まれるか. 〔56PM050, 53AM040〕	18-1. 空気予防策
18-2. 患者同士の接触による感染予防は, 感染経路別予防策のうち何に含まれるか. 〔56PM050, 53AM040〕	18-2. 接触予防策
でる **18-3.** 手袋の使用は適切か. 〔50AM030〕	18-3. 適切
18-4. 接触感染予防策としてサージカルキャップの使用は適切か. 〔50AM030〕	18-4. 不適切
18-5. 空気感染予防策としてサージカルマスクの使用は正しいか. 〔50AM030〕	18-5. 不適切
18-6. 空気感染予防策としてガウンの使用は適切か. 〔50AM030〕	18-6. 不適切

2 情報管理・カルテ記載

問題	解答
1. SOAP(Subjective Objective Assessment Plan)において検査や観察などの客観的データを記すのは何か. 〔52AM024〕	1. O(objective)
2. SOAPにおいて, 対象者が話した内容を記すのは何か. 〔52AM024〕	2. S(subjective)

3. SOAPにおいて，問題解決のための方針(治療方針)を記すのは何か．〔52AM024〕

3. P(plan)

でる 4. SOAPにおいて，SとOを専門的知識によって分析した内容を記すのは何か．〔52AM024〕

4. A (assessment)

5. SOAPの医療記録について答えよ．

でる 5-1.「S(subjective)では，治療の目的を記す」は適切か．〔47PM048〕

5-1. 不適切

5-2.「O(objective)では，検査や観察などの客観的データを記す」は適切か．〔47PM048〕

5-2. 適切

5-3.「A(assessment)では，情報に基づく判断や解釈を記す」は適切か．〔47PM048〕

5-3. 適切

5-4.「P(plan)では，問題解決のための方針を記す」は適切か．〔47PM048〕

5-4. 適切

5-5.「問題指向型の医療記録を指す」は適切か．〔47PM048〕

5-5. 適切

解説 問題指向型医療記録〔POMR(Problem Oriented Medical Record)〕は，1969年に提唱されたカルテ記載法である．

6. 75歳の男性．脳梗塞による左片麻痺．回復期リハビリテーション病棟での作業療法をSOAPの方法を用いて記録している．記録の記載内容について答えよ．

6-1.「OTが訪室すると表情が乏しい」という情報はSOAPの何に対応する記載か．〔51AM013〕

6-1. O(objective)

でる 6-2.「今日は調子が良くないです」という情報はSOAPの何に対応する記載か．〔51AM013〕

6-2. S(subjective)

6-3.「OT開始時血圧126/78 mmHg」という情報はSOAPの何に対応する記載か．〔51AM013〕

6-3. O(objective)

問題	解答
6-4.「ベッド車椅子間の移乗動作訓練 3 回実施」という情報は SOAP の何に対応する記載か. 〔51AM013〕	6-4. O (objective)
6-5.「動作能力に変化なしと考えられる」という情報は SOAP の何に対応する記載か. 〔51AM013〕	6-5. A (assessment)
7. 臨床実習に参加する学生の行動について答えよ.	
7-1. 患者の情報を自宅で親と話題にすることは適切か. 〔53AM050〕	7-1. 不適切
7-2. 実習で使用したメモをゴミ箱に捨てることは適切か. 〔53AM050〕	7-2. 不適切
7-3. 患者の生年月日をレポートに記載することは適切か. 〔53AM050〕	7-3. 不適切
でる **7-4.** 患者情報を指導者と共有するときはスタッフルームで行うことは適切か. 〔53AM050〕	7-4. 適切
7-5. 患者を特定できるような訓練内容を指導者にメールで報告することは適切か. 〔53AM050〕	7-5. 不適切
8. 家族関係を示すジェノグラムの記載法について答えよ.	
8-1. 男性を□で示すことは適切か. 〔51AM023〕	8-1. 適切
8-2. 女性を△で示すことは適切か.	8-2. 不適切
8-3. 女性の本人を表す記号は何か. 〔51AM023〕	8-3. ◎ (二重丸)
8-4. 婚姻関係はどう表すか. 〔51AM023〕	8-4. 図形同士を実線または二重線でつなげる
でる **8-5.** 死亡者はどう表すか. 〔51AM023〕	8-5. 黒く塗りつぶす
8-6. 親子の関係はどう表すか. 〔51AM023〕	8-6. 両親間の線から子どもに記号に線を引く

解説 子どもがいる場合の表現. 例を示す.
回：本人, ○：妻, □：子

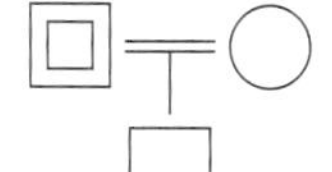

問題	解答
9. 病院内における個人情報の保護について答えよ.	
9-1.「患者名を記した作業療法実施予定表を掲示した」は適切か. 〔48AM038〕	9-1. 不適切
9-2.「患者の上司から電話で病状を尋ねられたので説明した」は適切か. 〔48AM038〕	9-2. 不適切
9-3.「近隣病院との勉強会で, 同意なく患者の写真を使用した」は適切か. 〔48AM038〕	9-3. 不適切
でる **9-4.**「依頼された患者について, 他の診療科の診療録を参照した」は適切か. 〔48AM038〕	9-4. 適切
9-5.「患者と職員が利用する食堂で, 職員が他患者の病状について話をした」は適切か. 〔48AM038〕	9-5. 不適切
10. 症例報告における個人情報保護について答えよ.	
10-1.「患者名はイニシャルを表記する」は適切か. 〔47PM047〕	10-1. 不適切
10-2.「患者の生年月日を表記する」は適切か. 〔47PM047〕	10-2. 不適切
10-3.「現病歴では受診医療機関名を表記する」は適切か. 〔47PM047〕	10-3. 不適切
10-4.「職歴では会社名を表記する」は適切か. 〔47PM047〕	10-4. 不適切
でる **10-5.**「治療経過では実年齢を表記する」は適切か. 〔47PM047〕	10-5. 適切

3 研究倫理

問題	解答
でる **1.** 臨床研究への参加は任意であるか. 〔55AM021〕	1. 任意である
2. 臨床研究における個人データは誰にでも開示する義務があるか. 〔55AM021〕	2. 本人のみに開示する義務がある

3. 研究開始後の途中でも，参加中止を申し立てることができるか．〔55AM021〕	3. できる
4. 第三者へ臨床研究における個人データを提供する場合，事前の報告が必要であるか．〔55AM021〕	4. 必要である

3 運動学

1 筋収縮様式

1. 椅子座位でテーブル上にあるコップにゆっくりと手を伸ばしてつかむ作業の図を示す．この時の肩関節と肘関節の運動に関与が推定される筋と収縮様式との組合せとして，「上腕三頭筋—遠心性収縮」は正しいか．〔56PM001〕

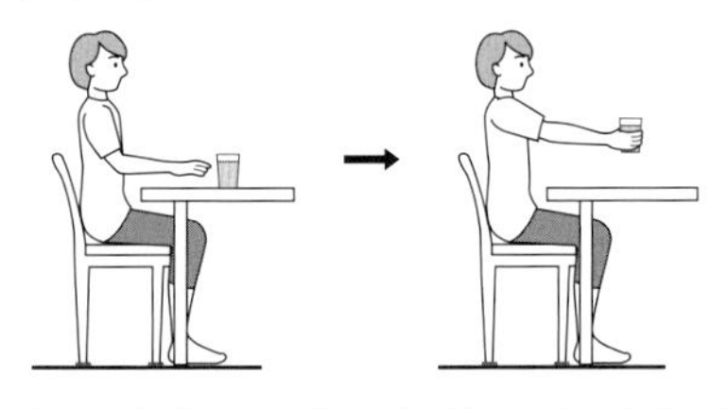

解説 図の作業で肩関節と肘関節の運動に関与が推定される筋と収縮様式との組合せは「三角筋前部線維—求心性収縮」および「上腕三頭筋—求心性収縮」である．

1. 誤っている

2. 「遠心性収縮は筋が短縮する」は正しいか．〔50PM030〕

2. 誤っている

3. 「等尺性収縮は関節の動きを伴う」は正しいか．〔50PM030〕

3. 誤っている

4. 筋力増強訓練で，「等張性収縮は心疾患に禁忌である」は正しいか．〔50PM030〕

4. 誤っている

5. 「求心性収縮は抵抗が筋張力より大きいときに生じる」は正しいか．〔50PM030〕

5. 誤っている

でる **6.** 「等運動性収縮は可動域全体で筋力強化が可能である」は正しいか．〔50PM030〕

解説 等運動性収縮は等速性収縮ともいう．関節の運動速度が一定に保たれている運動を引き起こす．

6. 正しい

でる **7.** 背臥位のまま右手でスマートフォンを持ち電子書籍を閲覧していた．図のように，この時の肩関節は屈曲40度，肘関節は屈曲90度であった．文字が見づらいためゆっくり肘を曲げて画面を顔に近づける際における上腕三頭筋の収縮様式は何か．〔57AM002〕

7. 遠心性収縮

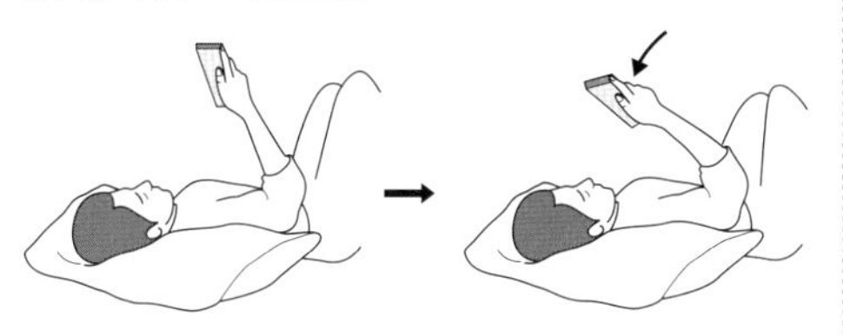

解説 肘を曲げているので，上腕三頭筋の長さは伸びている．長さが伸びながら収縮しているので，上腕三頭筋は遠心性収縮をしている．

2 姿勢と動作

1. 標準型車椅子座位姿勢で起きる座圧変化について答えよ．

でる **1-1.** 仙骨座り（骨盤後傾）では尾骨部に高い圧がかかるか．〔52AM033〕

1-1. かかる

1-2. 骨盤左回旋姿勢では右大転子に高い圧がかかるか．〔52AM033〕

1-2. かからない

1-3. 体幹右側屈姿勢では左坐骨に高い圧がかかるか．〔52AM033〕

1-3. かからない

1-4. 円背姿勢では下部腰椎部に高い圧がかかるか．〔52AM033〕

1-4. かからない

1-5. 骨盤前傾姿勢では仙骨部に高い圧がかかるか．〔52AM033〕

1-5. かからない

2. 単関節の障害で後髪をとかすことができなかった．このときの関節運動と可動域制限の組合せで「肘関節屈曲—50°」は正しいか．ただし，自助具は使用しないこととする．〔48AM021〕

2. 正しい

3 把握形態

1. 編み棒の把握形態は何か．〔52PM029〕

1. 三面把握の標準型

でる **2.** 千枚通しの把握形態は何か．〔52PM029〕

2. 三面把握の標準型

3. スプーンの把握形態は何か．〔52PM029〕

3. 三面把握の亜型

4. つまようじの把握形態は何か．〔52PM029〕

4. 指尖把握

5. 筆の把握形態は何か．〔52PM029〕

解説 三面把握とは，第3指の橈側面，第2指の掌側面，母指の掌側面のやや尺側寄りの3面が物体の1か所を支える把握である．

5. 三面把握の亜型

6. 包丁の把握形態は何か．〔52PM029〕

6. 握力把握

4 運動学習

よくでる **1.** 車椅子とベッドとの移乗動作の練習方法で，車椅子からの立ち上がりのみ練習するのは何練習か．〔54PM034, 47AM31〕

解説 複雑な運動技能を学習するときにいくつかの部分に分けて行う練習を部分練習という．

1. 部分練習

2. 同じ動作を同じ環境で繰り返し反復練習するのは何練習か．〔54PM034, 47AM31〕

2. 恒常練習

3. 動作手順を正しく言えるように練習するのは何練習か．〔54PM034, 47AM31〕

3. 言語化による練習

よくでる **4.** 車椅子とベッドとの移乗動作の練習方法で，アプローチ角度やベッドの高さを変えて練習するのは何練習か．〔54PM034, 47AM31〕

解説 複数の異なる運動をランダムに行う練習を多様練習という．

4. 多様練習

5. 各練習の間の時間間隔を比較的長く設定し，小刻みに休憩を挟んで練習するのは何練習か．〔54PM034, 47AM31〕

解説 休憩を小刻みに挟んで行う練習を分散練習という．

5. 分散練習

6. 車椅子とベッドとの移乗動作の練習方法で，車椅子のブレーキ操作と移乗とに区切って練習するのは何練習か．〔54PM034, 47AM31〕

6. 部分練習

7. 学習理論の用語について答えよ．

7-1. 強化は学習理論の用語として適切か．〔47AM028〕

7-1. 適切

7-2. 消去は学習理論の用語として適切か．〔47AM028〕

7-2. 適切

でる **7-3.** 否認は学習理論の用語として適切か．〔47AM028〕

7-3. 不適切

7-4. 弁別は学習理論の用語として適切か．〔47AM028〕

7-4. 適切

7-5. 報酬は学習理論の用語として適切か．〔47AM028〕

7-5. 適切

8. 車椅子とベッドとの移乗動作の練習方法について答えよ．

8-1.「車椅子からの立ち上がりのみ練習するのは部分練習である」は説明として適切か．〔47AM031〕

8-1. 適切

8-2.「アプローチ角度やベッドの高さを変えて練習するのは多様練習である」は説明として適切か．〔47AM031〕

8-2. 適切

でる **9.** 高齢者の住宅改造の際に設置する手すりについて，「階段では両端を延長して水平部分を作る」ことは適切か．〔47AM032〕

9. 適切

5 てこ

1. 図に示す自助具は，第何のてこを利用しているか．〔47AM001, 56PM012〕

1. 第1のてこ

2. 図に示す自助具は，第何のてこを利用しているか．

〔47AM001, 56PM012〕

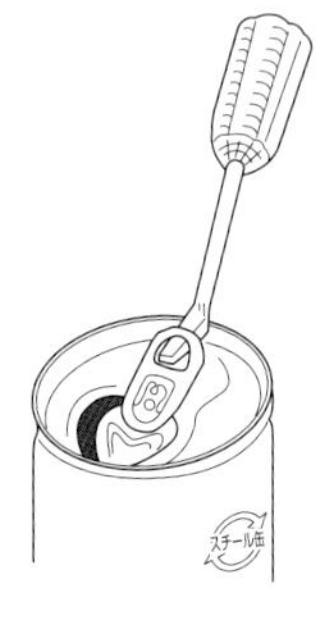

2. 第1のてこ

よくでる **3.** 図に示す自助具は，第何のてこを利用しているか．〔47AM001, 56PM012〕

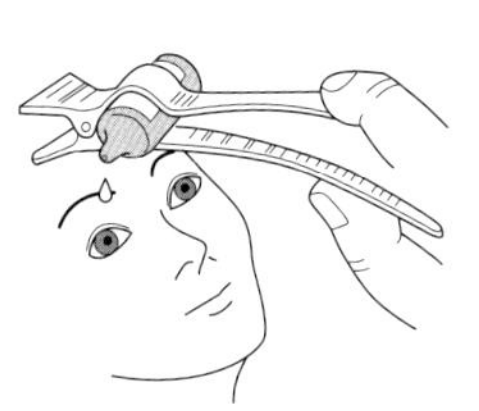

3. 第2のてこ

4. 図に示す自助具は，第何のてこを利用しているか．〔47AM001, 56PM012〕

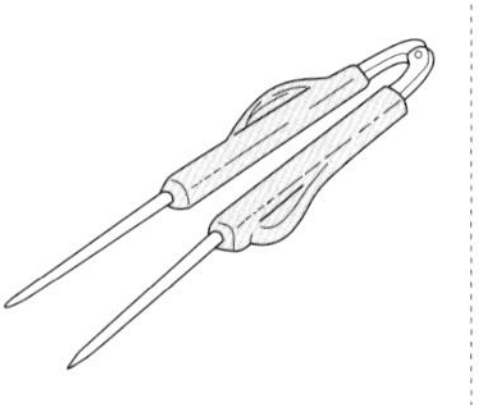

4. 第3のてこ

5. 図に示す自助具は，第何のてこを利用しているか．

〔47AM001, 56PM012〕

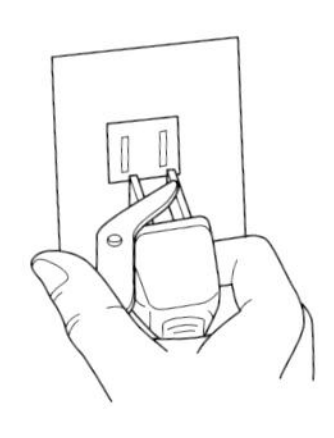

5. 第1のてこ

6 手関節屈曲に作用する筋

でる **1.** 長母指外転筋に手関節屈曲(掌屈)の作用はあるか.〔47PM023〕

1. ある

2. 短母指伸筋に手関節屈曲(掌屈)の作用はあるか.〔47PM023〕

解説 短母指伸筋の作用は母指 MP 関節伸展である.

2. ない

3. 方形回内筋に手関節屈曲(掌屈)の作用はあるか.〔47PM023〕

解説 方形回内筋の作用は前腕回内である.

3. ない

4. 母指内転筋に手関節屈曲(掌屈)の作用はあるか.〔47PM023〕

解説 母指内転筋の作用は母指内転である.

4. ない

でる **5.** 深指屈筋に手関節屈曲(掌屈)の作用はあるか.〔47PM023〕

5. ある

4 リハビリテーション医学・臨床医学

1 内科学系

問題	解答
1. 肺線維症は〔　　　〕肺疾患である．〔55AM031〕 **解説** 肺線維症は，肺組織の線維化により肺が広がりにくくなる．	1. 拘束性
2. 間質性肺炎は〔　　　〕肺疾患である．	2. 拘束性
3. 肺気腫は〔　　　〕肺疾患である．	3. 閉塞性
4. 気管支拡張症でみられるのは乾性咳嗽か，湿性咳嗽か．〔55AM031〕	4. 湿性咳嗽
でる **5.** 気管支喘息の発作時に，1 秒率は上昇するか，低下するか．〔55AM031〕	5. 低下する
6. 過換気症候群では呼吸性〔　　　〕になる．〔55AM031〕	6. アルカローシス
7. CO_2 ナルコーシスは高 CO_2 血症，低 CO_2 血症のどちらで生じるか．〔55AM031〕	7. 高 CO_2 血症
8. 糖尿病の三大合併症について答えよ．	
8-1. 糖尿病の三大合併症は，糖尿病性腎症，糖尿病性神経障害，〔　　　〕である．	8-1. 糖尿病性網膜症
8-2. う歯は，糖尿病の三大合併症による症状か．〔55PM031〕	8-2. 症状ではない
8-3. 血尿は，糖尿病の三大合併症による症状か．〔55PM031〕	8-3. 症状ではない
8-4. 昏睡は，糖尿病の三大合併症による症状か．〔55PM031〕	8-4. 症状ではない
でる **8-5.** 失明は，糖尿病の三大合併症による症状か．〔55PM031〕	8-5. 症状である

問題	解答
8-6. 吐血は，糖尿病の三大合併症による症状か．〔55PM031〕	8-6. 症状ではない
9. 運動耐容能が低下すると最大酸素摂取量は増加するか，減少するか．〔55PM032〕	9. 減少する
10. 血液粘稠度が低下すると静脈血栓が起こりやすくなるか．〔55PM032〕	10. ならない
でる **11.** 循環血漿量が低下すると起立性低血圧が起こりやすくなるか．〔55PM032〕	11. なる
でる **12.** 血清アルブミン値が低下すると褥瘡が起こりやすくなるか．〔55PM032〕 解説 血清アルブミン値は栄養状態を反映し，その低下は褥瘡の誘因となる．	12. なる
13. 骨への物理的応力が低下すると骨萎縮が起こりやすくなるか．〔55PM032〕	13. なる
14. せん妄について答えよ．	
14-1. 夜間に出現するか．〔55PM039〕	14-1. 出現する
でる **14-2.** 環境変化で生じやすいか．〔55PM039〕	14-2. 生じやすい
14-3. 高度の意識混濁を伴うか．〔55PM039〕	14-3. 伴わない
14-4. 記憶障害を伴うことはあるか．〔55PM039〕	14-4. ある
14-5. 老年者より若年者に出現しやすいか．〔55PM039〕	14-5. 出現しにくい
15. 透析について答えよ．	
15-1. 透析導入の原因疾患で，年々その割合が増加しているのは何か．〔54AM030〕	15-1. 糖尿病性腎症
15-2. 透析導入の原因疾患で，年々その割合が減少しているのは何か．〔54AM030〕	15-2. 慢性糸球体腎炎
15-3. 透析患者数はこの 10 年間，増加しているか，減少しているか．〔54AM030〕	15-3. 増加している
でる **15-4.** 透析患者における身体活動量の低下は生命予後を悪化させるか．〔54AM030〕 解説 身体活動量の低下は生命予後を悪化させるとい	15-4. 悪化させる

うエビデンスがある.

15-5. 最も多い透析治療方法は何か. 〔54AM030〕 — 15-5. 血液透析

15-6. 透析患者における死因の第1位は何か. 〔54AM030〕 — 15-6. 心不全

16. うっ血性心不全の急性増悪時にみられる症候について答えよ.

でる **16-1.** 浮腫はみられるか. 〔56AM031〕 — 16-1. みられる

でる **16-2.** 四肢冷感はみられるか. 〔56AM031〕 — 16-2. みられる

16-3. 体重減少はみられるか. 〔56AM031〕 — 16-3. みられない

16-4. 頸静脈圧低下はみられるか. 〔56AM031〕 — 16-4. みられない

16-5. 高ナトリウム血症はみられるか. 〔56AM031〕 — 16-5. みられない

16-6. 呼吸困難症はみられるか. — 16-6. みられる

17. 瘢縮治療について答えよ.

17-1. 内服治療を行うことは適切か. 〔56AM034〕 — 17-1. 適切

17-2. 温熱療法を行うことは適切か. 〔56AM034〕 — 17-2. 適切

でる **17-3.** 経皮的電気刺激を行うことは適切か. 〔56AM034〕 — 17-3. 適切

17-4. ボツリヌス毒素療法は上肢に有効か. 〔56AM034〕 — 17-4. 有効

17-5. 下肢筋力増強訓練を行うことは適切か. 〔56AM034〕 — 17-5. 適切

18. 深部静脈血栓予防について答えよ.

18-1. 水分を補給することは適切か. 〔56PM024〕 — 18-1. 適切

18-2. 離床を促進することは適切か. 〔56PM024〕 — 18-2. 適切

18-3. 足関節の自動運動をすることは適切か. 〔56PM024〕 — 18-3. 適切

でる **18-4.** 長時間の座位保持をすることは適切か. 〔56PM024〕 — 18-4. 不適切

18-5. 弾性ストッキングを着用することは適切か. 〔56PM024〕 — 18-5. 適切

19. 異常呼吸について答えよ.

でる **19-1.** 糖尿病性ケトアシドーシスに関連する呼吸は何か. 〔52PM032〕

19-1. Kussmaul（クスマウル）呼吸

19-2. 死の間際に始まる呼吸は何か. 〔52PM032〕

19-2. 下顎呼吸

19-3. 臥位で呼吸困難が増強する場合に, 座って行う呼吸は何か. 〔52PM032〕

19-3. 起坐呼吸

19-4. 無換気状態から急に深大な呼吸を開始して換気状態になることを繰り返す呼吸は何か. 〔52PM032〕

19-4. Biot（ビオー）呼吸

19-5. 1 回換気量が次第に増加し, 次いで, 1 回換気量が次第に減少することが繰り返される呼吸は何か. 〔52PM032〕

19-5. Cheyne-Stokes（チェーン-ストークス）呼吸

でる **20.** NYHA（New York Heart Association：ニューヨーク心臓協会）分類とは何か. 〔51AM022〕

解説 NYHA 分類：心不全の重症度をⅠ度～Ⅳ度に分類する. Ⅳ度が最も重度である.

20. 自覚症状から判断する心不全の重症度評価

21. Killip（キリップ）分類とは何か. 〔51AM022〕

21. 急性心筋梗塞における心機能障害の重症度分類

22. Fontaine（フォンタン）分類とは何か. 〔51AM022〕

22. 閉塞性動脈硬化症の症状分類

23. Forrester（フォレスター）分類とは何か. 〔51AM022〕

23. 心不全の重症度分類

24. Hugh-Jones（ヒュー ジョーンズ）分類とは何か. 〔51AM022〕

24. 呼吸困難の程度の分類

25. Guillain-Barré（ギラン バレー）症候群に手指の血行障害による皮膚の潰瘍は合併しやすいか. 〔51PM031〕

25. 合併しにくい

26. Sjögren（シェーグレン）症候群に手指の血行障害による皮膚の潰瘍は合併しやすいか. 〔51PM031〕

26. 合併しにくい

27. Basedow（バセドウ）病に手指の血行障害による皮膚の潰瘍は合併しやすいか.〔51PM031〕
27. 合併しにくい

28. Behçet（ベーチェット）病に手指の血行障害による皮膚の潰瘍は合併しやすいか.〔51PM031〕
28. 合併しにくい

でる 29. 強皮症に手指の血行障害による皮膚の潰瘍は合併しやすいか.〔51PM031〕
29. 合併しやすい

解説 強皮症の発症時の症状は，Raynaud（レイノー）現象（寒冷刺激や精神的緊張によって手や足の指が発作的に血行障害を起こす現象）であることが多い.

30. 痛風では骨量の低下を認めるか.〔49AM033〕
30. 認めない

31. 骨軟化症では骨量の低下を認めるか.〔49AM033〕
31. 認めない

でる 32. 骨粗鬆症では骨量の低下を認めるか.〔49AM033〕
32. 認める

33. サルコペニアでは骨量の低下を認めるか.〔49AM033〕
33. 認めない

34. 甲状腺機能低下症では骨量の低下を認めるか.〔49AM033〕
34. 認めない

2 精神医学系

1. リエゾン精神医学について答えよ.

1-1. 主な活動領域は地域であるか.〔51PM048〕
1-1. 地域ではない

1-2. ストレングスモデルに基づくか.〔51PM048〕
1-2. 基づかない

1-3. 産業精神保健活動の1つか.〔51PM048〕
1-3. 産業精神保健活動ではない

でる 1-4. 身体的疾患に伴う精神症状に対応するか.〔51PM048〕
1-4. 対応する

3 疫学

問題	解答
でる 1. 自殺者数が最も多い年代は何十歳代か．〔55AM048〕	1. 50歳代
2. 自殺者数が多いのは男性か．〔55AM048〕	2. 男性
3. 四季のうち自殺者数が最も多い季節は．〔55AM048〕	3. 春
4. 自殺の原因・動機として最も多いのは何か．〔55AM048〕	4. 心身の健康問題
5. Perthes（ペルテス）病は男児・女児のどちらに多いか．〔54PM024〕	5. 男児
でる 6. 多発性筋炎は男性・女性のどちらに多いか．〔54PM024〕	6. 女性
7. 強直性脊椎炎は男性・女性のどちらに多いか．〔54PM024〕	7. 男性
8. Duchenne（デュシェンヌ）型筋ジストロフィーは男児・女児のどちらに多いか．〔54PM024〕	8. 男児のみ
9. 後天性四肢切断は男児・女児のどちらに多いか．〔56PM038〕	9. 男児
10. 小児の四肢切断で，義手の適切な装着開始時期は生後何か月ころか．〔56PM038〕	10. 生後6か月ころ
11. 小児の下腿切断で，成長に伴い生じやすい拘縮は何か．〔56PM038〕	11. 膝屈曲拘縮
12. 小児において，悪性骨腫瘍が原因で四肢切断になる頻度は増加傾向か，減少傾向か．〔56PM038〕	12. 減少傾向
でる 13. 小児において，後天性の切断における幻肢の出現頻度は成人より高いか，低いか．〔56PM038〕	13. 低い
14. わが国の脊髄損傷について答えよ．	
14-1. 男性・女性のどちらに多いか．〔52PM025〕	14-1. 男性

14-2. 不全損傷と完全損傷のどちらが多いか.〔52PM025〕 | 14-2. 不全損傷

14-3. 頸髄損傷と胸腰髄損傷のどちらが多いか.〔52PM025〕 | 14-3. 頸髄損傷

でる **14-4.** 原因はスポーツ事故と転倒のどちらが多いか.〔52PM025〕 | 14-4. 転倒

14-5. 受傷年齢は20代をピークとした一峰性を示すか, 20代と50代の二峰性を示すか.〔52PM025〕 | 14-5. 二峰性

4 加齢変化

1. 円背のある高齢者の特徴について答えよ.

1-1. 歩隔は広くなるか.〔54AM031〕 | 1-1. 広くなる

解説 歩隔は左右の踵中央間の距離である. 円背のある高齢者では歩隔は広くなる.

でる **1-2.** 立位時の膝は屈曲位となるか.〔54AM031〕 | 1-2. 屈曲位となる

1-3. 胸郭変形は拘束性換気障害の原因となるか.〔54AM031〕 | 1-3. 原因となる

1-4. 治療としてギプス矯正は適応となるか.〔54AM031〕 | 1-4. 適応とはならない

1-5. 立位バランスは左右と前後, どちらの方向がよいか.〔54AM031〕 | 1-5. 左右

2. 高齢者の感覚機能の変化について答えよ.

2-1. 温刺激に対して過敏になることは正しいか.〔51AM030〕 | 2-1. 誤っている

2-2. 遠くの物体に焦点を合わせにくくなることは正しいか.〔51AM030〕 | 2-2. 誤っている

2-3. 高い周波数より低い周波数の音の感度が低下することは正しいか.〔51AM030〕 | 2-3. 誤っている

問題	解答
でる **2-4.** 塩味の感覚が低下することは正しいか．〔51AM030〕	2-4. 正しい
2-5. 異臭に対して過敏になることは正しいか．〔51AM030〕	2-5. 誤っている
3. 加齢による変化について答えよ．	
3-1. 咳反射は亢進するか．〔51PM029〕	3-1. 低下する
でる **3-2.** 嚥下反射は遅延するか．〔51PM029〕	3-2. 遅延する
3-3. 加齢によって喉頭位置は上昇するか．〔51PM029〕	3-3. 下降する
3-4. 加齢によって唾液分泌量は増加するか．〔51PM029〕	3-4. 減少する
3-5. 加齢によって咽頭通過時間は延長するか，短縮するか．〔51PM029〕	3-5. 延長する

5 廃用症候群

問題	解答
1. 脳梗塞は廃用症候群が原因となるか．〔51PM034〕	1. ならない
2. 糖尿病は廃用症候群が原因となるか．〔51PM034〕	2. ならない
3. 心筋梗塞は廃用症候群が原因となるか．〔51PM034〕	3. ならない
でる **4.** 沈下性肺炎は廃用症候群が原因となるか．〔51PM034〕	4. なる
5. 閉塞性動脈硬化症は廃用症候群が原因となるか．〔51PM034〕	5. ならない

6 薬物療法

問題	解答
1. 非定型抗精神病薬は，ドパミンだけでなく何への作用をもっているか．〔55AM045〕	1. セロトニン
でる **2.** 気分安定薬で再発の防止や頻度の減少が最も期待できる疾患は何か．〔55AM046〕	2. 双極性障害

	3. 定型抗精神病薬と比較して注意が必要な非定型抗精神病薬の副作用は何か. 〔55AM045〕	3. メタボリック・シンドローム
	4. 急激な精神作用物質の摂取で離脱症状が生じるか. 〔55PM040〕	4. 生じない
でる	**5.** 抗精神病薬の主な副作用に錐体外路症状はあるか. 〔55PM041〕 **解説** 抗精神病薬の主な副作用は, 錐体外路症状, 眠気, 口渇, 便秘, 不整脈, 悪性症候群である.	5. ある
	6. 抗酒薬の主な副作用に錐体外路症状はあるか. 〔55PM041〕	6. ない
	7. 抗うつ薬の主な副作用に錐体外路症状はあるか. 〔55PM041〕	7. ない
	8. 抗不安薬の主な副作用に錐体外路症状はあるか. 〔55PM041〕	8. ない
	9. 抗てんかん薬の主な副作用に錐体外路症状はあるか. 〔55PM041〕	9. ない
	10. ボツリヌス毒素を用いた治療で, 効果の一般的な持続期間はどれくらいか. 〔54PM033〕	10. 3〜4か月間
でる	**11.** Wernicke(ウェルニッケ)脳症に投与するのは, ビタミン何か. 〔56PM043〕	11. ビタミン B_1
	12. 肝性脳症に芳香族アミノ酸を投与するか. 〔56PM043〕	12. しない
でる	**13.** 全身性エリテマトーデスに投与するのは何か. 〔56PM043〕	13. 副腎皮質ステロイド
	14. 尿毒性脳症で瀉血は行うか. 〔56PM043〕 **解説** 瀉血(しゃけつ)とは, 患者から血液を除去する治療法のことである.	14. 行わない
	15. ペラグラに葉酸は投与するか. 〔56PM043〕	15. しない
	16. ペラグラは何が欠乏して生じるか.	16. ナイアシン(ビタミン B_3)

7 切断

1. Boyd（ボイド）切断はどこの切断か．〔52PM026〕
2. Syme（サイム）切断はどこの切断か．〔52PM026〕
3. Pirogoff（ピロゴフ）切断はどこの切断か．〔52PM026〕
4. Chopart（ショパール）切断はどこの切断か．〔52PM026〕
5. でる　フォークォーター切断はどこの切断か．〔52PM026〕

1. 足部
2. 足部
3. 足部
4. 足部
5. 上肢

5 臨床心理学

問題	解答
1. Maslow（マズロー）の欲求階層モデルにおける欲求段階について答えよ．	
でる **1-1.** 財布を何度も鞄から出し入れし，そわそわと落ち着かない行動がみられる．この行動の欲求段階は何か．〔55PM022〕	1-1. 安全欲求
1-2. 水を飲みたいと思う．この考えの欲求段階は何か．〔55PM022〕	1-2. 生理的欲求
1-3. 仕事の実績を正当に評価して欲しいと思う．この考えの欲求段階は何か．〔55PM022〕	1-3. 承認欲求
2. 作業療法の面接において，話の矛盾点を指摘して問題点を明らかにすることを何というか．〔55PM044〕	2. 直面化
3. 患者が自己の心理的矛盾や課題に気づくことを促す面接技法は何か．〔54PM050〕	3. 直面化
4. 認めたくない感情や状況を実際には存在しないかのように振舞うことを何というか．〔56AM014〕	4. 否認
5. お互いが互いに依存しあう関係のことを何というか．〔56AM014〕	5. 共依存
6. 自分以外の他者からの視点を正確に想定・理解することができないことを何というか．〔56AM014〕	6. 自己中心
7. 今の感情や快楽を第一と考え，行動することを何というか．〔56AM014〕	7. 刹那主義
8. 対象者のもっている潜在的な力に着目し，その力を引き出して積極的に利用しながら援助する方法は何か．〔55PM014〕	8. empowerment approach

問題	解答
9. トータルペイン(全人的苦痛)について答えよ.	
9-1. トータルペインは, 身体的苦痛, 〔　　　〕, 社会的苦痛, スピリチュアルペインの4つに分けられる.	9-1. 心理的苦痛
9-2. 身体の倦怠感は4つの苦痛のうちの何に属するか. 〔54AM026〕	9-2. 身体的苦痛
9-3. 薬の副作用は4つの苦痛のうちの何に属するか. 〔54AM026〕	9-3. 身体的苦痛
9-4. 家庭内の問題は4つの苦痛のうちの何に属するか. 〔54AM026〕	9-4. 社会的苦痛
でる **9-5.** 生きる価値の喪失は4つの苦痛のうちの何に属するか. 〔54AM026〕	9-5. スピリチュアルペイン
9-6. 日常生活活動の困難さは4つの苦痛のうちの何に属するか. 〔54AM026〕	9-6. 身体的苦痛
10. 家族心理教育について答えよ.	
でる **10-1.** 病気に関する知識を増やすことは適切か. 〔51PM049〕	10-1. 適切
10-2. 患者の育て方の振り返りを行うことは適切か. 〔51PM049〕	10-2. 不適切
10-3. 通常は個人プログラムとして行うことは適切か. 〔51PM049〕	10-3. 不適切
10-4. 患者は診断名を知らないことが前提となることは適切か. 〔51PM049〕	10-4. 不適切

ポイント 家族心理教育においては, EE(expressed emotion：感情表出)という, 家族が患者に対して否定的な感情をあらわすことを抑えるよう指導する.

作業療法評価学

関節可動域

1 上肢

1. 参考可動域角度について答えよ．

でる **1-1.** 肩水平伸展は何度か．〔55PM026〕

1-1. 30°

1-2. 肘屈曲は何度か．〔55PM026〕

1-2. 145°

1-3. 手背屈は何度か．〔55PM026〕

1-3. 70°

1-4. 肩甲帯伸展は何度か．

1-4. 20°

1-5. 肩伸展は何度か．

1-5. 50°

1-6. 前腕回内は何度か．

1-6. 90°

2. 関節可動域測定法(日本整形外科学会，日本リハビリテーション医学会基準による)の測定法について答えよ．

2-1. 肩内転の測定法の誤りを指摘せよ．〔55AM001〕

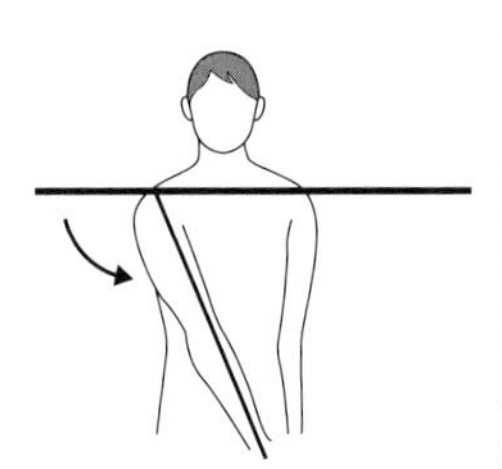

2-1. 基本軸が肩峰を通る床への垂直線になっていない

2-2. 手関節橈尺屈の測定法の誤りを指摘せよ．〔54AM001, 51AM001〕

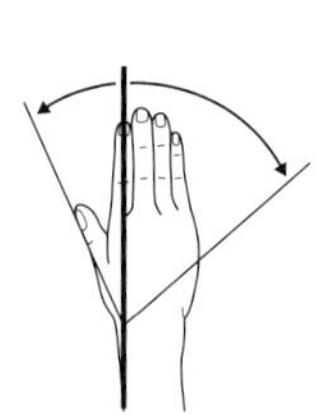

2-2. 基本軸が前腕の中央線になっていない

2-3. 肩関節外転の測定法の誤りを指摘せよ．〔53PM002〕

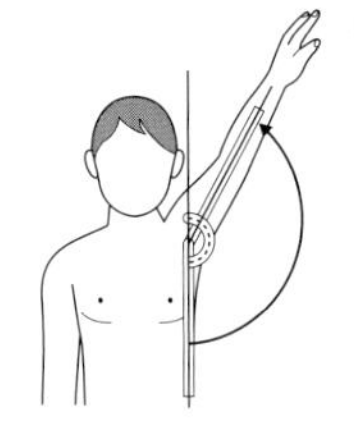

2-3. 前腕を回外していない

2-4. 肩甲帯屈曲の測定法の誤りを指摘せよ．

〔52PM001, 48AM001〕

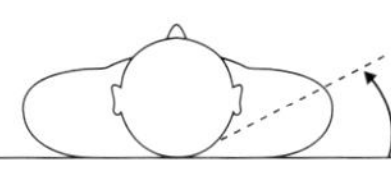

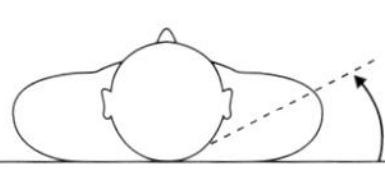

2-4. 基本軸が両側の肩峰を結ぶ線になっていない

2-5. 肩関節水平伸展の測定法の誤りを指摘せよ．

〔52PM001, 49AM001〕

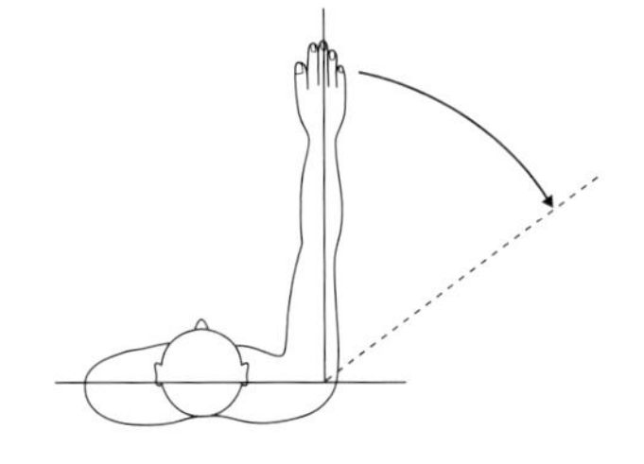

2-5. 開始肢位が肩関節 90° 外転位になっていない

2-6. 手関節伸展の測定法の誤りを指摘せよ．

〔52PM001, 48AM001〕

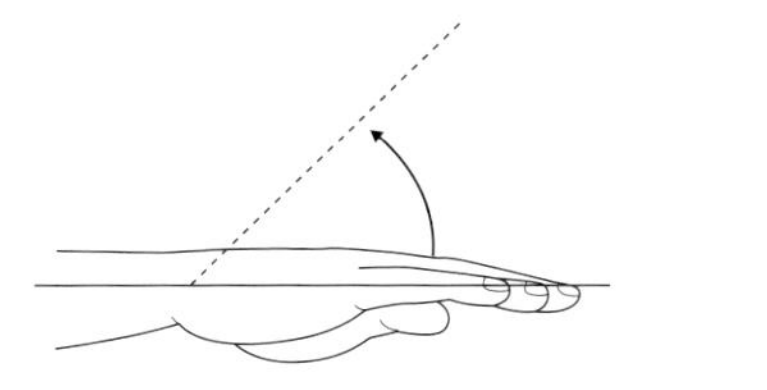

2-6. 基本軸が橈骨になっていない

2-7. 前腕回外の誤りを指摘せよ．〔50AM001〕

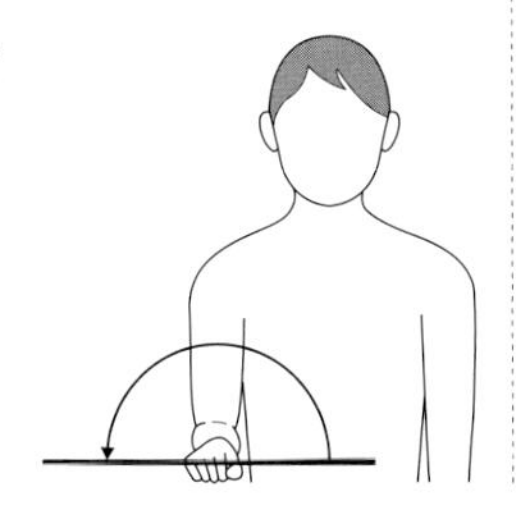

2-7. 基本軸が上腕骨になっていない

2-8. 関節可動域測定法(日本整形外科学会，日本リハビリテーション医学会基準による)で，前腕回内の測定法の誤りを指摘せよ．〔47AM002〕

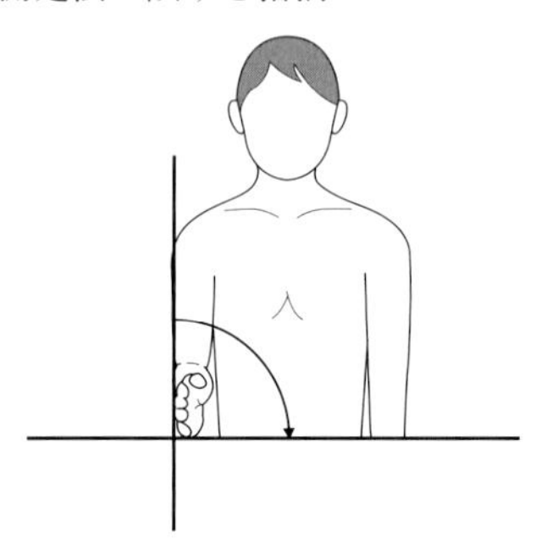

2-8. 移動軸が手掌面になっていない

2-9. 関節可動域測定の開始肢位と運動方向で誤りを指摘せよ．

〔49AM001〕

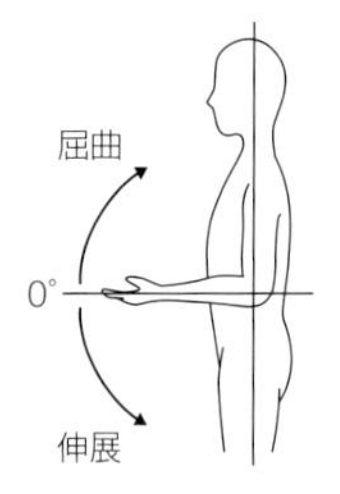

2-9. 開始肢位において基本軸(上腕骨)と移動軸(橈骨)が直線になっていない

ポイント 関節可動域測定法(日本リハビリテーション医学会，日本整形外科学会，日本足の外科学会)は，2022年4月に改訂された．主な変更点は，足関節・足部に関する事項である．国試学習にあたっては注意のこと．

3. 関節可動域測定の運動方向と基本軸，参考可動域角度(日本整形外科学会，日本リハビリテーション医学会基準による)について答えよ．

3-1.「肩関節水平伸展—30°」は正しいか．

〔51PM021〕

3-1. 正しい

3-2.「肘関節屈曲—120°」は正しいか．〔51PM021〕

解説 肘関節屈曲の参考可動域は145°である．

3-2. 誤っている

3-3.「手関節伸展—50°」は正しいか．〔51PM021〕

解説 手関節伸展の参考可動域は70°である．

3-3. 誤っている

でる 3-4. 「肩甲帯挙上—両側の肩峰を結ぶ線」は正しいか.〔50PM021〕

3-4. 正しい

3-5. 「肩内旋—肘を通る矢状面への垂直線」は正しいか.〔50PM021〕

解説 肩内旋の基本軸は肘を通る前額面への垂直線である.

3-5. 誤っている

3-6. 「手伸展—尺骨」は正しいか.〔50PM021〕

解説 手伸展の基本軸は橈骨である.

3-6. 誤っている

4. 関節可動域測定法(日本整形外科学会，日本リハビリテーション医学会基準による)の運動と基本軸について答えよ.

4-1. 「肩甲帯挙上—肩峰を通る床への垂直線」は正しいか.〔47PM021〕

4-1. 誤っている

4-2. 「肩側方挙上—両側の肩峰を結ぶ線」は正しいか.〔47PM021〕

解説 肩側方挙上の基本軸は肩峰を通る床への垂直線である.

4-2. 誤っている

4-3. 「肩水平伸展—肘を通る前額面への垂直線」は正しいか.〔47PM021〕

解説 肩水平伸展の基本軸は肩峰を通る矢状面への垂直線である.

4-3. 誤っている

4-4. 「肘屈曲—肘を通る床への垂直線」は正しいか.〔47PM021〕

解説 肘屈曲の基本軸は上腕骨である.

4-4. 誤っている

でる 4-5. 「手掌屈—橈骨」は正しいか.〔47PM021〕

4-5. 正しい

2 手指

1. 母指伸展(MCP)の参考可動域角度は何度か.

1. 10°

2. 関節可動域測定法(日本整形外科学会，日本リハビリテーション医学会基準による)の測定法について答えよ．

2-1. 母指橈側外転の測定法の誤りを指摘せよ．〔56AM001〕

2-1. 基本軸が示指(橈骨の延長上)になっていない

2-2. 母指掌側外転の測定法の誤りを指摘せよ．〔51AM001〕

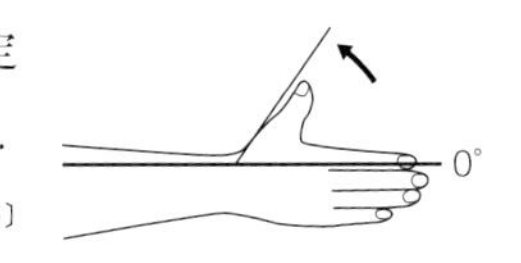

2-2. この図は母指橈側外転を示している

2-3. 示指 DIP 関節屈曲の測定法の誤りを指摘せよ．〔51AM001〕

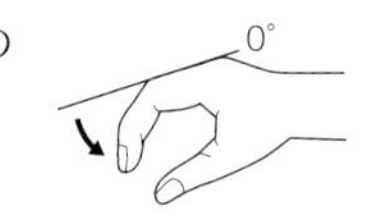

2-3. この図は PIP 関節屈曲を示している

2-4. 母指尺側内転の測定法の誤りを指摘せよ．〔48AM001〕

2-4. 基本軸が示指になっていない

2-5. 小指外転の測定法の誤りを指摘せよ．〔47AM002〕

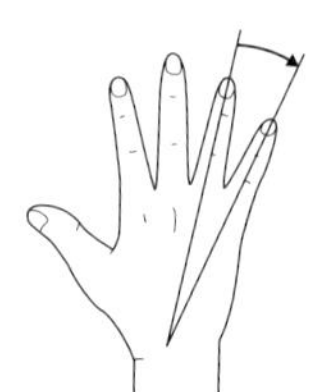

2-5. 基本軸が第３中手骨延長線になっていない

3 下肢

1. 参考可動域角度について答えよ．

1-1. 股内転は何度か．〔55PM026〕

1-1. 70°

1-2. 足底屈は何度か．〔55PM026〕

1-2. 45°

1-3. 股外転は何度か．

1-3. 45°

1-4. 膝屈曲は何度か．

1-4. 130°

1-5. 足部外がえしは何度か.

1-5. 20°

2. 関節可動域測定法(日本整形外科学会，日本リハビリテーション医学会基準による)の測定法について答えよ.

2-1. 股関節屈曲の測定法の誤りを指摘せよ.

〔56AM001, 47AM002〕

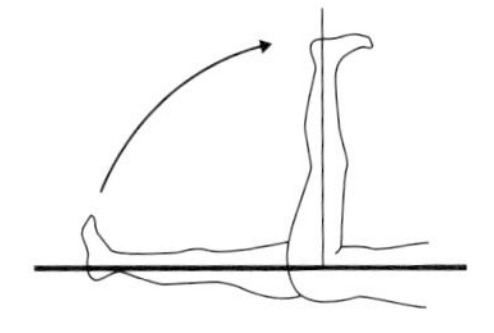

2-1. 膝関節が伸展している

2-2. 足部外転の測定法の誤りを指摘せよ.

〔55AM001〕

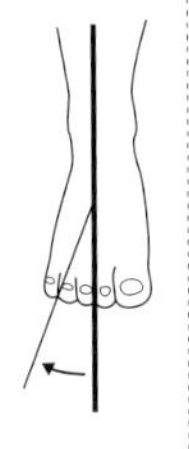

2-2. 基本軸，移動軸ともに第2中足骨長軸になっていない

2-3. 足関節底背屈の測定法の誤りを指摘せよ.

〔54AM001〕

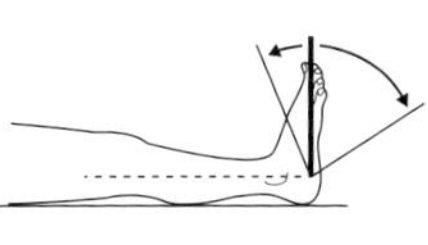

2-3. 膝関節が屈曲位になっていない

2-4. 膝関節屈曲の測定法の誤りを指摘せよ.

〔53PM002〕

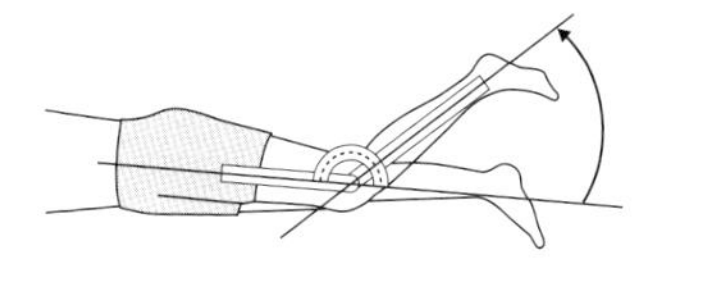

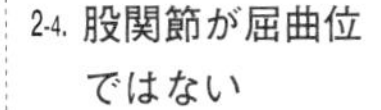

2-4. 股関節が屈曲位ではない

2-5. 足部内転の測定法の誤りを指摘せよ.

〔52PM001, 50AM001〕

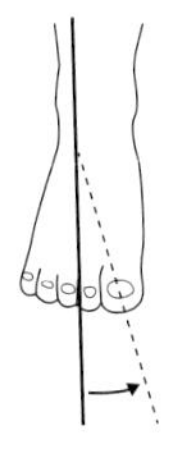

2-5. 基本軸が，第2中足骨の間の中央線になっていない

2-6. 関節可動域測定の開始肢位と運動方向で誤りを指摘せよ．〔49AM001〕

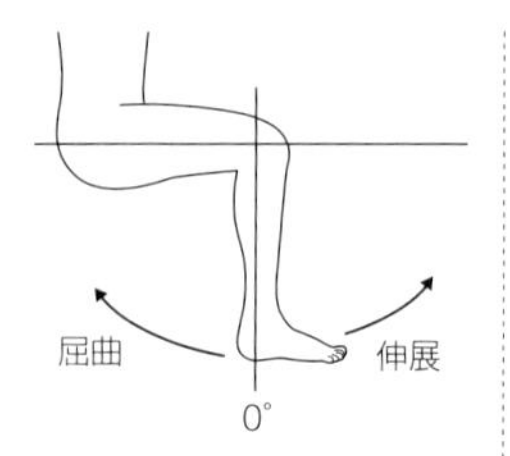

2-6. 開始肢位において基本軸（大腿骨）と移動軸（腓骨）が直線になっていない

3. 関節可動域測定の運動方向と参考可動域角度（日本整形外科学会，日本リハビリテーション医学会基準による）について答えよ．

でる **3-1.**「股関節外旋―45°」は正しいか．〔51PM021〕

3-1. 正しい

解説 股関節内旋も参考可動域角度は 45°である．

3-2.「足関節屈曲―20°」は正しいか．〔51PM021〕

3-2. 誤っている

3-3.「股外旋―両側の上前腸骨棘を結ぶ線」は，正しいか．〔50PM021〕

3-3. 誤っている

3-4.「足屈曲（底屈）―脛骨への垂直線」は，正しいか．〔50PM021〕

3-4. 誤っている

4 体幹

1. 関節可動域測定法（日本整形外科学会，日本リハビリテーション医学会基準による）の測定法について答えよ．

1-1. 胸腰部の測定法の誤りを指摘せよ．〔56AM001〕

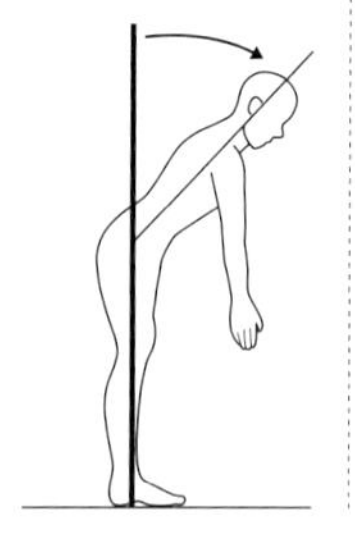

1-1. 基本軸が仙骨後面，移動軸が第１胸椎棘突起と第５胸椎棘突起を結ぶ線になっていない

1-2. 胸腰部屈曲の測定法の誤りを指摘せよ.

〔55AM001〕

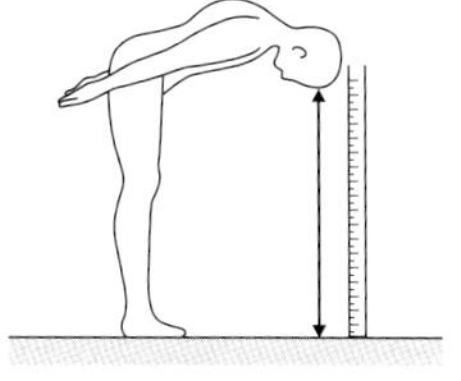

1-2. 指先と床との間の距離を計測していない

1-3. 胸腰部側屈の測定法の誤りを指摘せよ.

〔54AM001〕

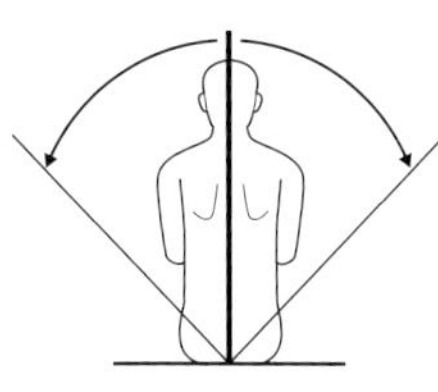

1-3. 移動軸が，第1胸椎棘突起と第5胸椎棘突起を結ぶ線になっておらず，線が第5胸椎棘突起を通り越して，座面まで伸びている

2. 関節可動域測定法(日本整形外科学会，日本リハビリテーション医学会基準による)の運動方向と基本軸について答えよ.

2-1. 頸部右回旋の誤りを指摘せよ. 〔50AM001〕

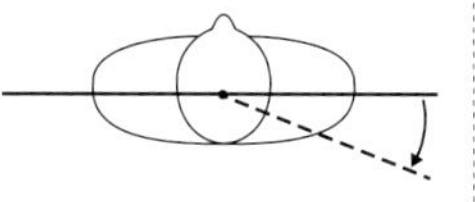

2-1. 基本軸が，両側肩峰を結ぶ線への垂直線になっていない

解説 この線は両側肩峰を結ぶ線である.

2-2. 体幹回旋の測定法の誤りを指摘せよ.

〔47AM002〕

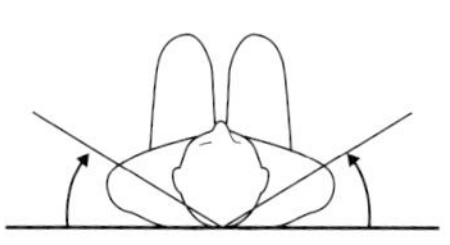

2-2. 基本軸が両側の後上腸骨棘を結ぶ線になっていない. また，移動軸が両側の肩峰を結ぶ線になっていない.

2 筋力

1 上肢

1. Daniels(ダニエルズ)らの徒手筋力テストの測定肢位について答えよ．ただし，関節可動域には異常がないものとする．

でる **1-1.** 図は肘関節伸展の段階いくつの測定肢位か．

〔56PM003〕

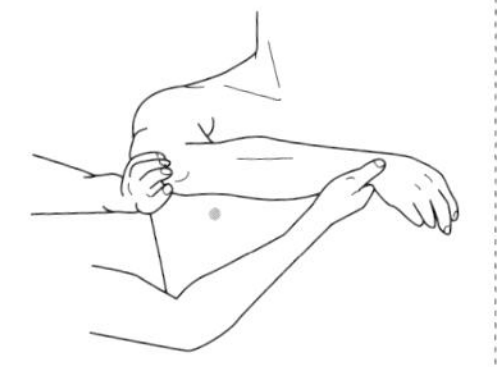

1-1. 段階 1

解説 段階2の場合は，検者は肘のみを支える．

1-2. 図は肩甲骨の内転と下方回旋の段階いくつの測定肢位か．

〔56PM003〕

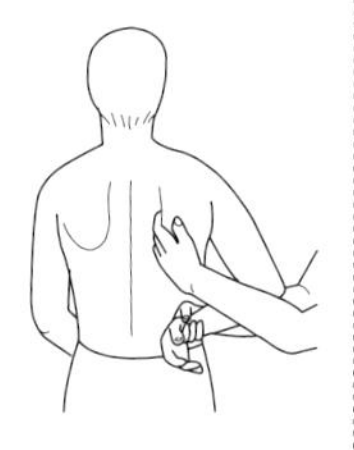

1-2. 段階 2

1-3. 図は肩甲骨内転と下方回線の段階いくつの測定肢位か．

〔55PM001〕

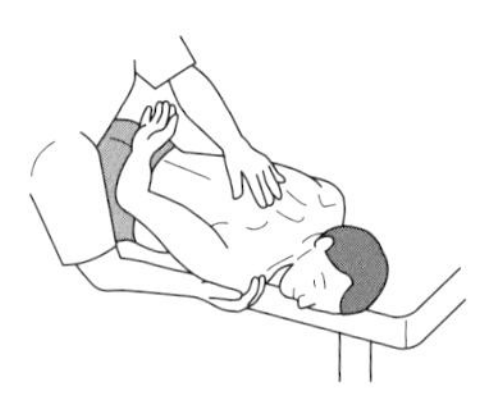

1-3. 段階 3

1-4. 図は肩関節水平外転の段階 3 の測定肢位を示している．誤りを指摘せよ．〔55PM001〕

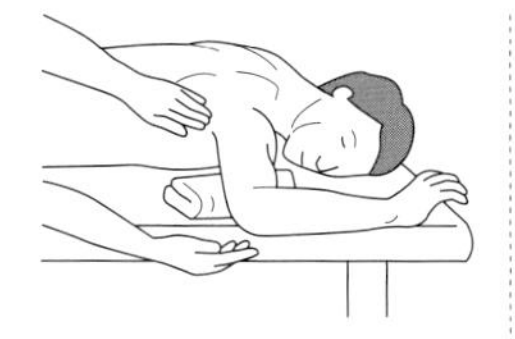

1-4. 図では肩関節外旋 90° になっているが，正しくは前腕は検査台の縁から下に垂らす(内外旋 0°)

1-5. 図は手関節屈曲の段階 3 の測定肢位を示している．誤りを指摘せよ．〔55PM001〕

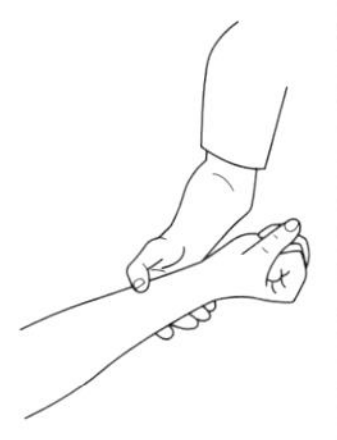

1-5. 手指および母指の力は抜いておく．この図では，力を入れて握っている

1-6. 段階 5 および 4 の検査で図の誤りを指摘せよ．〔53AM003〕

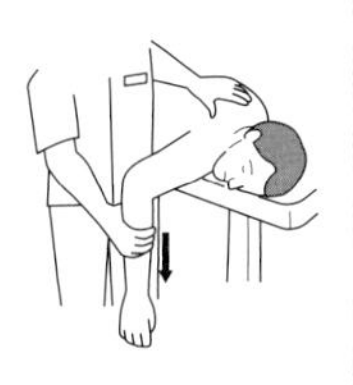

1-6. 検査者の抵抗をかける手の位置は，上腕骨遠位端の上である

2. Daniels らの徒手筋力テストの段階 5 および 4 の検査について答えよ．ただし，図の矢印は検査者の加える力の方向を示す．

でる **2-1.** 段階 5 および 4 の検査で図は正しいか．〔53AM003〕

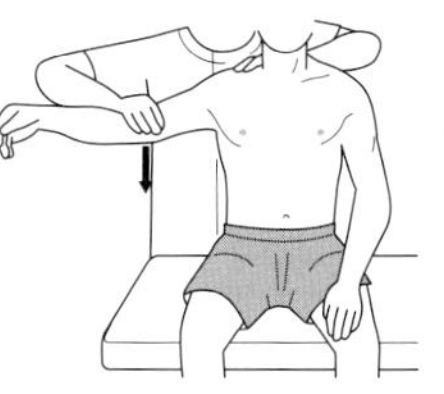

2-1. 正しい

でる **2-2.** 段階 5 および 4 の検査で図は正しいか．〔53AM003〕

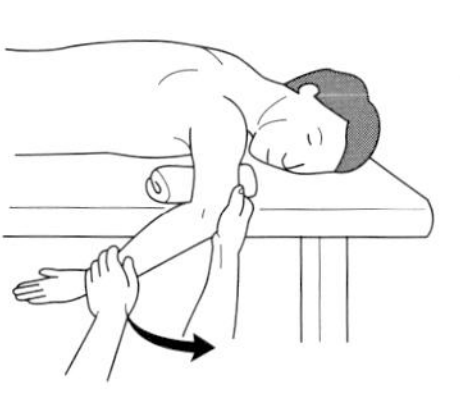

2-2. 正しい

2-3. 段階５および４の検査で図の誤りを指摘せよ．〔53AM003〕

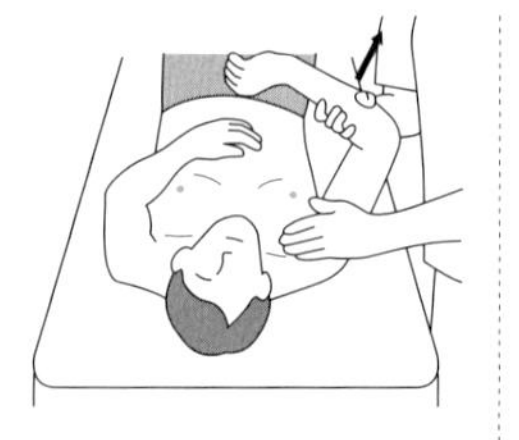

2-3. 検査者の抵抗をかける手の位置は，肘のすぐ近位（上腕部）である

2-4. 段階５および４の検査で図の誤りを指摘せよ．〔53AM003〕

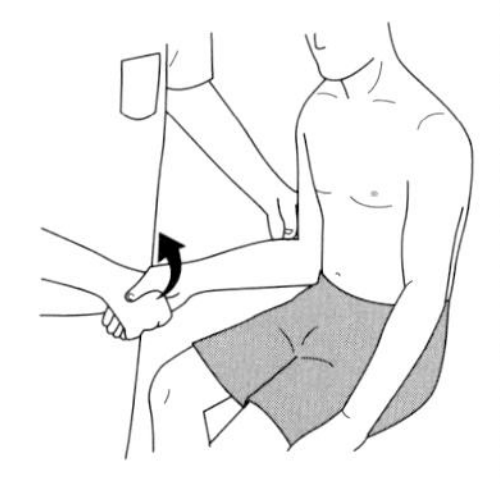

2-4. 検査者の抵抗をかける手の位置は，前腕の屈筋側（掌側）面の橈骨の上である

3. Daniels らの徒手筋力テスト（段階５または段階４）の主動作筋のテストについて答えよ．ただし，図中の黒い矢印は対象者の運動方向を，白い矢印は検査者が抵抗を加える方向を表している．

3-1. 図は何筋が主動作筋のテストか．〔51PM001〕

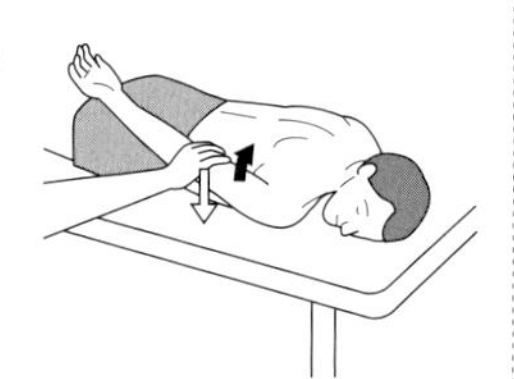

3-1. 三角筋後部，広背筋，大円筋

3-2. 図は何筋が主動作筋のテストか．〔51PM001〕

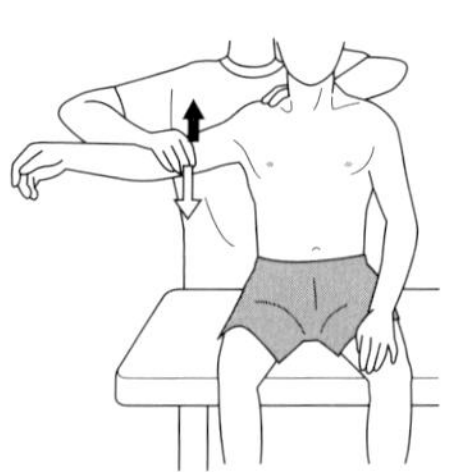

3-2. 三角筋中部，棘上筋

3-3. 図は何筋が主動作筋のテストか．〔51PM001〕

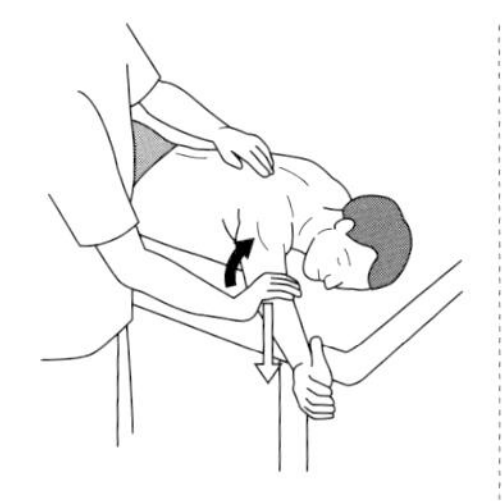

3-3. 僧帽筋下部線維

でる **3-4.** 図は何筋が主動作筋のテストか．〔51PM001〕

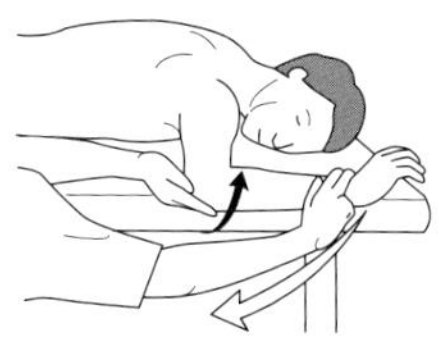

3-4. 棘下筋

3-5. 図は何筋が主動作筋のテストか．〔51PM001〕

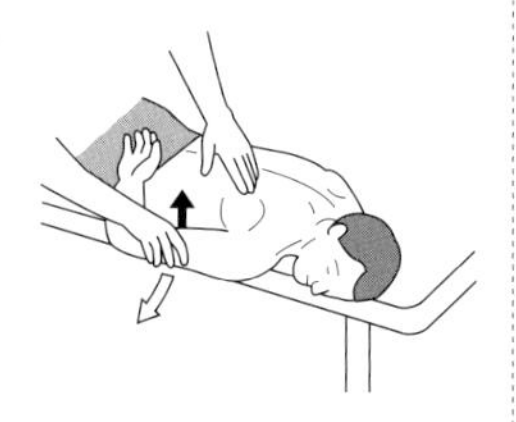

3-5. 菱形筋群

4. Barré（バレー）徴候は，上肢の末梢神経障害でみられるか．〔53PM023〕

解説 Barré 徴候は，中枢性の片側の軽い運動麻痺のスクリーニング方法である．閉眼にて，両上肢を肩関節90°屈曲，前腕回外位で保持させる．中枢性運動麻痺がある場合，片側上肢が前腕回内しながら下降する．

4. みられない

5. Daniels らの徒手筋力テストの肘関節屈曲の段階 5 の検査において，患者が座位で上肢を体側につけ，前腕中間位で測定することが望ましいとされている筋は何か．〔49AM023〕

5. 腕橈骨筋

6. Daniels らの徒手筋力テスト(段階 1 と 0)で，検査者が触診する位置について答えよ．ただし，すべて検査者の右手で触診をしている．

〔50PM002〕

6-1. 図は僧帽筋下部の触診位置として適切か.〔50PM002〕

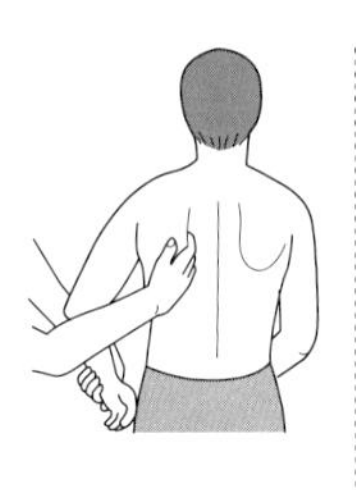

6-1. 不適切

解説 図は菱形筋の検査である.

6-2. 図は腕橈骨筋の触診位置として適切か.

〔50PM002〕

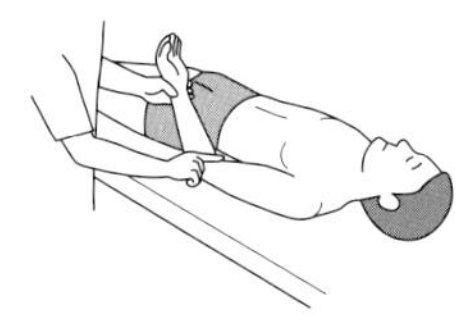

6-2. 不適切

解説 図は上腕二頭筋の検査である.

でる **6-3.** 図は尺側手根屈筋の触診位置として適切か.

〔50PM002〕

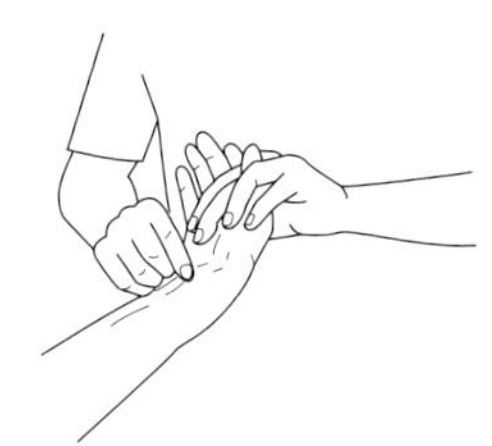

6-3. 適切

6-4. 図は長母指伸筋の触診位置として適切か.

〔50PM002〕

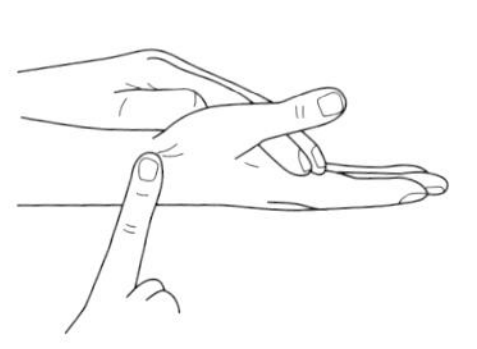

6-4. 不適切

解説 図は長母指外転筋の検査である.

でる **6-5.** 図は前脛骨筋の触診位置として適切か.

〔50PM002〕

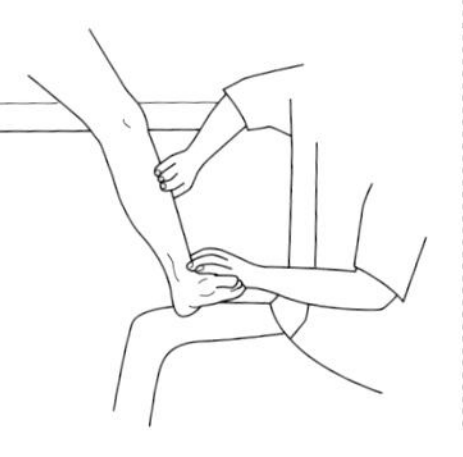

6-5. 適切

7. Danielsらの徒手筋力テスト(段階5および4)で，検査者が抵抗を与える位置について答えよ．ただし，矢印は検査者の抵抗の方向を表している．

7-1. 図は肩甲骨挙上で抵抗を与える位置として適切か．〔49PM001〕

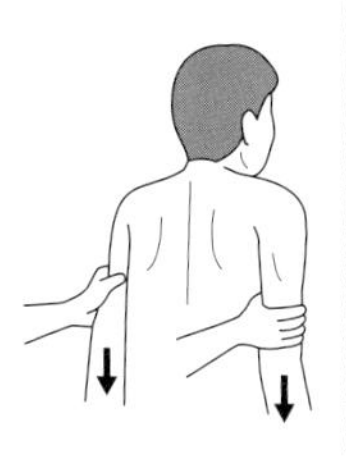

7-1. 不適切

解説 抵抗を加える正しい位置は，両肩の上である．

でる **7-2.** 図は肩甲骨内転で抵抗を与える位置として適切か．〔49PM001〕

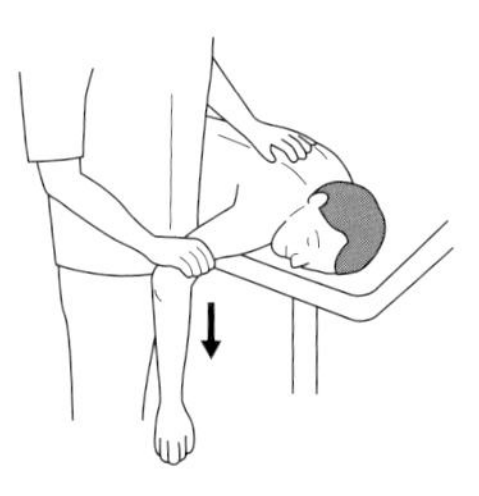

7-2. 適切

7-3. 図は肩関節屈曲で抵抗を与える位置として適切か．〔49PM001〕

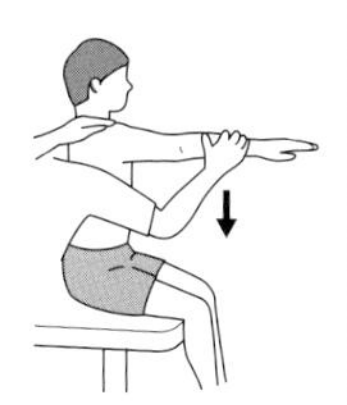

7-3. 不適切

解説 抵抗を与える位置は，肘の直上(上腕骨遠位部)である．

7-4. 図は肩関節内旋で抵抗を与える位置として適切か．〔49PM001〕

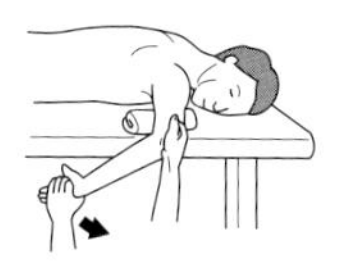

7-4. 不適切

解説 抵抗を加える正しい位置は肘の直上で上腕骨下端の上である．

7-5. 図は肩関節外転で抵抗を与える位置として適切か．〔49PM001〕

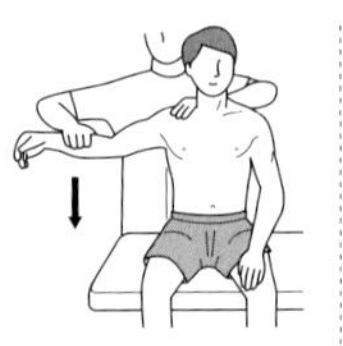

解説 抵抗を加える正しい位置は肘の直上で上腕骨下端の上である．

7-5. 不適切

8. Daniels らの徒手筋力テストの段階 5 および 4 の検査について答えよ．ただし，矢印は検査者が抵抗をかける方向を示す．

でる **8-1.** 図は肩関節水平外転で抵抗を与える位置として適切か．〔48PM001〕

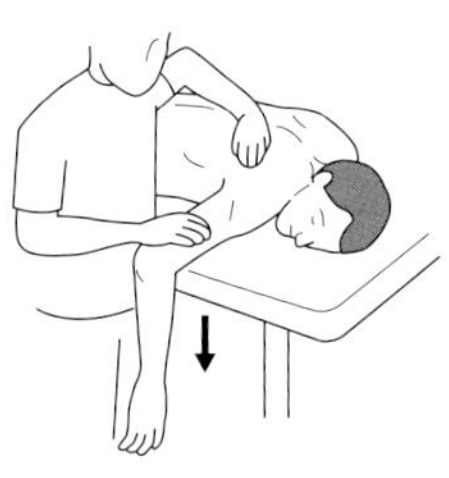

8-1. 適切

8-2. 手関節伸展の検査としての図の誤りを指摘せよ．〔48PM001〕

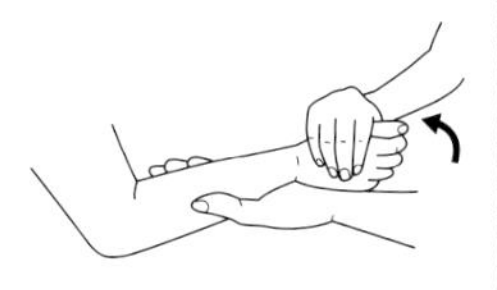

8-2. 図は前腕回内外中間位をとっており，手関節伸展段階 2 の肢位である．

8-3. MP 関節伸展の検査としての図の誤りを指摘せよ．〔48PM001〕

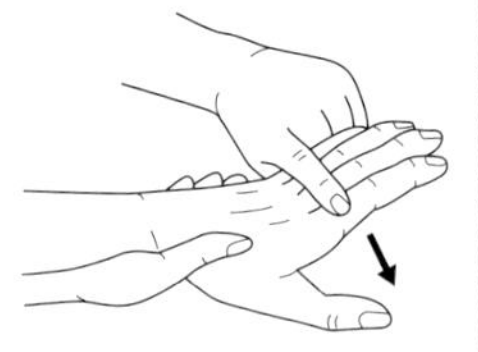

8-3. 図は PIP，DIP 関節伸展位となっているが，正しくは PIP，DIP 関節屈曲位とする．

8-4. 股関節屈曲の検査としての図の誤りを指摘せよ．〔48PM001〕

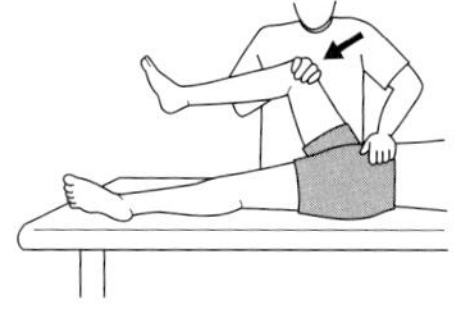

8-4. 股関節屈曲の段階5および4の検査は座位をとらせ膝関節近位で大腿の下端の上に抵抗を与える．図は被検者が背臥位となっている．

8-5. 膝関節屈曲の検査としての図の誤りを指摘せよ．〔48PM001〕

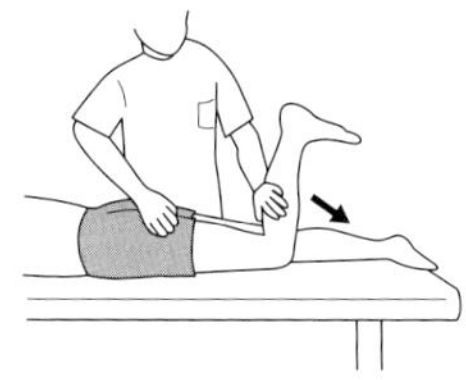

8-5. 図は抵抗を与える位置が腓腹筋筋腹となっているが，正しくは足関節のすぐ上の下肢後面である．

9. Danielsらの徒手筋力テストで，段階2，1および0のときの触診部位について答えよ．

9-1. 肩甲骨挙上の触診部位として図の誤りを指摘せよ．〔47PM002〕

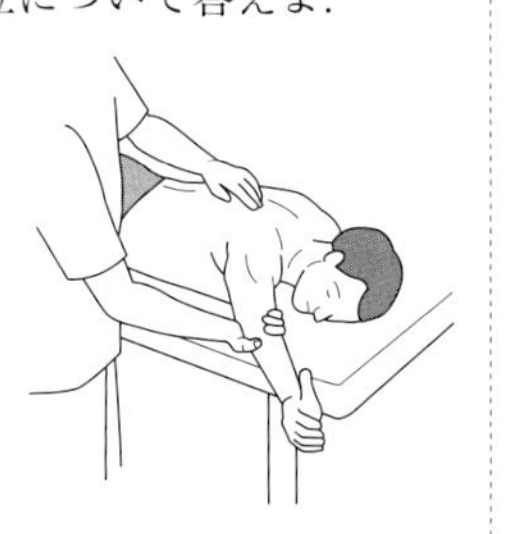

9-1. 図は僧帽筋下部を触診しているが，正しくは鎖骨の上の付着部近くで僧帽筋上部を触診する．

でる **9-2.** 図は肩関節外旋の触診部位として適切か．〔47PM002〕

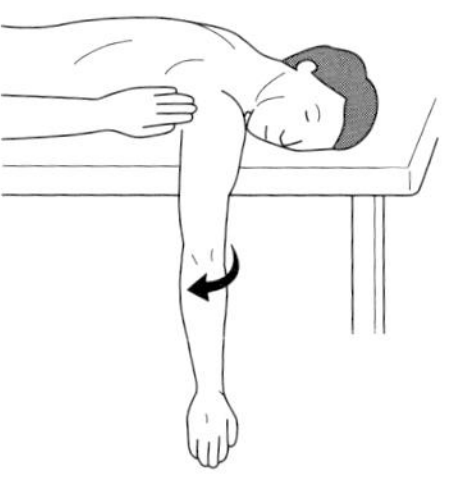

9-2. 適切

9-3. 母指橈側外転の触診部位として図の誤りを指摘せよ．〔47PM002〕

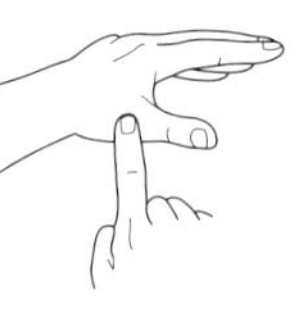

9-3. 図は長母指伸筋を触診しているが，正しくは短母指外転筋の筋腹を母指球の中央，母指対立筋の内側で触診する．

9-4. 股関節外転の触診部位として図の誤りを指摘せよ．〔47PM002〕

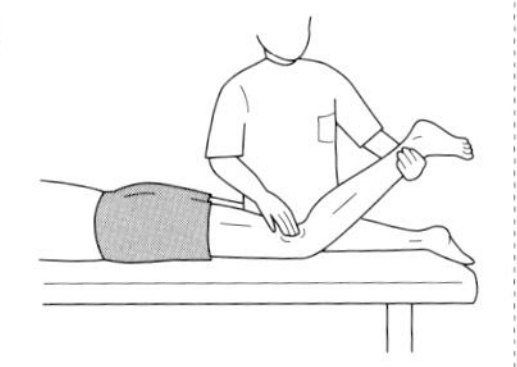

9-4. 図は大腿二頭筋腱を触診しているが，正しくは背臥位にて中殿筋を触診する．

9-5. 足関節内がえしの触診部位として図の誤りを指摘せよ．〔47PM002〕

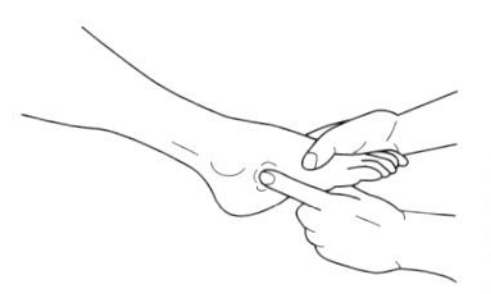

9-5. 図は長・短腓骨筋腱を触診しているが，正しくは前脛骨筋の筋腹と腱を触診する．

10. Danielsらの徒手筋力テスト(段階1および0)の検査肢位について答えよ．〔54PM001〕

10-1. 腹直筋の検査肢位として図の誤りを指摘せよ．〔54PM001〕

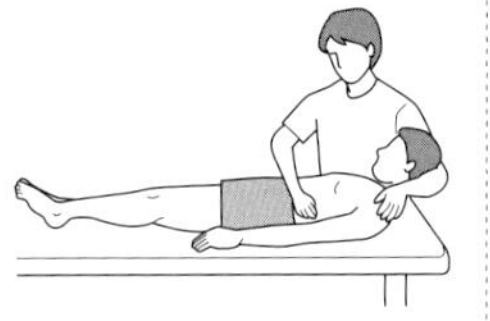

10-1. 検者の右手が腹直筋に触れていない．

でる **10-2.** 図は前鋸筋の検査肢位として適切か．〔54PM001〕

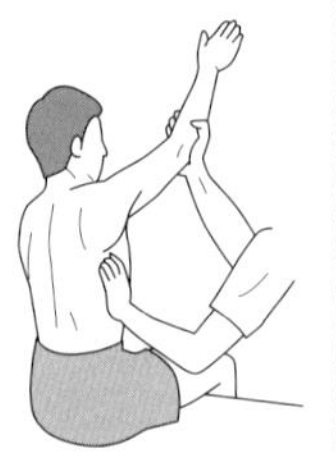

10-2. 適切

10-3. 僧帽筋中部線維の検査肢位として図の誤りを指摘せよ.〔54PM001〕

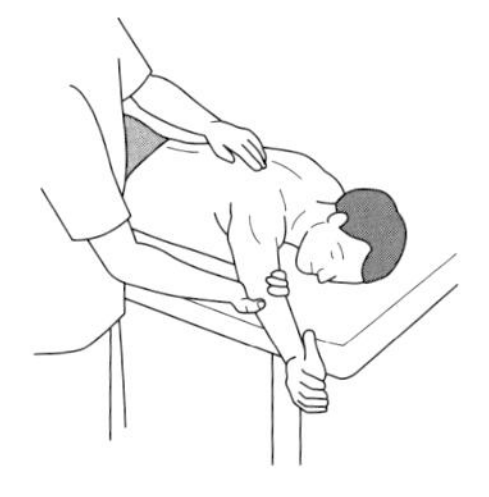

10-3. 肩関節は 90° 外転位，肘関節は 90° 屈曲位で行うのが正しい.

10-4. 上腕三頭筋の検査肢位として図の誤りを指摘せよ.〔54PM001〕

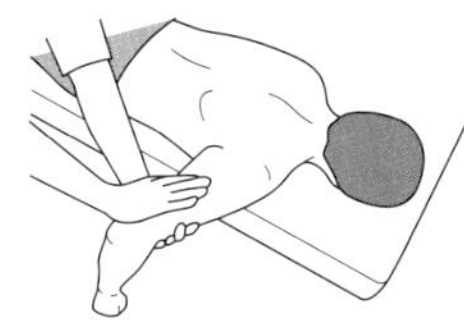

10-4. 座位で上肢を 90° 外転し，肩関節は回旋中間位，肘関節は 135° 屈曲位とするのが正しい.

10-5. 図は長橈側手根伸筋の検査肢位として適切か.〔54PM001〕

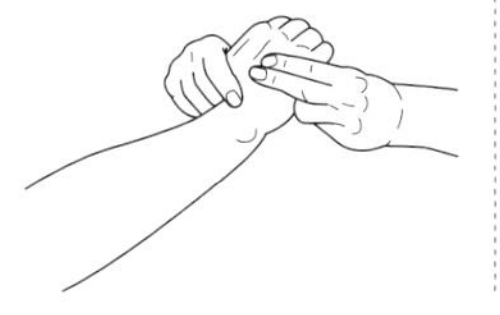

10-5. 適切

2 下肢

1. Daniels らの徒手筋力テストで，図は「股関節屈曲，外転および膝関節屈曲位での股関節外旋」の段階いくつの測定肢位か．ただし，関節可動域には異常がないものとする.〔56PM003〕

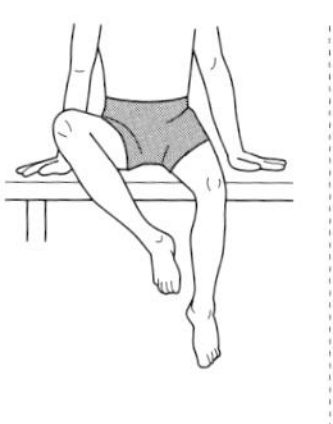

1. 段階 3

2. Daniels らの徒手筋力テストで，図は足関節底屈の段階 2 の測定肢位を示している．誤りを指摘せよ.〔55PM001〕

2. 腹臥位で，足を検査台の端から外に出す

3. Danielsらの徒手筋力テストで，図は股関節内旋の段階3の測定肢位を示している．誤りを指摘せよ．〔55PM001〕

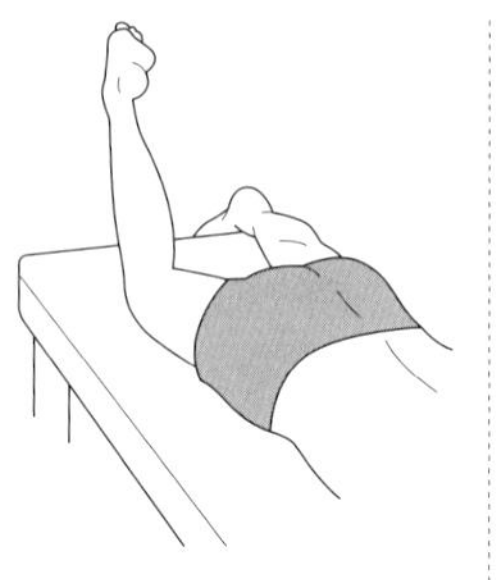

3. 座位が正しい

でる **4.** Danielsらの徒手筋力テストで，図は頸部屈曲の段階いくつの測定肢位か．〔56PM003〕

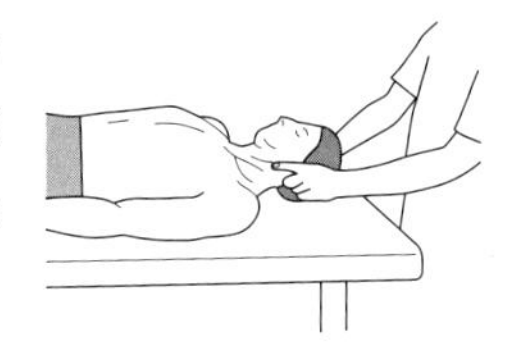

4. 段階2

3 体幹

1. Danielsらの徒手筋力テストで，図は体幹屈曲の段階いくつの測定肢位か．ただし，関節可動域には異常がないものとする．〔56PM003〕

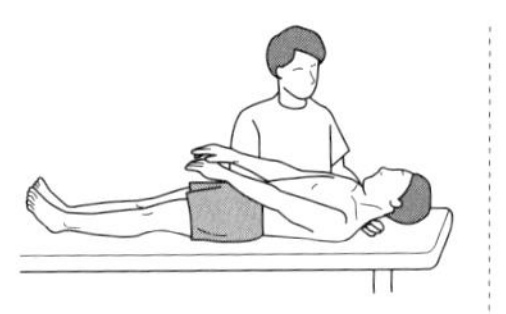

解説 段階4では，両腕を胸の前で交叉させる．

1. 段階3

3 ADL・IADL・QOL

1 FIM

1. FIM について答えよ.

1-1. 全介助の場合は何点か. 〔55PM027〕 — 1-1. 1点

1-2. 監視の場合は何点か. — 1-2. 5点

1-3. 中等度介助の場合は何点か. — 1-3. 3点

1-4. 歩行・車椅子項目で, 15 m 以上車椅子自走ができる場合, 何点か. 〔54PM027〕 — 1-4. 5点

1-5. 歩行・車椅子項目で, 杖歩行自立の場合, 何点か. 〔54PM027〕 — 1-5. 6点

1-6. 歩行・車椅子項目で, 介助者が手を触れる程度で 50 m 以上歩行している場合, 何点か. 〔54PM027〕 — 1-6. 4点

1-7. 歩行・車椅子項目で, 車椅子で 50 m 移動し, 方向の微調整のみ介助が必要な場合, 何点か. 〔54PM027〕 — 1-7. 4点

1-8. 食事で自助具を介助者に装着してもらい自力で摂取していると何点か. 〔56PM028〕 — 1-8. 5点

1-9. 清拭でループ付きタオルを使用して身体を洗っていると何点か. 〔56PM028〕 — 1-9. 6点

1-10. 1人の介助で 15 m まで歩行ができると歩行は何点か. 〔56PM028〕 — 1-10. 2点

1-11. トイレ動作で日中は自立しているが夜間は介助者が監視していると何点か. 〔56PM028〕 — 1-11. 5点

でる **1-12.** 更衣(下衣)で, 短下肢装具の装着のみ手伝ってもらっていると何点か. 〔56PM028〕 — 1-12. 5点

1-13. 介助者なしで可能だが，補助具が必要な場合，点数は何点か． | 1-13. 6点

1-14. 介助者なしで可能だが，通常より時間がかかる場合，点数は何点か． | 1-14. 6点

1-15. 介助者なしで可能だが，安全性の配慮が必要な場合，点数は何点か． | 1-15. 6点

1-16. 介助者は必要だが手出しは不要で準備をしてもらう場合，点数は何点か． | 1-16. 5点

2. FIMは，何を評価するか．〔51PM022〕 | 2. ADL能力

解説 FIMは，「できるADL」ではなく「しているADL」を評価する．

3. FIMの評定について答えよ．

でる **3-1.** 「浴槽移乗7点：浴槽の縁に腰掛けて浴槽をまたぐ．浴槽内でしゃがみ，立てる」という評定は正しいか．〔50AM026〕 | 3-1. 正しい

3-2. 「食事6点：ホルダー付きスプーンを介助者に装着してもらい，食事動作は自立している」という評定は正しいか．〔50AM026〕 | 3-2. 誤っている

解説 この状態は食事3点である．

3-3. 「記憶5点：メモリーノートを用いて自立し，問題を生じていない」という評定は正しいか．〔50AM026〕 | 3-3. 誤っている

解説 この状態は記憶6点である．

3-4. 「トイレ動作4点：服を上げるのが不十分で介助者の口頭指示を必要とする」という評定は正しいか．〔50AM026〕 | 3-4. 誤っている

解説 この状態はトイレ動作5点である．

でる **3-5.** 「更衣(上半身)2点：前開きシャツで非麻痺側の袖通しはできるが，他は介助を要する」という評定は正しいか．〔50AM026〕 | 3-5. 正しい

3-6.「更衣(上半身)7点：上着をたんすから出してもらえば着替えられる」という評定は正しいか.〔49AM029〕

3-6. 誤っている

解説 この状態は更衣(上半身)5点である.

でる **3-7.**「トイレ動作6点：服の上げ下ろしをする際に手すりを使用する」という評定は正しいか.〔49AM029〕

3-7. 正しい

3-8.「食事5点：咀嚼力が弱いため，あらかじめ軟らかく調理してもらう」という評定は正しいか.〔49AM029〕

3-8. 誤っている

解説 この状態は食事6点である.

3-9.「整容4点：ホルダー付きの歯ブラシを使用すれば歯磨きができる」という評定は正しいか.〔49AM029〕

3-9. 誤っている

解説 この状態は整容6点である.

3-10.「表出3点：『水』，『トイレ』などの単語で意思を伝えることができる」という評定は正しいか.〔49AM029〕

3-10. 誤っている

解説 この状態は表出2点である.

2 Barthel Index（バーセル インデックス）

1. Barthel Index について答えよ.

1-1. 100点は，独居可能を意味するか.〔55PM027〕

1-1. しない

1-2. 車椅子移動が45 m自立の場合，何点か.〔54PM027〕

1-2. 5点

1-3. 車椅子移動が30 mしかできない場合，何点か.〔54PM027〕

1-3. 0点

1-4. 平地歩行が45 mできるが，最小限の介助が必要な場合，何点か.〔54PM027〕

1-4. 10点

3 IADL

1. IADL の項目について答えよ.

1-1. 化粧は含まれるか.〔56PM037〕 — 1-1. 含まれない

1-2. 義足の装着は含まれるか.〔56PM037〕 — 1-2. 含まれない

でる **1-3.** バスの利用は含まれるか.〔56PM037〕 — 1-3. 含まれる

1-4. 歩行器を使用した歩行は含まれるか.〔56PM037〕 — 1-4. 含まれない

1-5. 車椅子からベッドへの移乗は含まれるか.〔56PM037〕 — 1-5. 含まれない

1-6. 電話使用は含まれるか. — 1-6. 含まれる

1-7. 買い物は含まれるか. — 1-7. 含まれる

1-8. 食事の準備は含まれるか. — 1-8. 含まれる

1-9. 家事は含まれるか. — 1-9. 含まれる

1-10. 洗濯は含まれるか. — 1-10. 含まれる

1-11. 外出時の移動は含まれるか. — 1-11. 含まれる

1-12. 服薬管理は含まれるか. — 1-12. 含まれる

1-13. 財産取扱い能力は含まれるか. — 1-13. 含まれる

解説 Lawton（ロートン）らによる IADL は，電話使用，買い物，食事準備，家屋維持，洗濯，外出時の移動，服薬，家計管理の計 8 項目である.

4 障害高齢者の日常生活自立度判定基準

1. 障害高齢者の日常生活自立度判定基準について答えよ.

でる **1-1.** 全介助の場合のランクは何か.〔55PM027〕 — 1-1. C

1-2. 交通機関等を利用して外出する場合のランクは何か. — 1-2. J

1-3. 介助により車椅子に移乗する場合のランクは何か. — 1-3. B

5 老研式活動能力指標

問題	解答
1. 老研式活動能力指標について答えよ.	
1-1. 評価項目数はいくつか. 〔55PM027〕	1-1. 13
1-2. 調査方法は質問式か観察か. 〔55PM027〕	1-2. 質問式
1-3. 評価するのは, IADL, 知的能動性,〔　　　〕の3つである. 〔53PM026〕	1-3. 社会的役割
1-4. 対象は誰か. 〔53PM026〕	1-4. 高齢者
1-5.「バスや電車を使って1人で外出できますか」という質問はあるか. 〔51AM024〕	1-5. ある
1-6.「日用品の買物ができますか」という質問はあるか. 〔51AM024〕	1-6. ある
1-7. 質問に対しどのように回答させるか. 〔51AM024〕	1-7.「はい」または「いいえ」

6 NM スケール

問題	解答
1. NM スケールについて答えよ.	
1-1. 関心・意欲・交流を評価するか.	1-1. する
1-2. 対象は何か.	1-2. 老年者
1-3. 評価項目数はいくつか.	1-3. 5 項目

7 FAI(Frenchay Activities Index)

問題	解答
1. FAI(Frenchay Activities Index)について答えよ.	
1-1. 何を評価するか. 〔51AM024〕	1-1. 応用的・社会的活動を行う頻度
1-2. 何項目の活動を評価するか. 〔51AM024〕	1-2. 15 項目
1-3. どのように評価するか. 〔51AM024〕	1-3. 自己評価

8 SF-36

1. SF-36について答えよ.

1-1. 何を評価するか.〔56PM036〕 — 1-1. 健康関連QOL

でる **1-2.** 8領域に活力は含まれるか.〔54AM028〕 — 1-2. 含まれる

1-3. 8領域に嗜好は含まれるか.〔54AM028〕 — 1-3. 含まれない

1-4. 8領域に食欲は含まれるか.〔54AM028〕 — 1-4. 含まれない

1-5. 8領域に人格は含まれるか.〔54AM028〕 — 1-5. 含まれない

1-6. 8領域に知能は含まれるか.〔54AM028〕 — 1-6. 含まれない

1-7. SF-36はコーピングスキルを評価するか.〔53PM026〕 — 1-7. 評価しない

ポイント 8つの領域は，身体機能，日常役割機能(身体)，体の痛み，全体的健康感，活力，社会生活機能，日常役割機能(精神)，心の健康である.

9 EuroQol

1. EuroQolは何を評価するか.〔53AM028〕 — 1. 健康関連QOL

2. EuroQolの評価項目数はいくつか.〔52PM027〕 — 2. 5項目

10 PGCモラール・スケール

でる **1.** PGCモラール・スケール改訂版は何を評価するか.〔53AM028, 48AM025〕 — 1. 高齢者の主観的QOL

2. PGCモラール・スケールは，何件法であるか.〔52PM027〕 — 2. 2件法

11 ESCROW Profile

1. 環境，社会交流，家族構成，経済状況，予後，就労を評価する評価法は何か.〔54PM041〕 — 1. ESCROW Profile

2. ESCROW Profile について答えよ．

2-1. ESCROW Profile は，何を評価するか．〔53AM041〕

2-1. 社会的不利

2-2. ESCROW Profile は，退職後の状態を評価するか．

2-2. する

2-3. ESCROW Profile の評価項目数はいくつか．〔51AM024〕

2-3. 6 項目

12 CHART-J

1. CHART-J は何を評価するか．〔53AM028〕

1. ハンディキャップ

2. CHART-J はいくつの領域尺度で構成されているか．〔51AM024〕

2. 6 つの領域尺度

13 その他のスケール

1. PSMS（Physical Self-Maintenance Scale）は，高齢者の何を評価するか．〔54PM042〕

1. ADL

2. WHO-DAS2.0（WHO disability assessment schedule 2.0）にワーキング・メモリを測定する検査は含まれているか．〔56AM040〕

2. いない

3. GHQ（General Health Questionnaire）は，統合失調症の急性期における治療効果をみるのに適切か．〔56AM041〕

解説 GHQ は，神経症性障害の精神的健康状態を把握するのに用いる．

3. 不適切

4. QLS（Quality of Life Scale）は，統合失調症の急性期における治療効果をみるのに適切か．〔56AM041〕

4. 不適切

解説 QLSは，生活の質を評価する．

5. LSP(Life Skills Profile)は，統合失調症の急性期における治療効果をみるのに適切か．〔56AM041〕

解説 LSPは，地域生活をしている統合失調症患者の生活機能や社会生活能力を評価する．

5. 不適切

6. SFS(Social Functioning Scale)は，統合失調症の急性期における治療効果をみるのに適切か．〔56AM041〕

解説 SFSは，社会機能を評価する．

6. 不適切

7. HUI(health utilities index)は何を評価するか．〔53AM028〕

7. 健康効用値

8. SOFAS(Social and Occupational Functioning Assessment Scale)は何を評価するか．〔53AM041〕

8. 社会的・職業的機能

9. SOFAS(Social and Occupational Functioning Assessment Scale)は精神症状の重症度を考慮するか．

9. しない

10. Katz（カッツ） indexは何を評価するか．〔51PM022〕

10. ADL能力

14 異常歩行

でる **1.** 運動失調の異常歩行を何というか．〔56AM038〕

1. 酩酊歩行

2. Parkinson病の異常歩行を何というか．〔56AM038〕

2. すくみ足歩行

3. 脳卒中片麻痺の異常歩行を何というか．〔56AM038〕

3. 分回し歩行

4. 総腓骨神経麻痺の異常歩行を何というか．〔56AM038〕

解説 総腓骨神経麻痺では，前脛骨筋などの障害により下垂足になる．

4. 鶏歩

5. 痙性対麻痺の異常歩行を何というか.〔56AM038〕

6. 脛骨神経麻痺の異常歩行を何というか.〔56AM038〕

7. 二分脊椎症の異常歩行を何というか.〔56AM038〕

5. はさみ脚歩行

6. 踵足歩行

7. 踵足歩行

4 バイタルサイン

1 意識レベル

問題	解答
1. GCS(Glasgow Coma Scale)について答えよ.	
1-1.「自発的な開眼」は，E のいくつか. 〔54AM027〕	1-1. E4
1-2. E3 は何による開眼か. 〔54AM027〕	1-2. 言葉
1-3. E2 は何による開眼か.	1-3. 痛み刺激
1-4.「開眼しない」は，E のいくつか.	1-4. E1
1-5.「見当識あり」は，V のいくつか. 〔54AM027〕	1-5. V5
1-6.「見当識混乱」は，V のいくつか. 〔54AM027〕	1-6. V4
1-7.「不適当な発語」は，V のいくつか. 〔54AM027〕	1-7. V3
1-8. V2 はどのような言葉か.	1-8. 意味のない言葉
1-9.「発語みられず」は，V のいくつか.	1-9. V1
1-10. 挿管などで発声ができない場合の表記は何か.	1-10. T
1-11. 挿管などで発声ができない場合は何点か.	1-11. 1 点
1-12. 命令に従う場合，M のいくつか.	1-12. M6
1-13. 痛み刺激部位に手足をもってくる場合，M のいくつか.	1-13. M5
1-14. M4 はどのような状態か. 〔54AM027〕	1-14. 逃避屈曲反応がある
1-15. 異常屈曲反応がある場合，M のいくつか. 〔49AM022〕	1-15. M3
1-16. 四肢伸展反応がある場合，M のいくつか.	1-16. M2
1-17. M1 はどのような状態か.	1-17. 運動がみられない
2. JCS(Japan Coma Scale)について答えよ.	
2-1.「痛み刺激で開眼する」は，いくつか. 〔51AM021〕	2-1. Ⅱ-30

2-2.「体を揺さぶることにより開眼する」は，いくつか．〔51AM021〕	2-2. Ⅱ-20
2-3.「呼びかけで容易に開眼する」は，いくつか．〔51AM021, 49AM022〕	2-3. Ⅱ-10
2-4.「開眼しており見当識障害がある」は，いくつか．〔51AM021〕	2-4. Ⅰ-2
でる **2-5.**「開眼しており生年月日が言えない」は，いくつか．〔51AM021〕	2-5. Ⅰ-3
2-6.「自発開眼しているが，自分の名前は言えない」は，いくつか．〔50AM021〕	2-6. Ⅰ-3
2-7. 何点以下が重度の意識障害であるか．〔49AM022〕	2-7. 7 点以下
2-8. 評価する機能の要素は〔　　　〕と言語および運動である．〔49AM022〕	2-8. 開眼
2-9. 痛み刺激に対し払いのけるような動作をするといくつか．〔49AM022〕	2-9. Ⅲ-100

2 体温測定

1. 腋窩での体温測定について答えよ．	
1-1. 側臥位では上方と下方の腋窩，どちらで測定するか．〔54AM021〕	1-1. 上方
でる **1-2.** 体温計は腋窩のどこから後上方に向かって挿入するか．〔54AM021〕	1-2. 前下方から
1-3. 発汗しているときはアルコール綿で腋窩を消毒してから測定することは適切か．〔54AM021〕	1-3. 不適切
1-4. 平衡温に達するには何分以上かかるか．〔54AM021〕	1-4. 10 分以上
1-5. 麻痺のある場合は麻痺側で測定するか，非麻痺側か．〔54AM021〕	1-5. 非麻痺側

3 酸素飽和度測定

1. パルスオキシメータで計測する酸素飽和度について答えよ.

1-1. 健常成人における酸素飽和度は，何％程度か. 〔53AM025〕
1-1. 94〜100%

でる **1-2.** 赤色光と何を用いて測定するか. 〔53AM025〕
1-2. 赤外光

1-3. 血行障害があっても測定値は正確か. 〔53AM025〕
1-3. 正確ではない

1-4. 動脈血酸素分圧に比例するか. 〔53AM025〕
1-4. しない

1-5. 歩行中に計測できるか. 〔53AM025〕
1-5. できる

4 血圧測定

1. 血圧測定について答えよ.

1-1.「触診で拡張期血圧を測定できる」は正しいか. 〔48AM022〕
1-1. 誤っている

解説 触診では収縮期血圧を測定できる.

でる **1-2.**「精神的ストレスによって血圧は上昇する」は正しいか. 〔48AM022〕
1-2. 正しい

1-3.「拡張期血圧が 80 mmHg のときは高血圧である」は正しいか. 〔48AM022〕
1-3. 誤っている

解説 拡張期血圧は 90 mmHg 以上で高血圧である.

でる **1-4.**「使用するカフの幅によって血圧の測定値は異なる」は正しいか. 〔48AM022〕
1-4. 正しい

1-5.「上肢の血圧の左右差は健常者では 30 mmHg である」は正しいか. 〔48AM022〕
1-5. 誤っている

解説 上肢の血圧の左右差は健常者では 10 mmHg 以下である.

5 感覚

でる **1.** 小指の感覚をつかさどる神経根と末梢神経の組合せは何か．〔54PM026〕

1. 第8頸髄神経根—尺骨神経

2. 母指の背側の感覚をつかさどる神経根と末梢神経の組合せは何か．〔54PM026〕

2. 第6頸髄神経根—橈骨神経

3. 中指の感覚をつかさどる神経根と末梢神経の組合せは何か．〔54PM026〕

3. 第7頸髄神経根—正中神経

4. 環指の感覚をつかさどる神経根と末梢神経の組合せは何か．〔54PM026〕

4. 第8頸髄神経根—正中神経

でる **5.** Semmes-Weinstein（セメス-ワインスタイン） monofilament test は，何を評価するか．〔56PM025〕

5. 知覚機能

でる **6.** 42歳の女性．左の末梢性顔面神経麻痺と診断された．味覚の異常を訴えている．図は本症例で症状がみられる部位として適切か．なお，舌の異常部位を網かけにした．

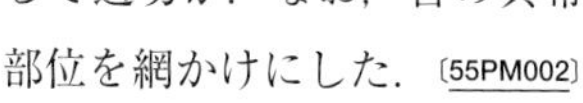

〔55PM002〕

右

解説 顔面神経が障害されると障害側の舌の前2/3に味覚障害が生じる．なお，味覚は舌の前2/3が顔面神経支配，後1/3が舌咽神経支配．知覚（痛覚）は舌の前2/3が三叉神経支配，後1/3が舌咽神経支配である．

6. 適切

7. 感覚検査の実施方法について答えよ．なお，▲は測定部位を示す．

でる **7-1.** 図は触覚の検査として適切か．〔49AM002〕

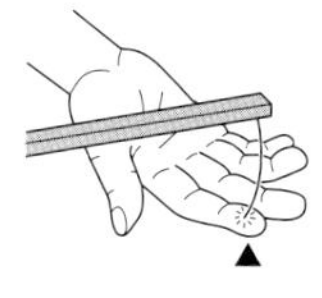

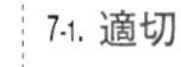

7-1. 適切

でる 7-2. 図は痛覚の検査として適切か. 〔49AM002〕

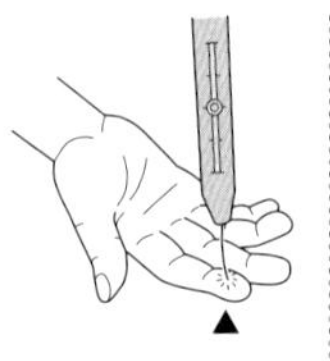

7-2. 適切

7-3. 図は振動覚の検査として適切か. 〔49AM002〕

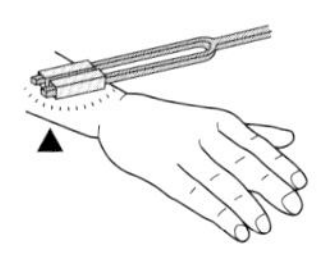

7-3. 不適切

解説 音叉のフォーク部は直接手にあてない.

7-4. 図は静的二点識別覚の検査として適切か. 〔49AM002〕

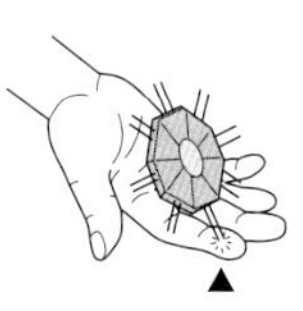

7-4. 不適切

解説 測定器具は身体の長軸と平行に二点の刺激を加える.

7-5. 図は位置覚の検査として適切か. 〔49AM002〕

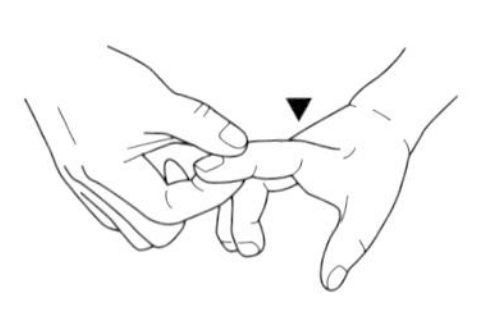

7-5. 不適切

でる 8. 手指の位置覚検査は手指のどこの面を把持して行うか. 〔53PM025〕

8. 側面

9. 温冷覚検査では, 0℃と〔　①　〕℃の冷水, 〔　②　〕℃と60℃の温水を用いる. 〔53PM025〕

9. ① 10 ② 50

10. 触覚検査において触れる時間間隔は一定にするか. 〔53PM025〕

10. しない

11. 振動覚検査において音叉を当てる位置はどこか. 〔53PM025〕

11. 骨突起部

12. 身体の左右の同じ部位に同時に刺激を加える検査は何を評価するか. 〔53PM025〕

12. 消去現象

13. 温度覚検査について答えよ.

13-1. 痛覚としてとらえていないか注意するのは適切か. 〔50AM024〕

13-1. 適切

13-2. 10℃が判別できると冷覚は正常であるか. 〔50AM024〕

13-2. 正常である

13-3. 50℃が判別できると温覚は正常であるか. 〔50AM024〕

13-3. 正常である

13-4. 温かいか冷たいかで応答させることは適切か. 〔50AM024〕

13-4. 適切

でる **14.** 温覚計は垂直に約何秒間当てるか. 〔50AM024〕

14. 約1秒間

15. 知覚と用いる検査器具について答えよ.

15-1. 「二点識別覚―定量型知覚針」の組合せは適切か. 〔48AM030〕

解説 二点識別覚の検査ではDISK-CRIMINATOR™やスピアマン式触覚計を用いる.

15-1. 不適切

でる **15-2.** 「動的触覚局在―消しゴム付き鉛筆」の組合せは適切か. 〔48AM030〕

15-2. 適切

でる **15-3.** 「静的触覚閾値―Semmes-Weinstein モノフィラメント」の組合せは適切か. 〔48AM030〕

15-3. 適切

6 反射・筋緊張

問題	解答
1. 重症筋無力症に深部腱反射の亢進はみられるか．〔54PM025〕 解説 重症筋無力症の病変部位は神経筋接合部であるため，亢進しない．	1. みられない
でる **2.** 多発性硬化症に深部腱反射の亢進はみられるか．〔54PM025〕	2. みられる
3. Guillain-Barré（ギラン バレー）症候群に深部腱反射の亢進はみられるか．〔54PM025〕	3. みられない
4. 筋強直性ジストロフィーに深部腱反射の亢進はみられるか．〔54PM025〕	4. みられない
5. Duchenne（デュシェンヌ）型筋ジストロフィーに深部腱反射の亢進はみられるか．〔54PM025〕	5. みられない
6. MAS(Modified Ashworth Scale)は何を評価するか．〔54PM030〕	6. 四肢の筋緊張

7. 図は探索反射を検査している場面である．この反射について答えよ．

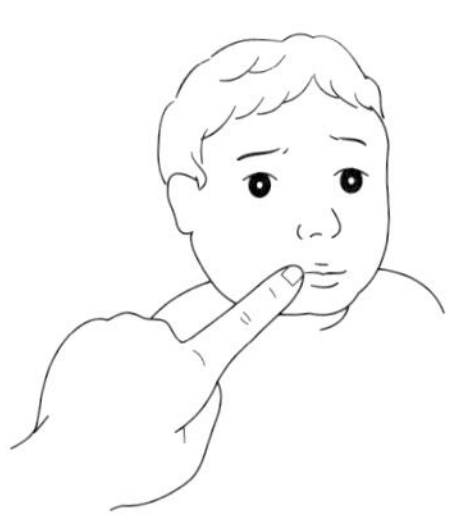

問題	解答
7-1. この反応は生涯続くか．〔53AM002〕	7-1. 続かない
でる **7-2.** 満腹時には出現しにくいか．〔53AM002〕	7-2. 出現しにくい
7-3. 生後2か月ごろに出現するものか．〔53AM002〕	7-3. 出生時から出現する
7-4. 刺激されると嚥下反射が起こるか．〔53AM002〕	7-4. 起こらない
7-5. 刺激と反対側へ頭部が回旋するか．〔53AM002〕	7-5. 刺激側に回旋する

8. 深部腱反射の検査における打腱器の叩打部位について答えよ．なお，図中の矢印は叩打部位を示す．

でる **8-1.** 図は胸筋反射の叩打部位として適切か．〔52AM002〕

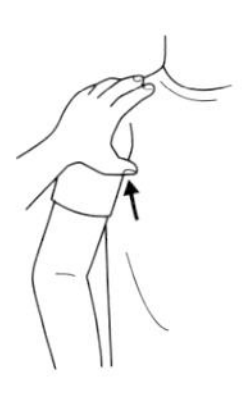

8-1. 適切

8-2. 図は上腕三頭筋反射の叩打部位として適切か．〔52AM002〕

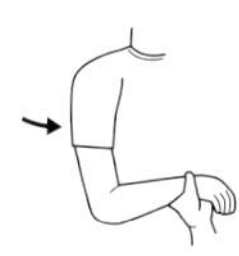

8-2. 不適切

解説 正しくは肘頭上部の上腕三頭筋腱部を叩打する．

8-3. 図は腕橈骨筋反射の叩打部位として適切か．〔52AM002〕

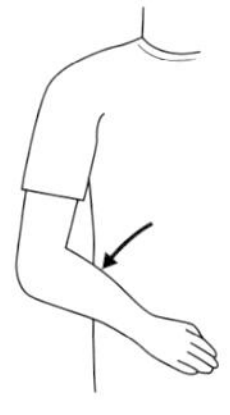

8-3. 不適切

解説 橈骨茎状突起の 2～3 cm 上を叩く．

でる **8-4.** 図は膝蓋腱反射の叩打部位として適切か．〔52AM002〕

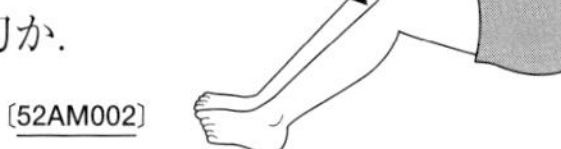

8-4. 適切

8-5. 図はアキレス腱反射の叩打部位として適切か．〔52AM002〕

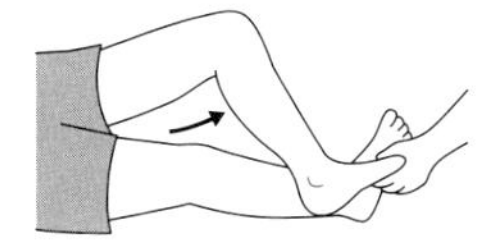

8-5. 不適切

解説 正しくは足関節を背屈位とし，アキレス腱部を叩打する．

バランス機能

問題	解答
1. 片脚立位テスト〈開眼〉において，運動器不安定症(MADS)のカットオフ値は何秒か．〔56PM032〕	1. 15秒
2. Functional Reach Test において，虚弱高齢者の場合，何 cm 未満は転倒リスクが高いか．〔56PM032〕	2. 18.5 cm 未満
3. Berg(バーグ) Balance Scale(BBS)において，何点以下はバランス障害を示すか．〔56PM032〕	3. 45点以下
4. Timed Up and Go Test(TUG)において，運動器不安定症(MADS)のカットオフ値は何秒か．〔56PM032〕	4. 11秒
5. repetition maximum は，バランス能力を評価できるか．〔50PM022〕	5. できない
でる **6.** Functional Reach Test は，バランス能力を評価できるか．〔50PM022〕	6. できる
7. Modified Ashworth Scale は，バランス能力を評価できるか．〔50PM022〕	7. できない
でる **8.** Timed Up and Go Test は，バランス能力を評価できるか．〔50PM022〕	8. できる
9. Functional Assessment Staging は，バランス能力を評価できるか．〔50PM022〕	9. できない

8 上肢機能

1 Jebsen-Taylor hand function test

1. Jebsen-Taylor（ジェブセン テイラー） hand function test は，何を評価するか．〔56PM025〕

解説 書字，カードめくりなど 7 つの課題を行う．

1. 上肢機能

2 STEF

1. 簡易上肢機能検査(simple test for evaluating hand function；STEF)について答えよ．

1-1. 年齢階級別に健常者における正常域が提示されているか．
1-1. いる

でる **1-2.** 標準化された検査であるか．〔50PM023〕
1-2. である

1-3. 左右それぞれ何点満点であるか．〔50PM023〕
1-3. 100 点満点

1-4. 何種類のサブテストから構成されているか．〔50PM023〕
1-4. 10 種類

でる **1-5.** サブテストの何から得点を算出するか．〔50PM023〕
1-5. 所要時間

1-6. 脳卒中患者の上肢機能評価として開発されたか．〔50PM023〕
1-6. 対象疾患は特定しない

1-7. 適応年齢の上限はあるか．〔47PM025〕
1-7. ない

でる **1-8.** 評価としての再現性は高いか．〔47PM025〕
1-8. 高い

1-9. 項目によって配点が異なるか，同じか．〔47PM025〕
1-9. 同じ

でる **1-10.** 他の項目との比較が容易にできるか．〔47PM025〕
1-10. できる

1-11.「できる・できない」で評価するか．〔47PM025〕
1-11. 評価しない

3 MAL

	問題	解答
1.	MAL(Motor Activity Log)で評価する項目数はいくつか.	1. 14項目
2.	MALには，プログラム作成のための標準回復プロフィールが用意されているか.〔54PM030〕	2. 用意されていない

4 MFT

	問題	解答
1.	MFT(Manual Function Test)は，何点満点か.〔54PM030〕	1. 32点満点
2.	MFTには，プログラム作成のための標準回復プロフィールが用意されているか.〔54PM030〕	2. 用意されている

呼吸，循環，代謝

1. 換気障害の分類を図に示す．図のＡの象限は〔　①　〕換気障害を表しており，Ｄの象限は〔　②　〕換気障害を表している．〔53PM001〕

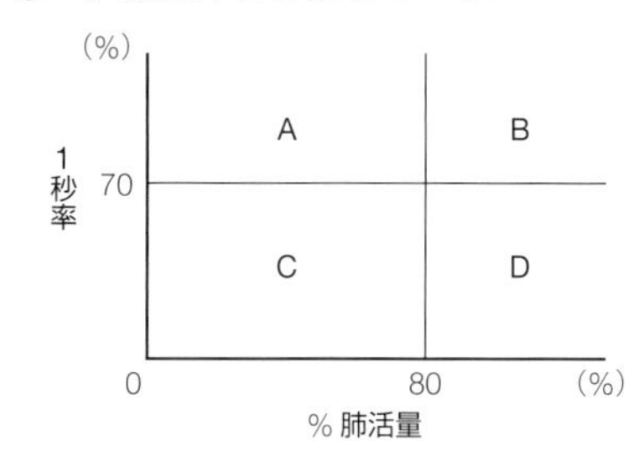

1. ① 拘束性
② 閉塞性

10 持久力・体力

1. 後期高齢者の介護予防事業で行った体力測定の結果について答えよ.

1-1.「握力：35 kg」は転倒リスクが高いと解釈されるか. 〔51PM035〕

1-1. されない

1-2.「10 m 歩行時間：7 秒」は転倒リスクが高いと解釈されるか. 〔51PM035〕

1-2. されない

1-3.「開眼片脚立ち持続時間：25 秒」は転倒リスクが高いと解釈されるか. 〔51PM035〕

1-3. されない

1-4.「ファンクショナルリーチ：40 cm」は転倒リスクが高いと解釈されるか. 〔51PM035〕

1-4. されない

でる **1-5.**「Timed Up and Go Test(TUG)：20 秒」は転倒リスクが高いと解釈されるか. 〔51PM035〕

解説 TUG の転倒予測のカットオフ値は, 13.5 秒, 屋外外出可能は, 20 秒である.

1-5. される

11 運動失調・平衡機能

問題	解答
1. 小脳性運動失調の検査について答えよ.	
でる **1-1.** 踵膝試験でみるのは何か. 〔55AM025〕	1-1. 測定障害
1-2. 跳ね返り現象でみるのは何か. 〔55AM025〕	1-2. 時間測定異常
1-3. 鼻指鼻試験でみるのは何か. 〔55AM025〕	1-3. 企図振戦・測定異常・運動分解
1-4. 線引き試験でみるのは何か. 〔55AM025〕	1-4. 企図振戦・測定異常
1-5. 膝打ち試験でみるのは何か. 〔55AM025〕	1-5. 反復拮抗運動障害
2. 小脳の機能不全による協調運動障害について答えよ.	
2-1. 文字が徐々に大きくなるのは何か. 〔54AM029〕	2-1. 大文字症
2-2. 目標に近づくほど四肢の振戦が激しくなるのは何か. 〔54AM029〕	2-2. 企図振戦
2-3. 拮抗する運動の切り替えが円滑に行えないのは何か. 〔54AM029〕	2-3. 変換運動障害
でる **2-4.** 障害がなければ1回でできる運動を複数回で行うのは何か. 〔54AM029〕	2-4. 運動分解
2-5. 運動の開始や停止が正常よりも遅れてしまうのは何か. 〔54AM029〕	2-5. 時間測定障害
2-6. 一連の動作で運動の順番や滑らかさが障害されるのは何か. 〔54AM029〕	2-6. 協調収縮不能
3. Romberg（ロンベルク）試験は深部感覚障害による何を評価するか. 〔56PM025, 47AM024〕	3. 運動失調
4. Romberg 試験時は, 開眼か, 閉眼か.	4. 閉眼

5. 立位状態の患者に「後ろに反り返ってください」と指示したところ，図のような姿勢になり，これ以上に反り返ると転倒する危険があった．本症例について答えよ．

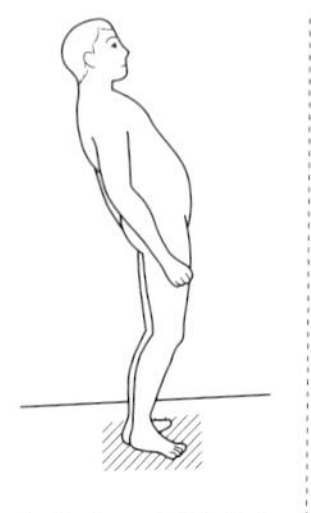

5-1. 評価として「測定異常(dysmetria)」は適切か．〔47AM003〕

5-1. 不適切

5-2. 評価として「運動分解(decomposition of movement)」は適切か．〔47AM003〕

5-2. 不適切

解説 運動分解とは，運動軌道が円滑でなく，数段階に分割されたりすることである．

でる **5-3.** 評価として「協働収縮不能(asynergia)」は適切か．〔47AM003〕

5-3. 適切

5-4. 評価として「時間測定異常(dyschronometria)」は適切か．〔47AM003〕

5-4. 不適切

5-5. 評価として「反拮抗運動不能(dysdiadochokinesis)」は適切か．〔47AM003〕

5-5. 不適切

6. foot pat は，運動失調症状の何を評価するか．〔53AM030〕

6. 変換運動障害

7. 指鼻試験は，運動失調症状の何を評価するか．〔53AM030〕

7. 距離の測定異常

8. 継ぎ足歩行は，運動失調症状の何を評価するか．〔53AM030〕

8. 動的バランス

でる **9.** 跳ね返り現象は，運動失調症状の何を評価するか．〔53AM030〕

9. 時間測定異常

10. コップ把持検査は，運動失調症状の何を評価するか．〔53AM030〕

10. 距離の測定異常

11. Romberg（ロンベルク）徴候について答えよ．

11-1. どこの障害の有無を評価するか.〔53PM023〕
11-1. 脊髄後索

11-2. 尾状核が障害された場合，Romberg 徴候は陽性となるか.〔51AM026〕
11-2. 陽性とならない

11-3. 視床下部が障害された場合，Romberg 徴候は陽性となるか.〔51AM026〕
11-3. 陽性とならない

でる **11-4.** 脊髄後索が障害された場合，Romberg 徴候は陽性となるか.〔51AM026〕
11-4. 陽性になる

11-5. 小脳が障害された場合，Romberg 徴候は陽性となるか.〔51AM026〕
11-5. 陽性とならない

11-6. 被殻が障害された場合，Romberg 徴候は陽性となるか.〔51AM026〕
11-6. 陽性とならない

12. Wallenberg（ワレンベルグ）症候群では，運動失調がみられるか.〔50PM026〕
12. みられる

13. 脊髄小脳変性症では，運動失調がみられるか.〔50PM026〕
13. みられる

14. Wernicke（ウェルニッケ）脳症では，運動失調がみられるか.〔50PM026〕
14. みられる

でる **15.** 重症筋無力症では，運動失調がみられるか.〔50PM026〕
15. みられない

16. 脊髄癆では，運動失調がみられるか.
16. みられる

17. 小脳性失調の評価と症候について答えよ.

17-1.「書字―小字症」は正しいか.〔48PM023〕
解説 小脳性失調では書字は大文字症となる.
17-1. 誤っている

でる **17-2.**「構音―断綴性発語」は正しいか.〔48PM023〕
17-2. 正しい

でる **17-3.**「指鼻試験―測定異常」は正しいか.〔48PM023〕
17-3. 正しい

17-4.「深部腱反射―亢進」は正しいか.〔48PM023〕
解説 深部腱反射が亢進するのは錐体路障害である.
17-4. 誤っている

17-5.「Romberg 試験―陽性」は正しいか.〔48PM023〕
解説 小脳性失調では開眼時も閉眼時もバランスを保つことができず，陰性と評価される.
17-5. 誤っている

12 摂食・嚥下

1. 食事をする際の誤嚥のリスクについて答えよ.

1-1. 頬杖をつくことは，誤嚥のリスクを高めるか.〔54PM032〕
1-1. 高めない

1-2. 顎をひくことは，誤嚥のリスクを高めるか.〔54PM032〕
1-2. 高めない

でる **1-3.** 上を向くことは，誤嚥のリスクを高めるか.〔54PM032〕
1-3. 高める

解説 上を向くと咽頭と気管が直線になるため誤嚥リスクが高まる.

1-4. うなずくことは，誤嚥のリスクを高めるか.〔54PM032〕
1-4. 高めない

1-5. 横を向くことは，誤嚥のリスクを高めるか.〔54PM032〕
1-5. 高めない

2. 反復唾液嚥下テストのカットオフ値は30秒に何回か.〔56AM026〕
2. 3回

3. 健常者の液体の嚥下で喉頭蓋が翻転を開始するのはどの時期か.〔49PM022〕
3. 咽頭期

4. 摂食嚥下の評価について答えよ.

4-1. 「フードテストは咀嚼能力を評価できる」は正しいか.〔48PM022〕
4-1. 誤っている

4-2. 「喉頭挙上の評価では舌の可動性を評価できる」は正しいか.〔48PM022〕
4-2. 誤っている

4-3. 「随意的な咳の強弱によって嚥下反射の速さを評価できる」は正しいか.〔48PM022〕
4-3. 誤っている

でる **4-4.** 「改訂水飲みテスト(Modified Water Swallowing Test；MWST)は咽頭期の嚥下機能を評価できる」は正しいか.〔48PM022〕
4-4. 正しい

4-5.「反復唾液嚥下テスト(repetitive saliva swallowing test；RSST)は食物の残留部位を評価できる」は正しいか．〔48PM022〕

解説 RSSTは随意的な嚥下反射の能力を評価できる．

4-5. 誤っている

5. 嚥下障害に対するShaker(シャキア)法の効果は何か．〔48PM034〕

5. 喉頭挙上改善

6. 不随意的に行われる嚥下運動の時期を2つあげよ．〔47AM022〕

6. 咽頭期，食道期

7.「気管吸引のガイドライン 成人で人工気道を有する患者のための」(日本呼吸療法医学会による)に基づく吸引の適応となる状態で「誤嚥した」は正しいか．〔47AM029〕

7. 正しい

8. 改訂水飲みテスト(MWST)について答えよ．

でる **8-1.** 評価基準1の内容を述べよ．〔47PM022〕

8-1. 嚥下なし．むせるand/or呼吸切迫

8-2. 評価基準2の内容を述べよ．〔47PM022〕

8-2. 嚥下あり．呼吸切迫(silent aspirationの疑い)

8-3. 評価基準3の内容を述べよ．〔47PM022〕

8-3. 嚥下あり．呼吸良好，むせるand/or湿性嗄声

8-4. 評価基準4の内容を述べよ．〔47PM022〕

8-4. 嚥下あり．呼吸良好，むせない

8-5. 評価基準5の内容を述べよ．〔47PM022〕

8-5. 4に加え，追加嚥下運動が30秒以内に2回可能

13 痛み

でる **1.** VASで痛みの強さを評価するのは正しいか.〔53AM027〕

解説 VASはまったく痛くない状態を0 cm，予想される最も痛い状態を10 cmとしたときに今どのくらい痛いかを指してもらう.

1. 正しい

2. フェイス・スケールで痛みの部位を評価するのは正しいか.〔53AM027〕

解説 フェイス・スケールは痛みの程度を評価する.

2. 誤っている

3. Abbey（アビー） pain scaleの評価方法は何によるか.〔53AM027〕

3. 観察

4. Abbey pain scaleの対象疾患は何か.〔53AM027〕

4. 認知症

5. NRS(numerical rating scale)で痛みの性状を評価するのは正しいか.〔53AM027〕

解説 NRSは痛みの強さを評価する.

5. 誤っている

6. STAS-J(Japanese version of the support team assessment schedule)で痛みの経過を評価するのは正しいか.〔53AM027〕

解説 STAS-Jは痛みのコントロール，患者の病状認識，不安などを評価する.

6. 誤っている

7. STAS-J(Japanese version of the support team assessment schedule)はどこで用いるか.〔53AM027〕

7. ホスピス・緩和ケア

8. 疾患とCRPS(complex regional pain syndrome，複合性局所疼痛症候群)の関連について答えよ.

8-1. Dupuytren（デュピュイトラン）拘縮はCRPSに関連するか.〔49AM031〕

8-1. 関連しない

8-2. Volkmann（フォルクマン）拘縮は CRPS に関連するか. 〔49AM031〕

8-2. 関連しない

でる **8-3.** Sudeck（ズデック）骨萎縮は CRPS に関連するか. 〔49AM031〕

8-3. 関連する

8-4. 無腐性壊死は CRPS に関連するか. 〔49AM031〕

8-4. 関連しない

8-5. 異所性骨化は CRPS に関連するか. 〔49AM031〕

8-5. 関連しない

14 発達

1 遊び

でる 1. 2人の幼児が砂場で遊ぶ様子を図に示す．遊びの発達段階は何か．〔55PM004〕

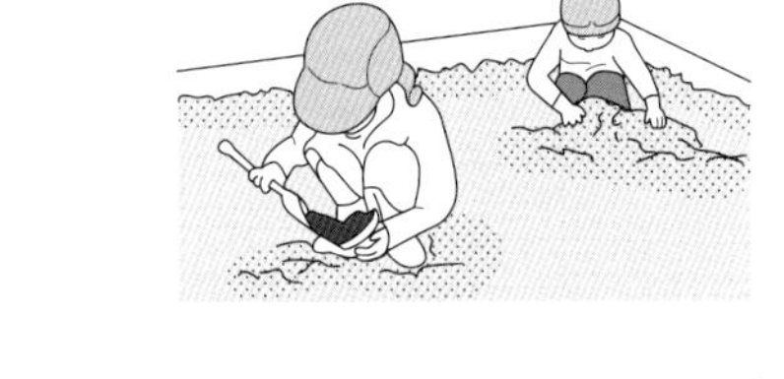

1. 平行遊び

2. 遊びの発達段階で，他の子どもと一緒に遊ぶが，役割分担はしない遊びを何というか．〔55PM004〕

2. 連合遊び

3. 遊びの発達段階で，目的をもって役割分担をしながらの集団での遊びを何というか．〔55PM004〕

3. 協調遊び

4. 集団遊びの発達段階のうち，「1人で遊び，他の子どもがいても話しかけたりしない」は，何遊びか．〔51PM025〕

4. 1人遊び

5. 集団遊びの発達段階のうち，「他の子どもの遊びを見て過ごし，声をかけることはあっても遊びには入らない」は，何遊びか．〔51PM025〕

5. 傍観遊び

でる 6. 「他の子どものそばで同じような玩具で遊ぶが，他の子どもへの働きかけはない」は，何遊びか．〔51PM025〕

6. 平行遊び

7. 「他の子どもと一緒に遊ぶが，役割分担はみられない」は，何遊びか．〔51PM025〕

7. 連合遊び

8. 「目的のもとに組織化されたグループで遊び，役割分担がある」は，何遊びか．〔51PM025〕

8. 共同遊び

2 正常発達の過程

でる 1. 鉛筆把持の写真を下に示す．発達順序に並べよ．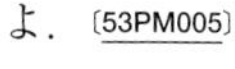〔53PM005〕

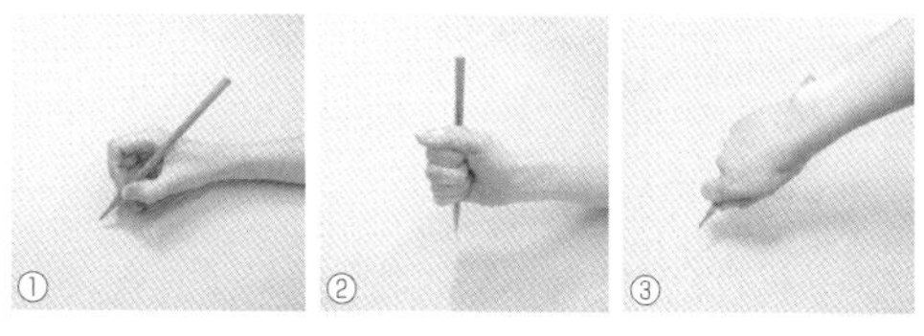

解説 把持機能の発達は，② 尺側握り → ③ 橈側握り → ① 指尖つまみ，の順で発達する．

1. ②→③→①

でる 2. 把持機能の発達の段階を図に示す．正常な把持機能の発達の順序を答えよ．〔49PM002〕

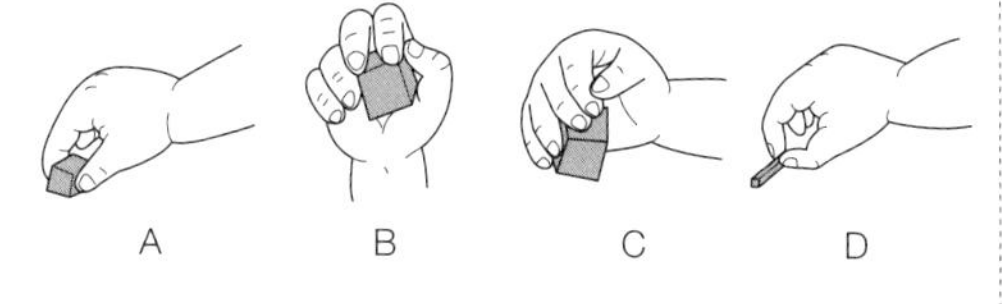

2. 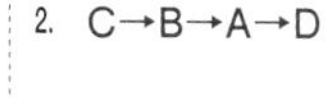C→B→A→D

でる 3. 正常な小児の発達過程において，図に示す歩行が可能となる時期は生後何か月か．〔47PM003〕

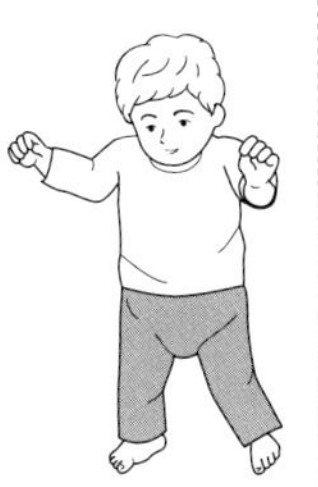

3. 生後 12 か月

4. 乳幼児健診におけるスクリーニングでハンカチテスト（子どもの顔を布で覆いそれを手で取り除けるかをみる検査）を実施する時期はいつか．〔51AM028〕

4. 6・7 か月健診

3 発達の評価・検査法

WISC

でる 1. WISC-Ⅳは何を評価するか．〔55PM030〕
1. 知能

でる 2. WISC-Ⅲは何を評価するか．〔54PM031〕
2. 知能

でる 3. WISC-Ⅳは，ワーキング・メモリを評価するか．〔56PM026〕
3. する

4. WISC-Ⅳの対象年齢は5歳0か月から何歳までか．
4. 16歳11か月まで

5. 小児を対象とした評価法とその説明の組合せで，「WISC-Ⅲ―粗大運動能力を測定する」は，正しいか．〔49AM024〕

解説 WISC-Ⅲは知能検査である．

5. 誤っている

K-ABC

でる 1. K-ABC心理・教育アセスメントバッテリーは何を評価するか．〔54PM031〕
1. 知能

2. 小児を対象とした評価法とその説明の組合せで，「K-ABC―日常活動の自立度を測定する」は，正しいか．〔49AM024〕

解説 K-ABCは認知処理過程と習得度の測定する知能検査である．

2. 誤っている

遠城寺式乳幼児分析的発達検査

1. 遠城寺式乳幼児分析的発達検査は，何を評価するか．〔56PM026〕
1. 発達

2. 図の遠城寺式乳幼児分析的発達検査表の結果から考えられる移動運動の発達月数は，何〜何か月か．〔54PM002〕

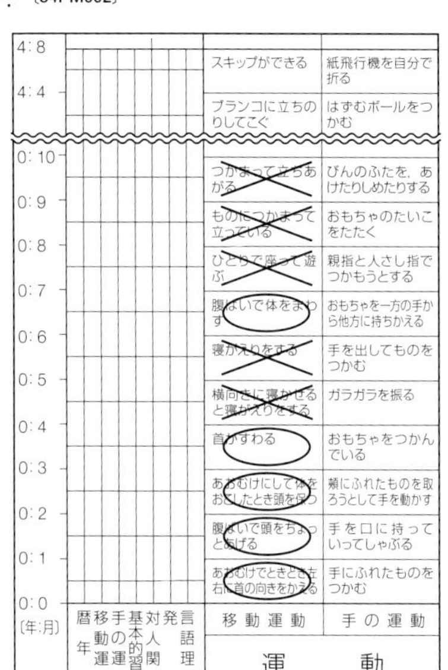

解説 「首がすわる」の 3〜4 か月に，「腹ばいで体をまわす」の○を加えることで 4〜5 か月が正解となる．

2. 4〜5 か月

3. 正常発達の子どもの姿勢を図に示す．

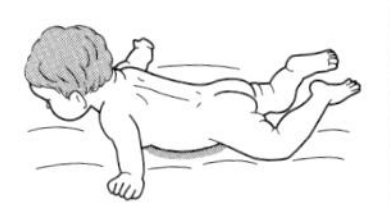

でる **3-1.** この時期に，遠城寺式乳幼児分析的発達検査表に示される項目で「ガラガラを振る」は獲得できているか．〔48AM009〕

3-1. 獲得できている

3-2. この時期に，遠城寺式乳幼児分析的発達検査表に示される項目で「人見知りをする」は獲得できているか．〔48AM009〕

3-2. 獲得できていない

3-3. この時期に，遠城寺式乳幼児分析的発達検査表に示される項目で「身ぶりをまねする」は獲得できているか．〔48AM009〕

3-3. 獲得できていない

3-4. この時期に，遠城寺式乳幼児分析的発達検査表に示される項目で「ひとりで座って遊ぶ」は獲得できているか．〔48AM009〕

3-4. 獲得できていない

3-5. この時期に，遠城寺式乳幼児分析的発達検査表に示される項目で「音声をまねようとする」は獲得できているか．〔48AM009〕

3-5. 獲得できていない

4. 遠城寺式乳幼児分析的発達検査における手の運動の発達段階について答えよ．

4-1.「ガラガラを振る」は生後何〜何か月か．〔52AM027〕

4-1. 4〜5 か月

4-2.「積み木を2つ重ねる」は生後何〜何か月か．〔52AM027〕

4-2. 1歳 2〜4 か月

4-3.「鉛筆でぐるぐる丸を書く」は生後何〜何か月か．〔52AM027〕

4-3. 1歳 6〜9 か月

でる **4-4.**「瓶の蓋を開けたり閉めたりする」は生後何〜何か月か．〔52AM027〕

4-4. 9〜10 か月

4-5.「おもちゃを一方の手から他方に持ち替える」は生後何〜何か月か．〔52AM027〕

4-5. 6〜7 か月

改訂日本版デンバー式発達スクリーニング検査（JDDST-R）

1. 改訂日本版デンバー式発達スクリーニング検査（JDDST-R）について答えよ．

でる 1-1. 90％以上の通過率で，2秒以上図の姿勢が可能となる時期はいつか．〔54AM005〕

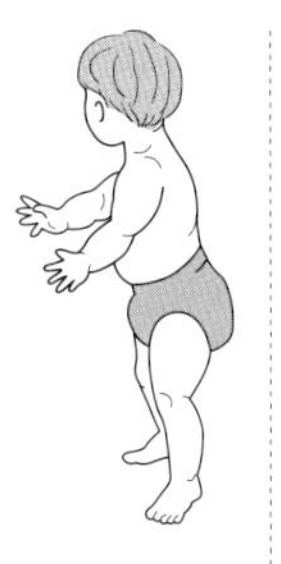

1-1. 12か月以上14か月未満

1-2. 90％以上の通過率で，支えなしに座ることができるのは，何か月以上何か月未満か．〔54AM005〕

1-2. 6か月以上8か月未満

1-3. 90％以上の通過率で，つかまって立っていられるのは，何か月以上何か月未満か．〔54AM005〕

1-3. 8か月以上10か月未満

1-4. 90％以上の通過率で，つたい歩きができるのは，何か月以上何か月未満か．〔54AM005〕

1-4. 10か月以上12か月未満

1-5. 90％以上の通過率で，上手に歩くのは，何か月以上何か月未満か．〔54AM005〕

1-5. 14か月以上16か月未満

1-6.「つかまって立ち上がれる」の通過率75％が含まれる時期はいつか．〔49AM021〕

1-6. 9か月以上11か月未満

ポイント 改訂日本版デンバー式発達スクリーニング検査(JDDST-R)は，粗大運動，微細運動，言語，社会的発達の4領域を検査する．

PEDI(pediatric evaluation of disability inventory)

1. PEDIについて答えよ．

1-1. 機能的スキルは何項目で構成されるか．〔54PM028〕

1-1. 197項目

1-2. 複合した機能的活動はいくつの活動で構成されるか．〔54PM028〕

1-2. 20

1-3. 機能的スキルは何段階で評価するか．〔54PM028〕

1-3. 2段階

1-4. 介護者による援助において，複合した機能的活動は何段階で評価するか．〔54PM028〕

1-4. 6段階

1-5. 対象年齢は生後６か月から何歳までか. 〔54PM028〕 | 1-5. ７歳６か月まで

でる 1-6. 算出されるスコアは，基準値標準スコアと何スコアか. 〔54PM028〕 | 1-6. 尺度化スコア

でる 1-7. 評価する領域は，セルフケアと移動と何に分類されるか. 〔54PM028〕 | 1-7. 社会的機能

1-8. 何を評価するか. 〔50PM029〕 | 1-8. 小児の能力低下

でる 2. 小児を対象とした評価法とその説明の組合せで,「PEDI—機能的スキルを評価する」は正しいか. 〔49AM024〕 | 2. 正しい

GMFM（Gross Motor Function Measure）

でる 1. GMFM は何を評価するか. 〔56PM026, 55PM030, 54PM031〕 | 1. 脳性麻痺児の粗大運動能力

2. GMFM の対象疾患は何か. | 2. 脳性麻痺

3. 小児を対象とした評価法とその説明の組合せで,「GMFM—学習障害を評価する」は正しいか. 〔49AM024〕 | 3. 誤っている

WeeFIM

1. WeeFIM の対象年齢はどのくらいか. 〔55PM027〕 | 1. 6 か月〜7 歳前後

2. WeeFIM は何を評価するか. 〔54PM031〕 | 2. ADL

3. 小児を対象とした評価法とその説明の組合せで,「WeeFIM—生命維持機能を評価する」は正しいか. 〔49AM024〕 | 3. 誤っている

視覚評価

1. Erhardt（エアハート）発達学的視覚評価は，視知覚機能を評価するか. 〔55PM030〕 | 1. しない

2. Erhardt 発達学的視覚評価は，何を評価するか．〔55PM030〕
2. 視覚機能の発達

3. Frostig（フロスティグ）視知覚検査は，何を評価するか．〔56PM026〕
3. 視知覚技能

新 S-M 社会生活能力検査

1. 新 S-M 社会生活能力検査は，日常生活能力を評価するか．〔55PM030〕
1. しない

2. 新 S-M 社会生活能力検査は何を評価するか．〔56PM026, 55PM030〕
2. 社会生活能力

3. 新 S-M 社会生活能力検査の対象年代は，どこからどこか．
3. 乳幼児～中学生

ポイント 新 S-M 社会生活能力検査は，対象児をよく知る保護者や教師などから聞き取ることで評価する．

その他の検査

1. JASPER（Japanese assessment set for pediatric rehabilitation）は何を評価するか．〔53AM029〕
1. 障害児の生命維持機能，粗大運動能力，基本的日常生活動作，変形・拘縮，社会生活力

2. MACS（manual ability classification system）は何を評価するか．〔53AM029, 52PM030〕
2. 脳性麻痺児の手指操作能力

3. CARS（childhood autism rating scale）は何を評価するか．〔50PM029〕
3. 小児自閉症の鑑別・重症度

4. DAM（Draw a Man test）は何を評価するか．〔50PM029〕
4. 知能指数

15 高次脳機能障害

問題	解答
1. 「い」で始まる単語をなるべく多く挙げてください，という課題は何を評価しているか．〔54PM040〕	1. 言語流暢性
2. 一方の手が行おうとする運動・行為を他方の手が妨害するような失行は何か．〔53AM001〕	2. 拮抗失行
3. 記憶に関連する説明について答えよ．	
3-1. 「再生は再認より容易である」は正しいか．〔49AM025〕 **解説** 再認は再生より容易である．	3-1. 誤っている
3-2. 「展望記憶は陳述記憶に含まれる」は正しいか．〔49AM025〕	3-2. 誤っている
でる **3-3.** 「手続き記憶は潜在記憶の1つに位置付けられる」は正しいか．〔49AM025〕	3-3. 正しい
3-4. 「作動記憶（ワーキング・メモリ）は出来事に関する記憶である」は正しいか．〔49AM025〕 **解説** 出来事に関する記憶は，エピソード記憶である．	3-4. 誤っている
3-5. 「逆行健忘は発症以後にあった出来事を覚えていられないことをいう」は正しいか．〔49AM025〕 **解説** 発症以後ではなく，発症以前の出来事を覚えていられない．	3-5. 誤っている
4. 全般性注意の構成要素について答えよ．	
4-1. 持続性注意は構成要素か．〔49PM023〕	4-1. 構成要素である
4-2. 選択性注意は構成要素か．〔49PM023〕	4-2. 構成要素である
4-3. 転換性注意は構成要素か．〔49PM023〕	4-3. 構成要素である
4-4. 配分性注意は構成要素か．〔49PM023〕	4-4. 構成要素である
でる **4-5.** 方向性注意は構成要素か．〔49PM023〕	4-5. 構成要素ではない

でる 5. 「昨夜の夕飯のおかずは何でしたか」という質問で評価できる記憶は何か. 〔53PM040〕

5. 近時記憶

6. 遠隔記憶は,「昨夜の夕飯のおかずは何でしたか」という質問で評価できるか. 〔53PM040〕

6. できない

7. 作動記憶(ワーキング・メモリ)は,「昨夜の夕飯のおかずは何でしたか」という質問で評価できるか. 〔53PM040〕

7. できない

8. 即時記憶は,「昨夜の夕飯のおかずは何でしたか」という質問で評価できるか. 〔53PM040〕

8. できない

9. 手続き記憶は,「昨夜の夕飯のおかずは何でしたか」という質問で評価できるか. 〔53PM040〕

9. できない

1 高次脳機能障害の検査

WAIS

1. WAIS-Ⅲは, 言語性と非言語性のどちらの評価で用いられる検査か. 〔54AM024〕

1. 言語性

2. 動作性検査(絵画完成, 符号, 積木模様, 行列推理, 絵画配列, 記号探し, 組合せ)と言語性検査(単語, 類似, 算数, 数唱, 知識, 理解, 語音整列)の14項目で構成される検査は何か. 〔56AM027〕

2. WAIS-Ⅲ

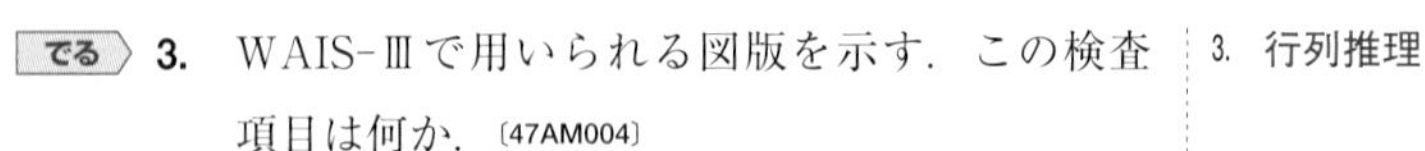

でる 3. WAIS-Ⅲで用いられる図版を示す．この検査項目は何か．〔47AM004〕

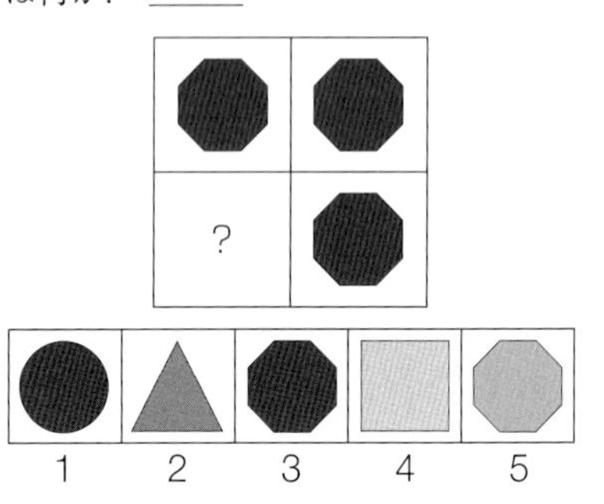

3. 行列推理

Kohs（コース）立方体組合せテスト

1. Kohs立方体組合せテストは，感覚統合機能を評価するか．〔55PM030〕

1. しない

でる 2. Kohs立方体組合せテストは，言語性と非言語性のどちらの評価で用いられる検査か．〔54AM024〕

2. 非言語性

WMS

でる 1. WMS-Ⅲは，何を評価するか．〔54PM017〕

1. 記憶

RBMT

1. RBMT（The Rivermead Behavioral Memory Test）は，言語性と非言語性のどちらの評価で用いられる検査か．〔54AM024〕

1. 言語性

BIT

でる 1. BITは，何を評価するか．〔56PM027〕

1. 半側空間無視

でる 2. 図のような構成の図版を用いる評価法は何か.〔48PM002〕

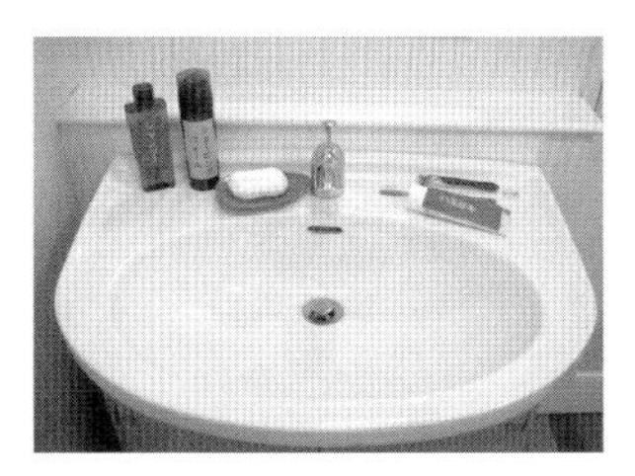

2. BIT

Trail making test

1. Trail making test は, 注意機能や何などを評価するか. 〔56PM025〕

1. ワーキング・メモリ

CAT

1. CAT(Clinical Assessment for Attention)は, 何を評価するか. 〔56PM027〕

1. 注意機能

RCPM

でる 1. レーヴン色彩マトリックス検査〔Raven's Colored Progressive Matrices(RCPM)〕は, 言語性と非言語性のどちらの評価で用いられる検査か. 〔54AM024〕

1. 非言語性

Rey auditory verbal learning test

1. レイ聴覚性言語学習検査(Rey auditory verbal learning test)は, 何を評価するか. 〔56PM025〕

1. 記憶機能

BADS

でる **1.** この道具を用いて行う高次脳機能障害評価法は何か．〔55PM034〕

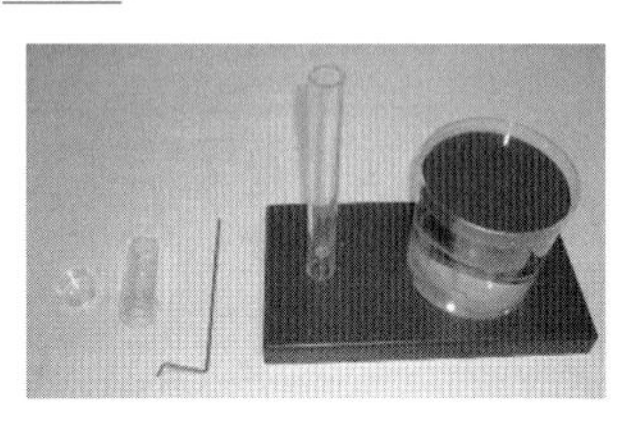

2. BADSについて答えよ．

2-1. 何を評価するか．〔56PM027〕

2-2. 鍵探し検査は下位項目にあるか．〔50PM024〕

でる **2-3.** 上中下検査は下位項目にあるか．〔50PM024〕

2-4. 時間判断検査は下位項目にあるか．〔50PM024〕

2-5. 行為計画検査は下位項目にあるか．〔50PM024〕

2-6. 動物園地図検査は下位項目にあるか．〔50PM024〕

1. BADS
2-1. 遂行機能
2-2. ある
2-3. ない
2-4. ある
2-5. ある
2-6. ある

SPTA

1. SPTAは何を評価するか．〔53AM004, 50AM025〕

解説 SPTA（標準高次動作性検査）の検査例には，舌を出す，チョキを出す，のこぎりで木を切る，お茶を入れて飲む，などがある．

1. 高次の動作性障害

FAB

1. FABは何を評価するか．〔56PM027〕

1. 前頭葉機能

CBS

1. CBS（Catherine bergego scale）（キャサリン ベルゲゴ）は何を評価するか．〔52AM004〕

2. CBSの内容について答えよ．

2-1.「左に身体が傾く」は含まれるか．〔53PM027〕

1. 半側無視
2-1. 含まれない

2-2.「左右を間違える」は含まれるか. 〔53PM027〕 | 2-2. 含まれない

2-3.「模写をすると左側を書き忘れる」は含まれるか. 〔53PM027〕 | 2-3. 含まれない

2-4.「髭剃りのときに左に顔が向いてしまう」は含まれるか. 〔53PM027〕 | 2-4. 含まれない

でる 2-5.「移動時に左側にいる人や物にぶつかる」は含まれるか. 〔53PM027〕 | 2-5. 含まれる

ポイント CBS は日常生活における半側無視を評価する. 10 項目を 4 段階で評価する.

VPTA

1. VPTA は何を評価するか. 〔54PM017〕 | 1. 高次視知覚

WCST

1. WCST は何を評価するか. 〔56PM027〕 | 1. 遂行機能

SLTA

1. 「聴く」「話す」「読む」「書く」「計算」の各側面について計 26 項目の下位検査で評価する失語症検査は何か. 〔56AM027〕 | 1. SLTA

WAB

1. WAB は何を評価するか. 〔52AM012〕 | 1. 失語

16 認知症

1 認知症高齢者の日常生活自立度判定基準

問題	解答
1. 認知症高齢者の日常生活自立度判定基準について答えよ.	
でる **1-1.** 家庭内で日常生活に支障をきたすような症状・行動や意思疎通の困難さが多少みられても，誰かが注意していれば自立できる場合のランクはいくつか.〔55AM028〕	1-1. Ⅱb
1-2. 日常生活に支障をきたすような症状・行動や意思疎通の困難さが頻繁にみられ，常に介護を必要とする場合のランクはいくつか.〔55AM028〕	1-2. Ⅳ
1-3. ほぼ自立の場合のランクはいくつか.〔55AM028〕	1-3. Ⅰ
1-4. 夜間を中心として，日常生活に支障をきたすような症状・行動や意思疎通の困難さが時々みられ，介護を必要とする場合のランクはいくつか.〔55AM028〕	1-4. Ⅲb
1-5. 日中を中心として，日常生活に支障をきたすような症状・行動や意思疎通の困難さが時々みられ，介護を必要とする場合のランクはいくつか.〔55AM028〕	1-5. Ⅲa
1-6. 家庭外で日常生活に支障をきたすような症状・行動や意思疎通の困難さが多少みられても，誰かが注意していれば自立できる場合のランクはいくつか.〔55AM028〕	1-6. Ⅱa
1-7. 著しい精神症状や問題行動あるいは重篤な身体疾患がみられ，専門治療を必要とする場合のランクはいくつか.〔55AM028〕	1-7. M

2 MMSE

問題	解答
1. MMSE(Mini-Mental State Examination)は，言語性と非言語性のどちらの評価で用いられる検査か．〔54AM024〕	1. 言語性
2. 時間の見当識，場所の見当識，即時想起，計算など，11の設問からなる認知症スクリーニング検査は何か．〔56AM027〕	2. MMSE
3. MMSEのカットオフ値は何点以下か．〔48AM025〕	3. 23点以下
4. MMSEは何を評価するか．〔55PM043〕	4. 認知機能

3 改訂長谷川式簡易知能評価スケール(HDS-R)

問題	解答
1. HDS-Rは，認知症の何を評価するか．〔54PM042〕	1. 知能
2. HDS-Rにおいて，何点以下は認知症の疑いありか．	2. 20点
3. HDS-Rは言語流暢性を評価するか． **解説** HDS-Rは全ての検査に言語を用いる．	3. する

4 FAST

問題	解答
1. FASTは，幻覚の精神症状評価を含むか．〔52PM039〕	1. 含まない
でる **2.** FASTは，Alzheimer(アルツハイマー)型認知症の何を評価するか．〔55PM043〕	2. ADL障害
3. FASTは何段階で評価するか．〔55PM043〕	3. 7段階

5 CDR

問題	解答
1. CDR(Clinical Dementia Rating)は認知症の何を評価するか. 〔54PM042〕	1. 重症度
2. CDR は認知症における家庭状況および趣味・関心を評価するか. 〔53AM044〕	2. する
3. CDR は認知症における介護状況を評価するか. 〔53AM044〕	3. する
4. CDR は認知症におけるうつ状態を評価するか.	4. しない
5. CDR の評価項目数はいくつか. 〔53AM044〕	5. 6
6. CDR は各項目を何段階で評価するか. 〔53AM044, 48AM025〕	6. 5段階
7. CDR は幻覚の精神症状評価を含むか. 〔52PM039〕	7. 含まない

6 BEHAVE-AD

問題	解答
1. BEHAVE-AD は, Alzheimer 型認知症の何を評価するか. 〔55PM043, 54PM042〕	1. 行動・心理症状(BPSD)

7 その他の認知症評価・検査法

問題	解答
1. MoCA-J は, 何のスクリーニング検査か. 〔55PM043〕	1. MCI
2. DASC-21 の対象は誰か. 〔55PM043〕	2. 地域住民
3. DASC-21 は, 生活障害と何を評価するか.	3. 認知機能障害
4. GBS スケールは何を評価するか. 〔56PM036〕	4. 認知症の症状
5. 国立精研式認知症スクリーニングテストは, 認知症の行動観察評価であるか. 〔49AM026〕	5. ではない
でる **6.** NPI は, 認知症の何を測定するか. 〔54PM042, 50AM040〕	6. 行動・心理症状(BPSD)

17 精神障害領域

1 精神障害の評価・検査法

BACS

でる 1. BACS(The Brief Assessment of Cognition in Schizophrenia)にワーキング・メモリを測定する検査は含まれているか. 〔56AM040〕

1. 含まれている

2. BACSでワーキング・メモリを測定する検査は何か.

2. 数字順列課題

でる 3. BACS-Jは, 何を評価するか. 〔51AM040〕

解説 BACS-Jは, BACSの日本語版である.

3. 統合失調症の認知機能

PANSS

でる 1. PANSS(Positive and Negative Syndrome Scale)は, 統合失調症の急性期における治療効果をみるのに適切か. 〔56AM041〕

1. 適切

でる 2. PANSSは, 幻覚の精神症状評価を含むか. 〔52PM039〕

2. 含む

GAF

1. 機能の全体的評定尺度(Global Assessment of Functioning Scale ; GAF)は何を評価するか. 〔52PM015〕

1. 心理的・社会的・職業的機能

2. GAFでは, 何という1つの仮想的な連続体に沿って機能を評価するか. 〔53AM041〕

2. 精神的健康

3. 評価基準の一部を表に示す．表に示した精神障害者対象の評価尺度は何か．〔49AM039〕

60 ｜ 51	中等度の症状(例：感情が平板で，会話がまわりくどい，時にパニック発作がある)，または，社会的，職業的，または学校の機能における中等度の困難(例：友達が少ししかいない，仲間や仕事の同僚との葛藤)
50 ｜ 41	重大な症状(例：自殺念慮，強迫的儀式が重症，しょっちゅう万引する)，または，社会的，職業的，または学校の機能におけるなんらかの深刻な障害(例：友達がいない，仕事が続かない)

3. GAF

4. GAFは症状や問題が少ないほど点数が高くなるか．〔48AM041〕

4. なる

BPRS

1. BPRSは何を評価するか．〔51AM040〕

1. 精神症状

でる **2.** BPRSは幻覚の精神症状評価を含むか．〔52PM039〕

2. 含む

3. BPRSはうつ状態の評価を含むか．〔50AM041〕

3. 含む

N式老年者用精神状態評価尺度

1. N式老年者用精神状態評価尺度は，認知症のBPSD(behavioral and psychological symptoms of dementia)の評価尺度であるか．〔50AM040〕

1. 評価尺度ではない

Rehab

でる **1.** Rehabは何を評価するか．〔52PM015〕

1. 精神疾患患者の逸脱行動・全般的行動

2. Rehabはどのような方法で評価するか．

2. 観察

3. Rehabはことばのわかりやすさを評価するか. | 3. する

4. Rehabはセルフケアを評価するか. | 4. する

LASMI

でる **1.** この図を用いる評価法は何か. 〔54AM041〕 | 1. LASMI

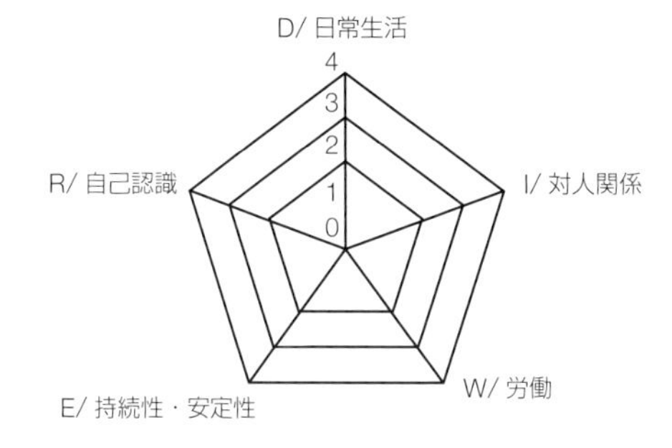

2. 精神障害者社会生活評価尺度(Life Assessment Scale for the Mentally Ill；LASMI)について答えよ.

2-1. ワーキング・メモリを測定する検査は含まれるか. 〔56AM040〕 | 2-1. 含まれない

でる **2-2.**「持続性・安定性」の下位尺度は含まれるか. 〔53AM041〕 | 2-2. 含まれる

解説 ① 日常生活, ② 対人関係, ③ 労働または課題遂行能力, ④ 持続性・安定性, ⑤ 自己認識の5つの大項目からなる.

2-3. 自己認識を評価するか. | 2-3. する

2-4. 労働または課題遂行を評価するか. | 2-4. する

2-5. 幻覚の精神症状評価を含むか. 〔52PM039〕 | 2-5. 含まない

でる 3. 評価基準の一部を図に示す．評価法は何か． 〔50PM039〕

3. LASMI

E(Endurance & Stability)／持続性・安定性			
E-1 現在の社会適応度		1	Good 0—1—2—3—4—5 Poor
E-2 持続性・安定性の傾向		2	0—1—2—3—4—5—6
R(self-Recognition)／自己認識			Good (0) (1) (2) (3) (4) Poor
R-1 障害の理解		1	
R-2 過大(小)な自己認識		2	
R-3 現実離れ		3	

POMS

1. 76歳の女性．物忘れのために日常生活で失敗が目立った．最近，夫の浮気を疑うようになり，顔を合わせると興奮し物を投げるなどの行為がみられる．息子が誤りであることをいくら説明しても納得しない．この患者の精神症状を評価する尺度としてPOMSは適切か． 〔56AM013〕

1. 不適切

2. POMSは何を評価するか． 〔56AM013, 50AM041〕

2. 気分・感情

その他の評価・検査法

1. MMPIは，何を評価するか． 〔50PM029〕

1. 人格

2. TEG(東大式エゴグラム)はうつ状態の評価を含むか． 〔50AM041〕

2. 含まない

3. SCSQ(Social Cognition Screening Questionnaire)にワーキング・メモリを測定する検査は含まれているか． 〔56AM040〕

3. いない

4. SMSF(Inventory Scale for Mood and Sense of Fatigue)にワーキング・メモリを測定する検査は含まれているか． 〔56AM040〕

4. いない

5. HRS-Dは何を評価するか． 〔56AM013〕

5. うつ病の重症度

6. SANS は何を評価するか．〔56AM013〕

6. 統合失調症の陰性症状

7. SDS は何を評価するか．〔56AM013〕

7. 抑うつ

8. Apathy scale は何を評価するか．〔52AM012〕

8. やる気，意欲

でる **9.** 図に示す評価法は何か．〔47AM020〕

現在の生活について

	小計	÷(項目数−0・Nの数)	=得点
(1) 身のまわりのことについて		÷(4−)	=
(2) 生活の管理について		÷(3−)	=
(3) 自分の健康状態について		÷(5−)	=
(4) 家事について		÷(4−)	=
(5) 社会資源の利用について		÷(3−)	=
(6) 人付き合いについて		÷(4−)	=
(7) 社会参加の制約になること		÷(1−)	=

(1) (2) (3) (4) (5) (6) (7)
5 4 3 2 1

9. 精神障害者ケアアセスメント（日本作業療法士協会版）

18 画像評価

1 脳機能

1. 発症後２時間の脳梗塞病巣を確認するために適切な検査は何か.〔56AM025〕

1. MRI 拡散強調像

2. 光トポグラフィーは軽度の意識障害の評価に重要な検査か.〔56PM040〕

2. 重要ではない

3. 機能的 MRI は，軽度の意識障害の評価に重要な検査か.〔56PM040〕

3. 重要ではない

でる 4. 脳波は，軽度の意識障害の評価に重要な検査か.〔56PM040〕

4. 重要である

5. 頭部 MRI を示す.

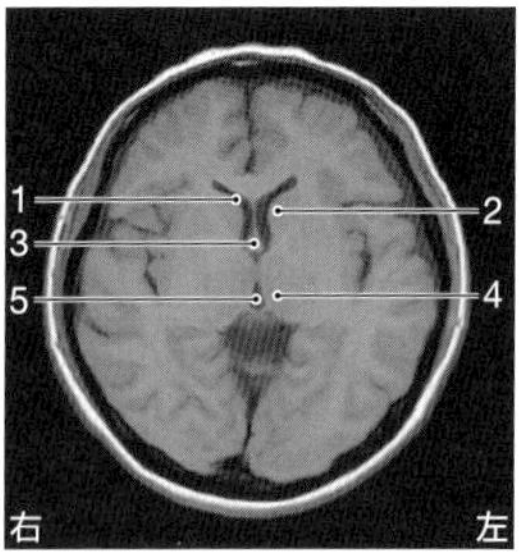

5-1. 1は何か.〔55AM003〕

5-1. 側脳室

でる 5-2. 2は何か.〔55AM003〕

5-2. 尾状核

5-3. 3は何か.〔55AM003〕

5-3. 透明中隔

でる 5-4. 4は何か.〔55AM003〕

5-4. 視床

5-5. 5は何か.〔55AM003〕

5-5. 第三脳室

ポイント この画像は，大脳基底核・視床レベルの水平断である.

6. 頭部 MRI の T2 強調像を示す．正常圧水頭症の状態を示すのはどれか．〔54AM003〕

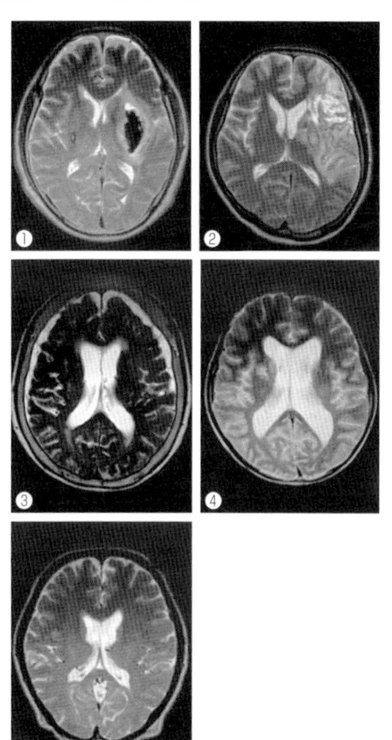

6. ④

解説 ④ には側脳室拡大がみられる．水頭症である．

7. 頭部単純 CT での診断について答えよ．

でる **7-1.** 脳出血は発症直後から診断できるか．〔52AM025〕

7-1. できる

7-2. Parkinson 病は発症直後から診断できるか．〔52AM025〕

7-2. できない

7-3. 多発性硬化症は発症直後から診断できるか．〔52AM025〕

7-3. できない

7-4. 白質ジストロフィーは発症直後から診断できるか．〔52AM025〕

7-4. できない

8. 右利きの患者の頭部 CT を示す.

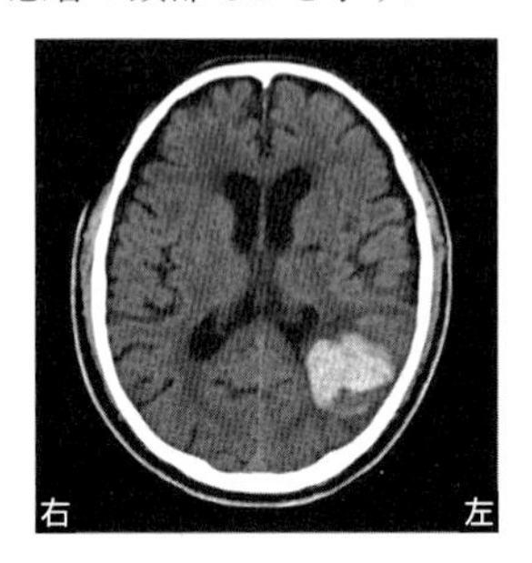

解説 左大脳半球の側頭葉・頭頂葉領域に病巣がみられる.

8-1. この患者の症状として左半側空間無視は考えられるか. 〔52AM026〕

8-1. 考えにくい

8-2. この患者の症状として視覚失認は考えられるか. 〔52AM026〕

8-2. 考えにくい

8-3. この患者の症状として着衣失行は考えられるか. 〔52AM026〕

8-3. 考えにくい

でる **8-4.** この患者の症状として左右失認は考えられるか. 〔52AM026〕

8-4. 最も考えられる

8-5. この患者の症状として片麻痺は考えられるか. 〔52AM026〕

8-5. 考えにくい

9. 発症後3時間での脳梗塞の検出に有用な MRI 撮像法は何か. 〔50PM028〕

9. 拡散強調像

2 その他の画像検査

骨の画像検査

1. 78歳の女性．布団を持ち上げようとした際，背部から腹部への強い帯状痛を生じ，寝返りも困難となったため入院となった．入院時のX線写真(A)とMRI T2強調像(B)とを示す．この患者の病態について答えよ．

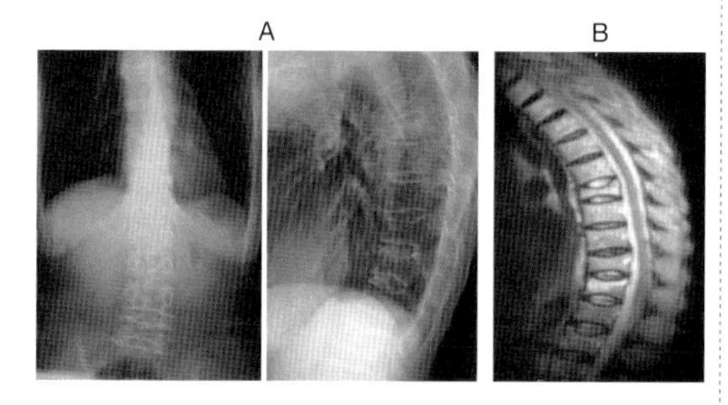

でる **1-1.** 骨粗鬆症を示す所見は認められるか．〔56AM012〕

1-1. 認められる

1-2. 脊椎分離症を示す所見は認められるか．〔56AM012〕

1-2. 認められない

1-3. 脊柱管狭窄症を示す所見は認められるか．〔56AM012〕

1-3. 認められない

1-4. 椎間板ヘルニアを示す所見は認められるか．〔56AM012〕

1-4. 認められない

でる **1-5.** 脊椎椎体圧迫骨折を示す所見は認められるか．〔56AM012〕

1-5. 認められる

ポイント A(X線写真)において骨粗鬆症がわかる．また，B(MRI T2強調像)において椎体がつぶれているのがわかる．

でる **2.** 30歳の男性．単純X線写真を示す．この骨折で損傷されていると推測されるのはどこか．

〔54AM004〕

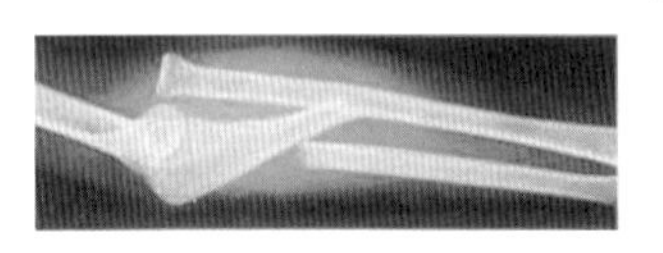

解説 橈骨骨幹近位1/3の部位で骨折している．その結果，尺骨と橈骨が離れてしまっている．よって，橈骨輪状靱帯が損傷していると推測される．

2. 橈骨輪状靱帯

でる **3.** 75歳の男性．転倒した後の股関節X線写真正面像を示す．骨折部位はどこか．〔49PM006〕

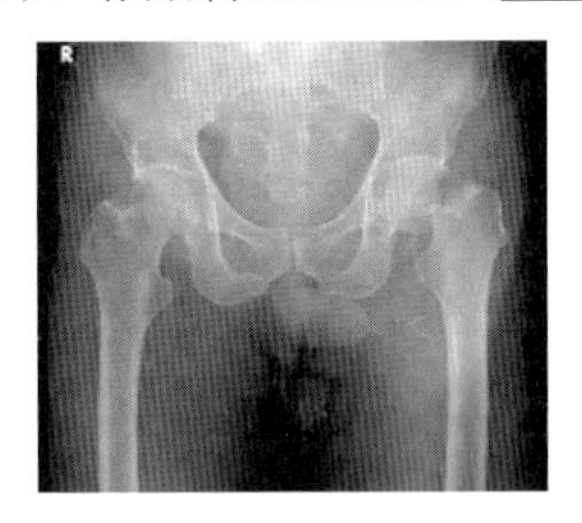

3. 大腿骨頸部

でる **4.** 70歳の男性．1年前から誘因なく四肢末梢の感覚障害と筋力低下が出現している．次第に脱力は進行し，手指の巧緻性低下と歩行障害をきたしている．頸部MRIのT2強調像を示す．頸髄の変化が最も大きい部位はどれか．

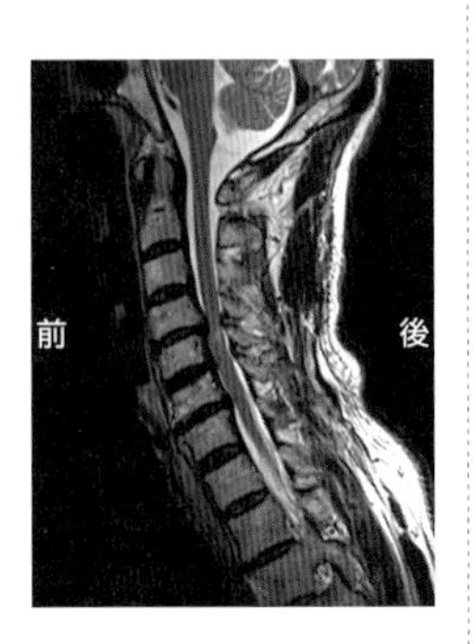

〔52PM003〕

4. 第4頸椎・第5頸椎間

嚥下造影検査・嚥下内視鏡検査

1. 嚥下内視鏡検査は，食べ物が食道を通過する様子は観察できるか．〔55PM025〕

   1. できない

2. 声帯運動の評価に適しているのは，嚥下造影検査と嚥下内視鏡検査のどちらか．〔55PM025〕

   2. 嚥下内視鏡検査

でる 3. 嚥下造影検査の嚥下反射終了後の静止画像を示す．咳反射はない．認める所見は何か．〔53PM004〕

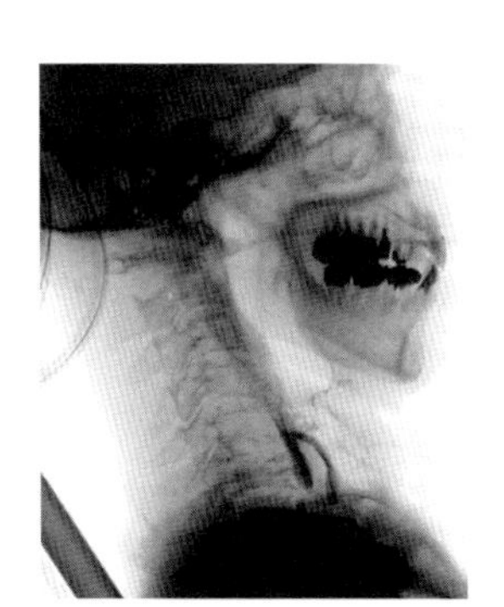

解説 気管に造影剤が流入している．

   3. 誤嚥

19 生理機能検査

1 心電図

でる 1. 75歳の男性．糖尿病でインスリン療法中．胸部不快感で受診した．半年前と今回の心電図を示す．今回発症したと考えられる病態は何か．〔56AM005〕

半年前

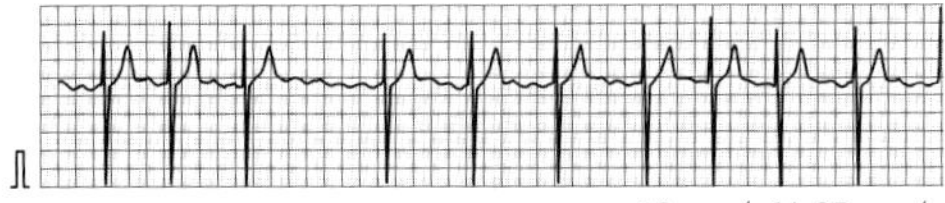

今回

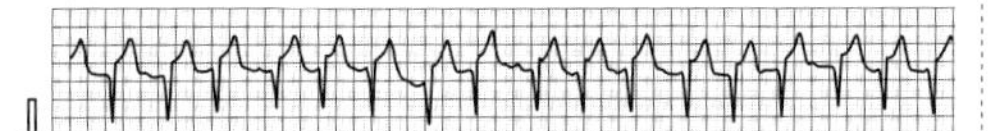

解説 異常Q波およびT波増高とST上昇がみられる．心筋梗塞の典型的な心電図である．

1. 心筋梗塞

でる 2. 心電図をモニターしながら訓練を行った際の訓練前と訓練中の心電図を示す．変化に関する所見は何か．〔55AM007〕

訓練前

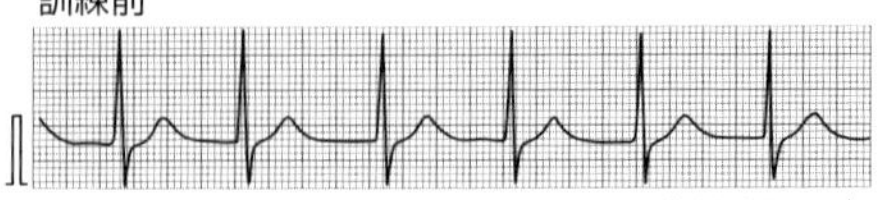

訓練中

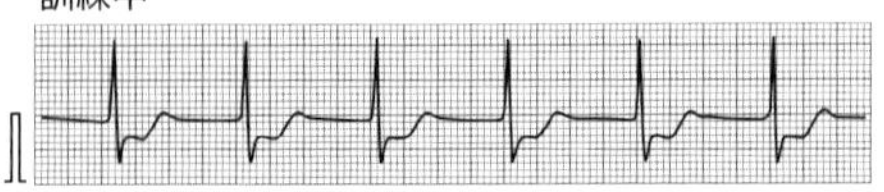

2. STの低下

3. 心電図を下に示す．この心電図の所見について答えよ．

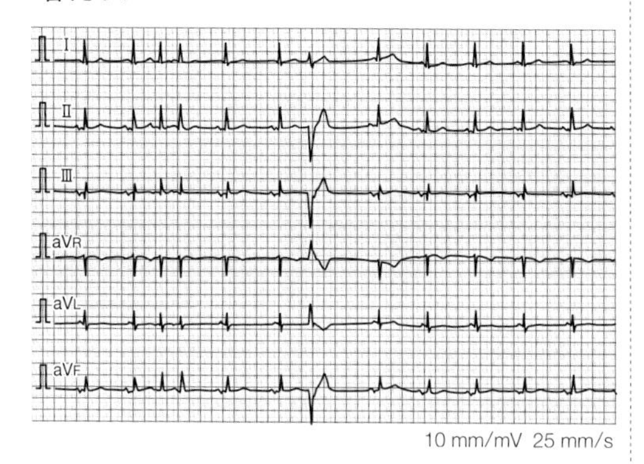

3-1. 頻脈の所見は認められるか．〔54PM004〕

3-1. 認められない

3-2. 心房粗動の所見は認められるか．〔54PM004〕

3-2. 認められない

3-3. PR 間隔延長の所見は認められるか．〔54PM004〕

3-3. 認められない

でる **3-4.** 上室性期外収縮の所見は認められるか．〔54PM004〕

3-4. 認められる

でる **3-5.** 心室性期外収縮の所見は認められるか．〔54PM004〕

3-5. 認められる

でる　**4.**　72歳の男性．以前から心電図異常を指摘されていた．心電図を示す．考えられる疾患は何か．〔52PM002〕

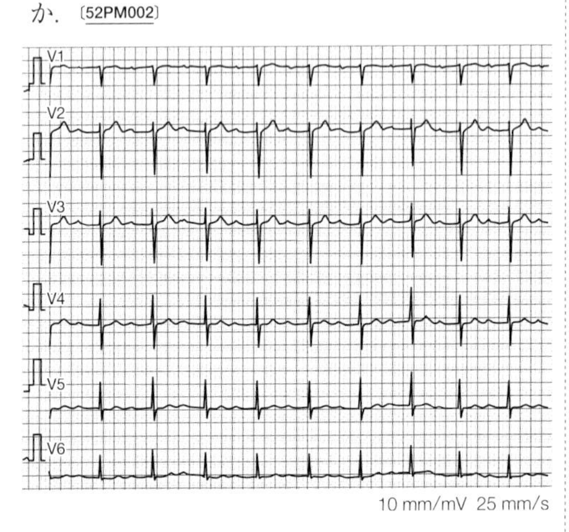

解説　心房から心室の伝導時間（PQ時間）が長い．「Ⅰ度房室ブロック」である．

4.　Ⅰ度房室ブロック

でる　**5.**　72歳の男性．心筋梗塞後の心電図を示す．この心電図でみられるのは何か．〔51PM005〕

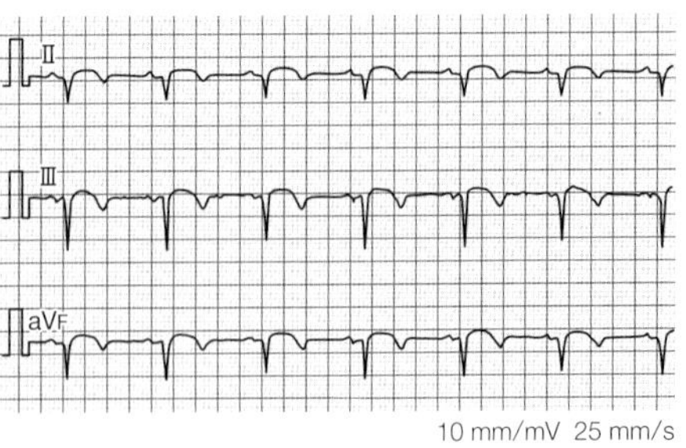
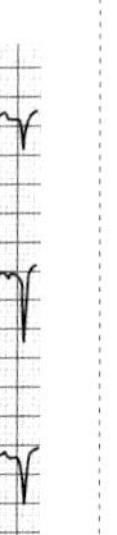

10 mm/mV　25 mm/s

5.　異常Q波

でる **6.** 70歳の男性．急性心筋梗塞を発症した．心電図を示す．所見として考えられるのは何か．2つ答えよ．〔49AM006〕

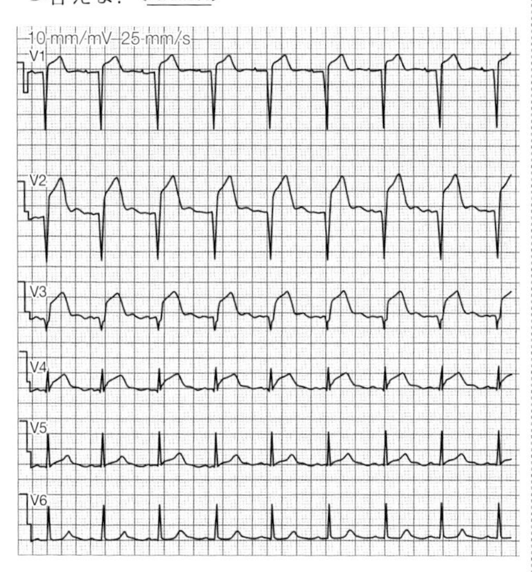

6. ST上昇，異常Q波

でる **7.** 心筋梗塞に特徴的な心電図所見を3つあげよ．〔53PM030〕

7. 異常Q波の出現，ST上昇，冠性T波出現

でる **8.** 心電図を示す．この患者に最も生じやすい脳卒中は何か．〔50AM023〕

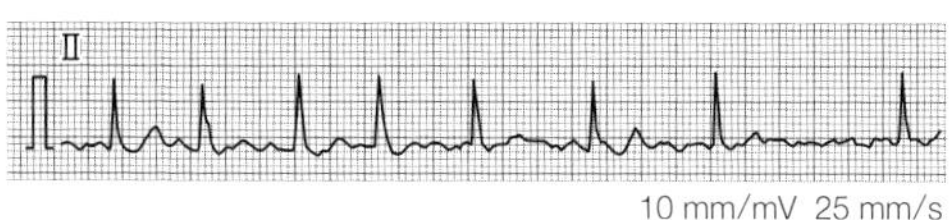

10 mm/mV 25 mm/s

解説 心電図は心房細動を示している．その場合，脳塞栓が生じやすい．

8. 脳塞栓

でる **9.** 67歳の男性．外来でふらつきを訴えた．心電図を示す．所見として考えられるのは何か．〔48PM004〕

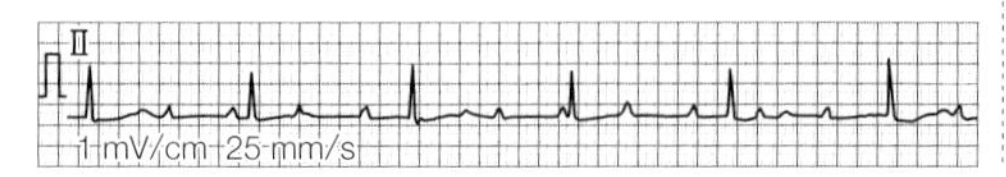

9. 完全房室ブロック

2 血液検査

1. 関節リウマチの検査所見について答えよ．

でる **1-1.** CRPは陽性か，陰性か．〔48PM026〕

1-2. 血清鉄は増加か，減少か．〔48PM026〕

1-3. 赤沈値は高値か，低値か．〔48PM026〕

1-4. 白血球数は増加か，減少か．〔48PM026〕

1-5. 赤血球数は増加か，減少か．〔48PM026〕

1-1. 陽性
1-2. 減少
1-3. 高値
1-4. 増加
1-5. 減少

でる **2.** 血清アルブミン値は，栄養評価に適しているか．〔57AM025〕

解説 血清アルブミンは血液中のタンパク質の一種である．その値は栄養状態の評価指標として重要である．

2. 適している

20 整形外科的検査法

1. 図のように右股関節を最大屈曲させた際に，左大腿部の挙上がみられた．短縮が最も考えられる筋は何か．〔52AM008〕

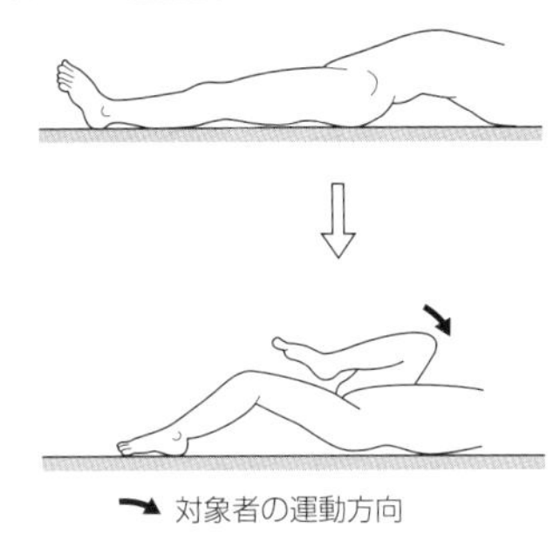

解説 Thomas test（トーマステスト）である．

1. **大腰筋**

でる **2.** 腹臥位で患者の一側の膝を他動的に最大域まで屈曲させたところ，図のように同側の股関節が屈曲し殿部が垂直方向に挙上した．短縮を疑う筋は何か．〔49PM003〕

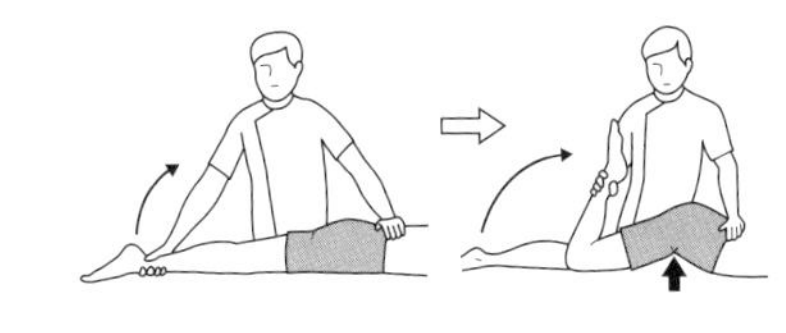

2. **大腿直筋**

3. Lasègue（ラセーグ）徴候陽性では，何神経領域に痛みが出るか．〔53PM023〕

3. **坐骨神経領域**

21 作業遂行

問題	解答
1. クライアント中心の実践は，評価結果を本人に提示するか．〔54AM022〕	1. 提示する
2. 作業遂行は「人―環境―〔　　　〕」の相互作用の結果として生じる．〔54AM022〕	2. 作業
3. 作業療法評価に理論とモデルを用いる目的について答えよ．	
でる **3-1.** 疾病を診断することは目的の1つか．〔52PM024〕	3-1. 目的ではない
3-2. 治療方針を示すことは目的の1つか．〔52PM024〕	3-2. 目的である
3-3. 治療の妥当性を示すことは目的の1つか．〔52PM024〕	3-3. 目的である
3-4. 守備範囲を明確にすることは目的の1つか．〔52PM024〕	3-4. 目的である
3-5. 治療効果の正当性を示すことは目的の1つか．〔52PM024〕	3-5. 目的である

1 人間作業モデル

問題	解答
1. 作業遂行の評価において，作業や活動の取り組み度，集中度合いを観察評価するのは何か．〔55AM023〕	1. 意志質問紙
2. 対象者の趣味や役割への興味を評価するのは何か．〔55AM023〕	2. 興味チェックリスト
3. 10個の役割に対する主観的価値を評価するのは何か．〔55AM023〕	3. 役割チェックリスト
4. 人間作業モデルの構成要素は，意志，〔　　〕，遂行，環境である．〔54AM022, 50AM037〕	4. 習慣化
5. 意志質問紙は何を評価するか．〔56PM036, 54PM029〕	5. 意志，意欲

問題	解答
6. 興味チェックリストは何を評価するか. 〔56PM036, 54PM029〕	6. 興味，関心
解説 興味チェックリストでは，興味がある活動における関心の強さも評価する.	
7. 役割チェックリストは役割を担った時期と何を評価するか. 〔54PM029〕	7. 役割の価値
8. 作業を「人」と「作業環境」，そしてその間の「交流」としてとらえるモデルは何か. 〔56AM020〕	8. 作業適応モデル
9. キールホフナー(Kielhofner)により作られたモデルは何か. 〔56AM020〕	9. 人間作業モデル
10. 人間作業モデルについて答えよ.	
でる **10-1.** 人の習慣を評価するか. 〔53AM024〕	10-1. する
10-2. 認知症の人には用いるか. 〔53AM024〕	10-2. 用いる
でる **10-3.** 作業に対する有能感を評価するか. 〔53AM024〕	10-3. する
でる **10-4.** 作業の重要度を 10 段階で評価するか. 〔53AM024, 52AM023〕	10-4. しない
解説 作業の重要度と遂行度を 10 段階で評価するのは，カナダ作業遂行測定(COPM)である.	
10-5. 運動技能とプロセス技能で構成されているか. 〔53AM024〕	10-5. いない
10-6. 役割の変化を評価するか. 〔52AM023〕	10-6. する
10-7. 作業の興味を評価するか. 〔52AM023〕	10-7. する
10-8. 人が作業に適応できるように介入するか. 〔52AM023〕	10-8. する
10-9. 人を意志，習慣化および遂行能力の相互作用でとらえるか. 〔52AM023〕	10-9. とらえる
11. 興味チェックリストは興味の何を評価するか. 〔53PM026〕	11. 強さ
12. 意志質問紙は精神的ストレスの程度を評価するか. 〔53PM026〕	12. しない

13. 人間作業モデルに準拠したOSAは，何を評価するか．〔52PM023〕
13. 作業に関する自己評価

14. OSAについて答えよ．

14-1. OSAは，役割の有無を示すか．〔52PM023〕
14-1. 示さない

14-2. OSAは，身体機能の状態を示すか．〔52PM023〕
14-2. 示さない

14-3. OSAは，行動状況をVASで示すか．〔52PM023〕
14-3. 示さない

14-4. OSAは，生活史をスロープで示すか．〔52PM023〕
14-4. 示さない

でる **14-5.** OSAは，希望する改善点を優先順位で示すか．〔52PM023〕
14-5. 示す

14-6. OSAは，自己と何についての質問で構成されているか．〔51PM027〕
14-6. 環境

14-7. OSAは，行動観察評価であるか．〔51PM027〕
14-7. ではない

15. 人間作業モデルにおける作業適応のプロセスでの人間の構成要素について答えよ．

15-1. 情緒は構成要素として正しいか．〔50AM037〕
15-1. 誤っている

15-2. 身体は構成要素として正しいか．〔50AM037〕
15-2. 誤っている

15-3. 認知は構成要素として正しいか．〔50AM037〕
15-3. 誤っている

ポイント 人間モデルでは，人間は「意志」「習慣化」「遂行機能」の3つの構成要素からなる．

2 AMPS

1. AMPSは作業遂行能力を何により評価するか．〔55AM023〕
1. 観察

2. AMPSは運動技能と何を評価するか．〔54PM029〕
2. 処理技能

解説 AMPSは16の運動技能と20の遂行技能を評価する．

3. 「対象者から聴取によって評価できる」は，運動とプロセス技能評価(AMPS)の説明として正しいか．〔48AM024〕
3. 誤っている

解説 AMPSは対象者が行った作業を観察し評価する.

4. 運動とプロセス技能評価(AMPS)について答えよ.

4-1.「ハンドルズ(Handles)は運動技能項目である」は説明として正しいか.〔48AM024〕

4-1. 誤っている

解説 ハンドルズはプロセス技能項目である.

4-2.「コーディネーツ(Coordinates)はプロセス技能項目である」は説明として正しいか.〔48AM024〕

4-2. 誤っている

解説 コーディネーツは運動技能項目である.

4-3.「職場における自立の可能性を予測する測定値を算出できる」は説明として正しいか.〔48AM024〕

4-3. 誤っている

解説 職場ではなく在宅である.

でる 4-4.「課題ごとに運動技能とプロセス技能の難易度が設定されている」は正しいか.〔48AM024〕

4-4. 正しい

3 COPM

1. 作業課題に対する遂行度と満足度を主観的に評価するのは何か.〔55AM023〕

1. カナダ作業遂行測定(COPM)

2. カナダ作業遂行測定(COPM)について答えよ.

2-1. 何を評価するか.〔56PM036〕

2-1. 作業の遂行度と満足度

2-2. セラピストの意見と対象者の意見のどちらを中心に評価するか.〔54AM022〕

2-2. 対象者の意見

2-3. 作業遂行の主観的経験を評価するか.〔53PM026〕

2-3. する

2-4. 作業に関する満足度を何段階で聞くか.〔47AM025〕

2-4. 10段階

2-5. 作業・活動の重要度と遂行度と何を評価するか.〔54PM029〕	2-5. 満足度
3. CMOP(Canadian Model of Occupational Performance)について答えよ.	
3-1. 人を環境と何の相互作用として捉えるか.〔56PM023〕	3-1. 作業
3-2. 何を実践するときに必要な基本的考え方であるか.〔56PM023〕	3-2. カナダ作業遂行測定(COPM)
3-3. 個人と作業と何が相互に関わりあった結果を説明できるか.〔56PM023〕	3-3. 環境
3-4. 何を満たすという作業療法の方向性を示しているか.〔56PM023〕	3-4. 作業ニーズ
3-5. CMOPにおける環境の要素には, 物理的, 制度的, 社会的と何的に関する要素が含まれるか.〔56PM023〕	3-5. 文化的

4 MTDLP

1. 生活行為向上マネジメント(management tool for daily life performance：MTDLP)について答えよ.	
1-1. 開発した国はどこか.〔56PM035〕 解説 MTDLPは(一社)日本作業療法士協会により作成された.	1-1. 日本
でる **1-2.** 作業療法士の何を分析して開発されたか.〔56PM035〕	1-2. 臨床思考過程
1-3. 心身機能の回復に関するプログラムは含まれるか.〔56PM035〕	1-3. 含まれる
1-4. 対象者が重要と判断した何に焦点を当てアセスメントするか.〔56PM035〕	1-4. 作業

1-5. アセスメント項目に，心身機能・身体構造に関する予後予測は含まれるか．〔56PM035〕 | 1-5. 含まれる

1-6.「基本チェックリスト」に基づき計画を立てるか．〔55PM038〕 | 1-6. 立てない

1-7. いくつのシートで構成されるか．〔54PM022〕 | 1-7. 4つ

1-8. 3つのメインシートは，生活行為聞き取りシート，生活行為向上マネジメントシート，〔　　　〕である． | 1-8. 生活行為申し送り表

1-9.「質問紙による評価である」は正しいか．〔54AM022〕 | 1-9. 誤っている

1-10.「作業療法士が重要と考える生活行為を実現するためのプログラムである」は正しいか． | 1-10. 誤っている

1-11.「終末期患者には適用しない」は正しいか． | 1-11. 誤っている

でる 1-12.「本人・家族・支援者の連携を促進する」は正しいか．〔54PM022〕 | 1-12. 正しい

1-13. 目標とした生活行為の満足度は，何点から何点で自己評価するか．〔54PM022〕 | 1-13. 1〜10点

1-14. 入院生活環境のアセスメントを行うことは適切か．〔53AM023〕 | 1-14. 不適切

5 OTRF

1. 作業療法実践の枠組み(Occupational Therapy Practice Framework：OTPF)の項目について答えよ．

でる 1-1. 意志は，項目に含まれるか．〔54PM023〕 | 1-1. 含まれない

1-2. 文脈は，項目に含まれるか．〔54PM023〕 | 1-2. 含まれる

1-3. 個人因子は，項目に含まれるか．〔54PM023〕 | 1-3. 含まれる

1-4. 作業要件は，項目に含まれるか．〔54PM023〕 | 1-4. 含まれる

1-5. 遂行パターンは，項目に含まれるか．〔54PM023〕 | 1-5. 含まれる

2. OTPF が示す作業療法の「文脈(context)」の領域について答えよ．

2-1. 社会的な状況は含まれているか．〔51AM029〕

2-1. いる

でる **2-2.** 身体的な状況は含まれているか．〔51AM029〕

2-2. いない

2-3. 文化的な状況は含まれているか．〔51AM029〕

2-3. いる

2-4. 個人的な状況は含まれているか．〔51AM029〕

2-4. いる

2-5. 時間的な状況は含まれているか．〔51AM029〕

2-5. いる

22 職業関連

でる **1.** 「ビンの蓋閉めと箱づめ」「コネクター組み立て」「釣銭計算」「郵便番号調べ」などの課題を実施する職業評価は何か. 〔54PM041〕

解説 マイクロタワー法は, 13 の作業課題を小集団で実施する.

1. マイクロタワー法

2. 実際の職場あるいは実際に近い作業・課題を設定する職業評価は何か. 〔54PM041〕

2. 場面設定法

3. 15 種の下位検査により 9 つの能力の適性能を評価する職業評価は何か. 〔54PM041〕

3. GATB

4. 作業時間を測定する職業評価は何か. 〔54PM041〕

4. MODAPTS

5. 6 つの興味領域に対する興味の程度と 5 つの傾向尺度で職業興味を評価する検査は何か. 〔50PM020〕

5. VPI 職業興味検査

でる **6.** 職業能力の評価基準の一部を図に示す. 評価法は何か. 〔51AM041〕

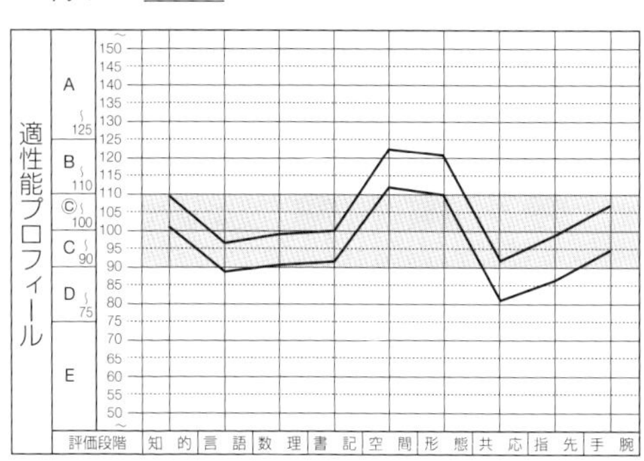

6. GATB(厚生労働省編一般職業適性検査)

7. GATB(厚生労働省編一般職業適性検査)で測定できる内容について答えよ.

7-1. 運動共応は測定できるか. 〔50PM025〕

7-1. できる

7-2. 言語能力は測定できるか．〔50PM025〕

7-2. できる

7-3. 数理能力は測定できるか．〔50PM025〕

7-3. できる

でる **7-4.** 対人関係は測定できるか．〔50PM025〕

7-4. できない

7-5. 知的能力は測定できるか．〔50PM025〕

7-5. できる

でる **8.** 器具の写真を示す．この器具を用いる検査は何か．〔49PM039〕

8. GATB

でる **9.** 図に示す課題を含む検査は何か．〔48PM040〕

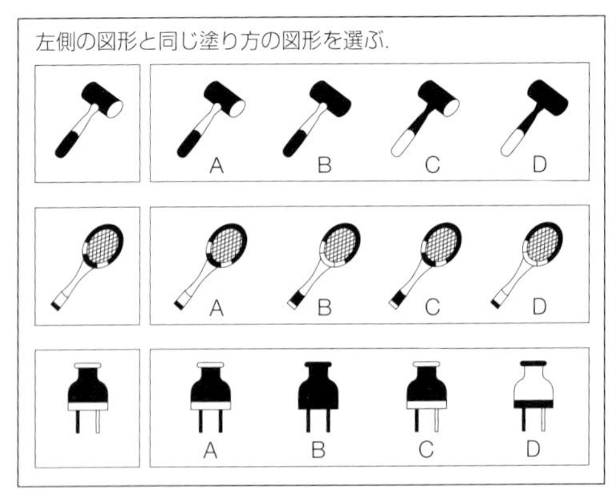

9. GATB（厚生労働省編一般職業適性検査）

10. ワークサンプル法を用いる評価法について答えよ．

でる **10-1.** マイクロタワー法はワークサンプル法を用いるか．〔53PM041〕

10-1. 用いる

10-2. VPI 職業興味検査はワークサンプル法を用いるか．〔53PM041〕

10-2. 用いない

10-3. 職業レディネステストはワークサンプル法を用いるか.〔53PM041〕

10-3. 用いない

10-4. LASMI(精神障害者社会生活評価尺度)はワークサンプル法を用いるか.〔53PM041〕

10-4. 用いない

10-5. GATB(厚生労働省編一般職業適性検査)はワークサンプル法を用いるか.〔53PM041〕

10-5. 用いない

解説 ワークサンプルとは，実際の仕事の一部のことである.

23 その他の評価

1. Kernig(ケルニッヒ)徴候は，何刺激症状の1つか．〔53PM023〕
2. SIASで握力計は使用するか．〔57PM027〕

解説 SIASは脳卒中機能障害評価法である．9種類の機能障害に分類される22項目を評価する．健側の運動機能として握力と大腿四頭筋筋力を評価する．

1. 髄膜刺激症状
2. 使用する

作業療法治療学

❶ 基礎

❷ 運動療法

❸ ADL・IADL

❹ 義肢・装具………1～4

❺ 医療器具，福祉用具

❻ 自助具

❼ 住環境整備

基礎

1. 作業療法の目標設定について答えよ.

でる **1-1.** 定性的目標と定量的目標で，治療効果の評価が容易なのはどちらか. 〔55AM024〕
1-1. 定量的目標

1-2. 長期目標では社会的側面に言及する必要があるか. 〔55AM024〕
1-2. ある

1-3. 達成可能な現実的なものとする必要があるか. 〔55AM024〕
1-3. ある

1-4. 制約条件を考慮して設定する必要があるか. 〔55AM024〕
1-4. ある

1-5. 達成時期を明確に設定する必要があるか. 〔55AM024〕
1-5. ある

2. 入院患者のせん妄発症を予防するための取り組みについて答えよ.

でる **2-1.** 処方内容を確認することは適切か. 〔56AM047〕
2-1. 適切

2-2. 家族との面会は謝絶することは適切か. 〔56AM047〕
2-2. 不適切

2-3. 病室移動の頻度を増やすことは適切か. 〔56AM047〕
2-3. 不適切

2-4. 多職種で関わるのを避けることは適切か. 〔56AM047〕
2-4. 不適切

でる **2-5.** 本人が見える位置に時計を置くことは適切か. 〔56AM047〕
2-5. 適切

3. 仙骨部の褥瘡予防について答えよ.

3-1. 円座を使用することは適切か. 〔56PM033〕
3-1. 不適切

解説 円座は接触部分の圧迫が褥瘡の誘因になる場合がある.

でる 3-2. 除圧動作を指導することは適切か．〔56PM033〕 | 3-2. 適切

3-3. 長時間車椅子に座ることは適切か．〔56PM033〕 | 3-3. 不適切

でる 3-4. 保湿クリームを塗布することは適切か．〔56PM033〕 | 3-4. 適切

3-5. フットサポートを通常よりも高くすることは適切か．〔56PM033〕 | 3-5. 不適切

解説 フットサポートを高くすると，仙骨部の圧迫を増強してしまう．

4. NEAR(Neuropsychological Educational Approach to Cognitive Remediation)は，何を用いた統合失調症患者の認知リハビリテーションか．〔56PM041〕 | 4. コンピュータゲーム

5. 対象者が元来もっている「強さ・力」を引き出して活用するモデルは何か．〔56AM020〕 | 5. ストレングスモデル

6. 初回の作業療法面接について答えよ．

6-1. 開いた質問(オープン・クエスチョン)から始めることは適切か．〔53PM050〕 | 6-1. 適切

6-2. 非言語的表現に注意を向けることは適切か．〔53PM050〕 | 6-2. 適切

でる 6-3. 患者の課題を指摘することは適切か．〔53PM050〕 | 6-3. 不適切

解説 患者との関係性をつくる前に課題を指摘することはしない．

6-4. 相づちを活用することは適切か．〔53PM050〕 | 6-4. 適切

6-5. 患者名を確認することは適切か．〔53PM050〕 | 6-5. 適切

でる 7. 患者に手本となる他者の振る舞いを見せて学んでもらう面接技術は何か．〔52AM050〕 | 7. モデリング

8. コミュニケーション技法の1つで，対話によって目標達成に向けた支援を行うことは何か．〔52AM050〕 | 8. コーチング

問題	解答
9. スキナーによって考案された，目的とする行動を報酬を与えながら段階的に学習させる方法は何か．〔52AM050〕	9. シェイピング
10. 物事を見る視点・枠組みを意識的に変えることで，気分や感情を変化させる方法は何か．〔52AM050〕	10. リフレーミング
11. 手がかり刺激を用いて，行動や発話を促す方法は何か．〔52AM050〕	11. プロンプティング
12. 喉頭挙上訓練の１つで，喉頭挙上を意識させ，喉頭が最も挙上した位置を保たせさせる訓練法は何か．〔52PM033〕	12. Mendelsohn（メンデルソーン）手技
13. 視覚障害者への対応について答えよ．	
13-1. 伝い歩きをするときに周囲に接触させるのは手掌，手背のどちらか．〔52PM037〕	13-1. 手背
13-2. 点字の利用で読む面と書く面を同じにするのは適切か．〔52PM037〕 解説　読む面の裏面を書く面とする．	13-2. 不適切
13-3. 歩行時に介助者は障害者の前方と後方，どちらに位置するのが適切か．〔52PM037〕	13-3. 前方
でる **13-4.** 白杖は何歩先の状況がわかる長さとするか．〔52PM037〕	13-4. 2 歩先
14. 切断肢における断端管理で弾力包帯法がギプスソケット法に比べて優れている点は何か．〔51PM033〕	14. 創部の観察が容易
でる **15.** 成人に対する口腔内・鼻腔内吸引行為において，１回の吸引は何秒程度以内とするか．〔51AM027〕	15. 10〜15 秒以内
16. 成人に対する口腔内・鼻腔内吸引行為において，陰圧をかけるのはカテーテル挿入前か，挿入後か．〔51AM027〕	16. 挿入後

2 運動療法

問題	解答
1. ロコモティブシンドローム改善のためのスクワットについて答えよ.	
1-1. 開眼して行うか，閉眼して行うか. 〔55PM033〕	1-1. 開眼して行う
1-2. 開脚して行うか，閉脚して行うか. 〔55PM033〕	1-2. 開脚して行う
1-3. 臀部を後ろに引くようにするか. 〔55PM033〕	1-3. する
でる **1-4.** 膝がつま先よりも前に出るようにするか. 〔55PM033〕	1-4. しない
1-5. 臀部を床にできるだけ近づけるようにするか. 〔55PM033〕	1-5. しない
1-6. 手は体側につけるか. 〔55PM033〕	1-6. つけない
1-7. 手は前方にあげるか. 〔55PM033〕	1-7. あげる

3 ADL・IADL

1. 車椅子自走が移動手段である患者の外出について答えよ．

1-1. バスを利用しないことは適切か．〔56AM033〕
1-1. 不適切

1-2. 電車の乗降は自力で行うことは適切か．〔56AM033〕
1-2. 不適切

1-3. 歩道よりも車道を通行することは適切か．〔56AM033〕
1-3. 不適切

1-4. ティルト式普通型車椅子を使用することは適切か．〔56AM033〕
1-4. 不適切

解説 ティルト式は背もたれと座面が傾くタイプの車椅子で，座位姿勢が困難な場合に使用する．

でる **1-5.** 事前に多目的トイレの場所を確認することは適切か．〔56AM033〕
1-5. 適切

2. 車椅子の走行介助について答えよ．

2-1. 緩斜面は前向きでキャスターを上げて下るのは正しいか．〔51AM036〕
2-1. 正しい

2-2. 段差は後ろ向きでキャスターを上げて昇るのは正しいか．〔51AM036〕
2-2. 正しい

2-3. 不整地面はキャスターを上げて走行するのは正しいか．〔51AM036〕
2-3. 正しい

2-4. 段差は後ろ向きに降りるのは正しいか．〔51AM036〕
2-4. 正しい

でる **2-5.** 坂道は後ろ向きで上るのは正しいか．〔51AM036〕
2-5. 誤っている

解説 坂道は前向きで上る．

4 義肢・装具

1 義手

1. 筋電義手について答えよ.

1-1. 小児に使用するか. 〔54AM033〕

1-1. 使用する

1-2. 作業用ハンドはあるか. 〔54AM033〕

1-2. ある

でる 1-3. 筋電義手と能動義手，どちらの把持力が強いか. 〔54AM033〕

1-3. 筋電義手

1-4. 前腕義手にはハーネスが必要であるか. 〔54AM033〕

1-4. 必要ない

1-5. 前腕義手と上腕義手，どちらの症例が多いか. 〔54AM033〕

1-5. 前腕義手

でる 2. 32歳の男性. 左利き. 交通事故により左上腕切断となった. 断端長は10.0 cmで，残存肢の上腕長は25.0 cmであった. 能動義手製作のために選択する肘継手として最も適切なのは何か. 〔56PM005〕

解説 本事例は，上腕切断短断端である. 能動単軸肘ブロック継手は，上腕短断端用または標準上腕断端用義手に適用となる.

2. 能動単軸肘ブロック継手

でる 3. 上腕切断の適応義手を検討するための切断レベルを算出する式において，Aにあてはまるのはどれか．〔55AM004〕

$$\frac{\text{断端長}}{A} \times 100 = \text{上腕切断（\%）}$$

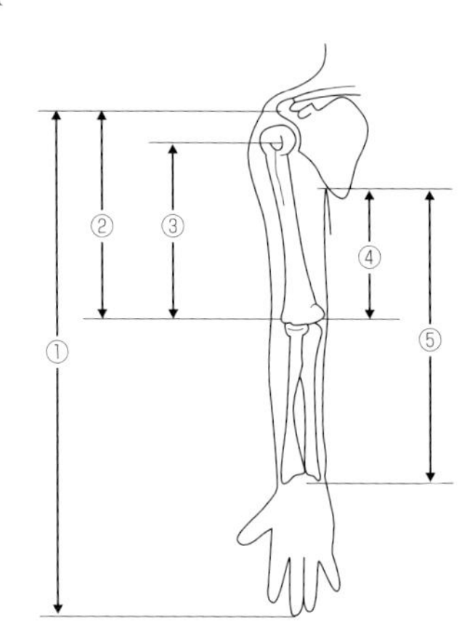

解説　A＝上腕長＝肩峰から上腕骨外側上顆

3. ②（上腕長）

4. 30歳の女性．上腕切断標準断端．上腕義手は差し込み式ソケット，8字ハーネス，複式コントロールケーブルシステム，随意開き式能動フックで構成されている．適合判定の際，肘90°屈曲位で手先具が完全には開かなかった．原因について答えよ．

4-1. フックのゴムが弱いと考えられるか．〔55PM009〕

4-1. 考えられない

4-2. ケーブルハウジングが短かすぎると考えられるか．〔55PM009〕

4-2. 考えられない

でる 4-3. 残存肢の肩甲帯の筋力が低下していると考えられるか．〔55PM009〕

4-3. 考えられる

4-4. 前腕支持部のトリミングが不良であると考えられるか．〔55PM009〕

4-4. 考えられない

4-5. 切断肢の肩関節の回旋可動域に制限があると考えられるか．〔55PM009〕

4-5. 考えられない

ポイント 肘90°屈曲位で手先具が完全に開かない場合，理由としてはケーブルハウジング不良，ハーネス調整不良，力源である肩甲帯の筋力低下などが考えられる．

でる **5.** 30歳の女性．断端長25％残存の左前腕切断．肘関節が屈曲30°に制限されている．屈曲運動を補い，腹部前面での両手動作を可能にするため能動義手を作製する．ソケットと肘継手の組合せとして，「ノースウェスタン式前腕ソケット―能動単軸肘ヒンジ継手」は適切か．

〔54PM006〕

5. 不適切

解説 ノースウェスタン式前腕ソケットは前腕切断短断端または中断端に使用されるソケットであり，極短断端(断端長25％)の本症例には適応がない．また，能動単軸肘ヒンジ継手も上腕長断端や肘関節離断に適応がある義手であり，本症例には適さない．
本症例は肘関節屈曲制限をきたしており，これを補う意味で倍動肘ヒンジ継手が適切と考えられる．倍動肘ヒンジ継手はスプリットソケットと組み合わせて用いられる．

でる **6.** 30歳の男性．左上腕切断短断端．右利き．肘継手の屈曲および手先の開閉コントロールを行い，「釘打ちがしたい」との希望があり，上腕義手を作製することになった．選択する義手のパーツとして適切なのは何か．〔52AM005〕

6. 能動肘ブロック継手

解説 肘継手の屈曲および手先の開閉コントロールが行える義手は能動義手であり，それに伴う適切なパーツは能動肘ブロック継手である．

でる **7.** 25歳の男性．右前腕切断．筋電義手の作製にあたり，ハンドを開くために長短橈側手根伸筋の筋電位を検出した．近位から見た右前腕横断面の模式図を示す．ハンドを閉じるために検出する筋はどれか．〔52PM005〕

7. ⑤

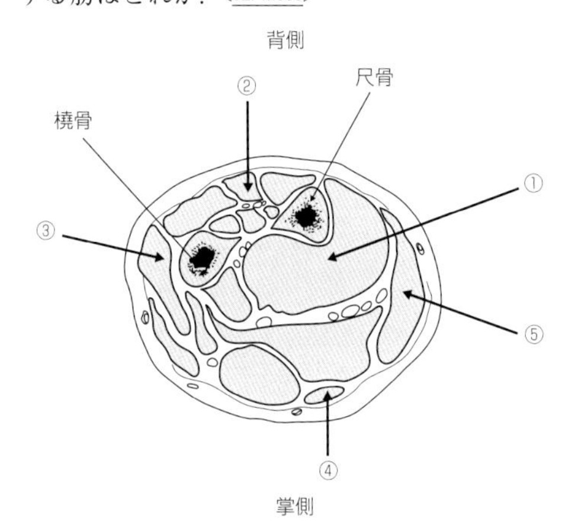

解説 ⑤は尺側手根屈筋である．そのほか，①深指屈筋，②小指伸筋，③長橈側手根伸筋，④長掌筋である．

8. 30歳の女性．左上腕切断(短断端)．図のような能動義手を選択した．この義手を使用して包丁操作のときに野菜を押さえるのは可能な動作か．〔51AM005〕

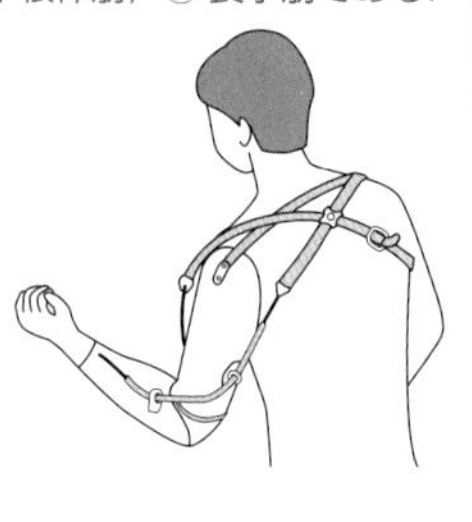

8. 可能

9. 32歳の女性．交通事故による左上腕切断(上腕長30%残存)．上腕能動義手の適合検査で，肘継手を屈曲させたときに手先具が口元に届かなかった．本症例について答えよ．

でる **9-1.** 原因として左肩屈曲の可動域低下は考えられるか．〔50PM008〕

9-1. 考えられる

9-2. 原因として左肩伸展の筋力低下は考えられるか.〔50PM008〕

9-2. 考えられない

でる **9-3.** 原因として右肩甲骨外転の筋力低下は考えられるか.〔50PM008〕

9-3. 考えられる

9-4. 原因として右肩甲帯挙上の可動域低下は考えられるか.〔50PM008〕

9-4. 考えられない

9-5. 原因として左肩甲骨下制の筋力低下は考えられるか.〔50PM008〕

9-5. 考えられない

9-6. この患者の肘継手として適切なのはどれか.

〔50PM009〕

9-6. 5

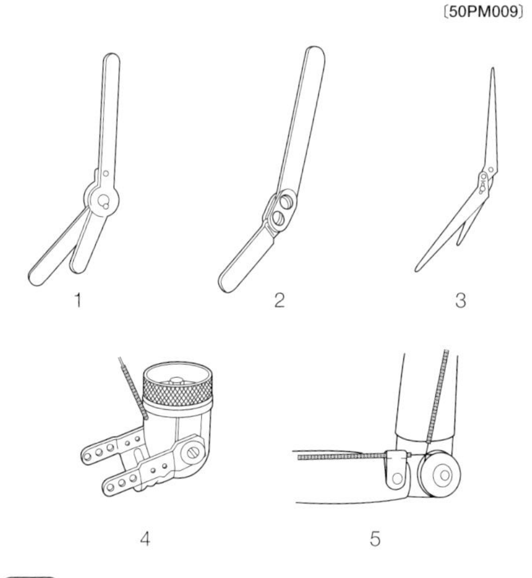

解説 5は，プーリーであり適切である.

10. 42歳の女性．右利き．生来健康．悪性黒色腫による左上腕切断．標準断端．今後化学療法が施行される予定である．この患者に対する上腕義手について答えよ.

でる **10-1.** ソケットは差し込み式とするのは適切か.

〔49AM007〕

10-1. 適切

10-2. コントロールケーブルは単式とするのは適切か. 〔49AM007〕

10-2. 不適切

10-3. 肘完全屈曲に要する肩屈曲角は 50° とするのは適切か. 〔49AM007〕

10-3. 不適切

10-4. 手先具が口元で 40％開大とするのは適切か. 〔49AM007〕

10-4. 不適切

10-5. 操作効率は 40％とするのは適切か. 〔49AM007〕

10-5. 不適切

11. 50 歳の女性. 右上腕短断端切断. 受傷後３か月経過. 図のような上腕義手を製作した. 本症例について答えよ.

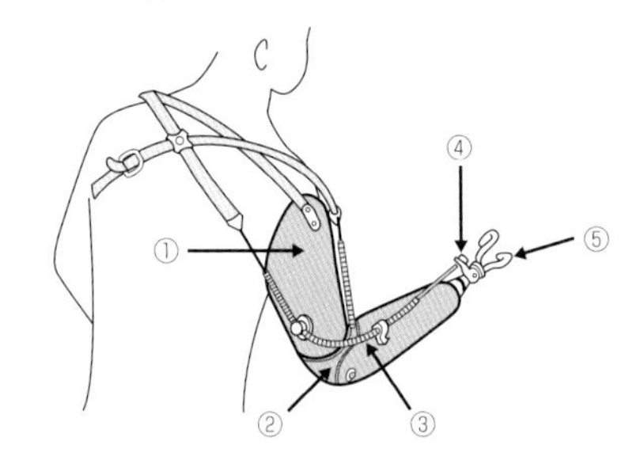

11-1. ①～⑤ のパーツの名称は何か. 〔48PM006〕

11-1. ① 上腕義手の標準断端用差し込みソケット
② 肘継手
③ ケーブルハウジング
④ ターミナル（回り端子）
⑤ 能動フック

でる **11-2.** 義手操作練習時, 肘 90° 屈曲位で手先具を完全に開くことができなかった. この場合,「ケーブルハウジングを短くする」という対応は適切か. 〔48PM007〕

11-2. 適切

12. 37 歳の男性．事故による両前腕切断．現在仮義手で能動フックを使用しているが，ズボンや上着のジッパーの開閉，食事やトイレの後始末に不便を感じている．本症例について答えよ．

12-1. 図の手継手は適切か．〔47AM007〕

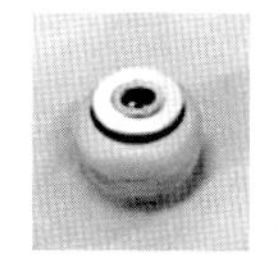

12-1. 不適切

12-2. 図の手継手は適切か．〔47AM007〕

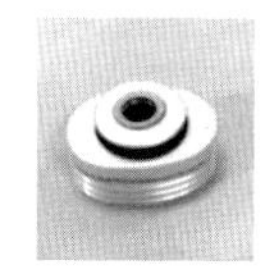

12-2. 不適切

でる **12-3.** 図の手継手は適切か．〔47AM007〕

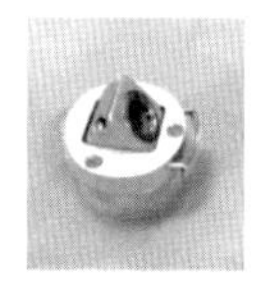

12-3. 適切

解説 屈曲用手継手である．手先具を屈曲位で固定可能である．

12-4. 図の手継手は適切か．〔47AM007〕

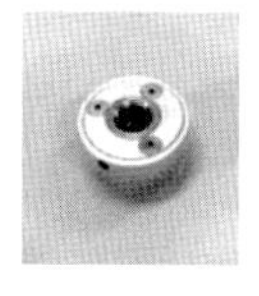

12-4. 不適切

12-5. 図の手継手は適切か．〔47AM007〕

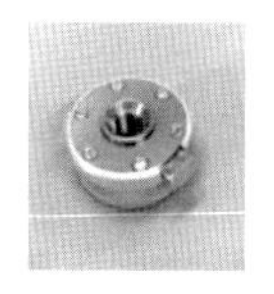

12-5. 不適切

13. 上腕義手装着時の適合判定において肩関節の可動域について答えよ．

13-1.「外転 60° 以上」は正しいか．〔50AM031〕

解説 外転は 90° 以上である．

13-1. 誤っている

13-2.「内転 20° 以上」は正しいか．〔50AM031〕

13-2. 誤っている

解説 内転に関する基準はない．

でる **13-3.**「屈曲 90° 以上」は正しいか．〔50AM031〕

13-3. 正しい

13-4.「伸展 15° 以上」は正しいか．〔50AM031〕

13-4. 誤っている

解説 伸展は 30° 以上である．

13-5.「外旋 30° 以上」は正しいか．〔50AM031〕

13-5. 誤っている

解説 外旋は 45° 以上である．

14. 切断と義肢のソケットの組合せについて答えよ．

14-1.「上腕切断―オープンショルダー式」の組合せは適切か．〔49AM034〕

14-1. 適切

14-2.「前腕切断―ミュンスター式」の組合せは適切か．〔49AM034〕

14-2. 適切

14-3.「下腿切断―PTB 式」の組合せは適切か．〔49AM034〕

14-3. 適切

でる **14-4.**「Syme（サイム）切断―KBM 式」の組合せは適切か．〔49AM034〕

14-4. 不適切

解説 Syme 切断には Syme 義足を装着する．KBM 式は下腿切断のソケットである．

14-5.「股関節離断―カナダ式」の組合せは適切か．〔49AM034〕

14-5. 適切

15. 前腕能動義手のパーツと役割の組合せについて答えよ．

15-1.「三角筋パッド―ハウジングの角度を調節する」の組合せは適切か．〔49PM032〕

15-1. 不適切

解説 ハウジングの角度を調節するのはリテーナーである．

15-2.「リテーナー―ハーネスの装着感を向上させる」の組合せは適切か．〔49PM032〕

15-2. 不適切

解説 ハーネスの装着感を向上させるのは，三角筋パッドである.

でる 15-3.「ケーブル―手先具に力を伝達する」の組合せは適切か.〔49PM032〕

15-3. 適切

でる 15-4.「ソケット―切断部の長さを代償する」の組合せは適切か.〔49PM032〕

15-4. 適切

15-5.「手継手―手先具の開閉効率を向上させる」の組合せは適切か.〔49PM032〕

15-5. 不適切

解説 手継手は手先具を義手に連結する役割をもち,手先具の回旋角度を調節して適切な位置に固定,あるいは角度調節ができる.

16. 能動義手の手先具操作について答えよ.

16-1.「茶碗を持つ」は電動義手より困難か.〔48AM031〕

16-1. 困難ではない

16-2.「自動車を運転する」は電動義手より困難か.〔48AM031〕

16-2. 困難ではない

でる 16-3.「爪切りで残存指の爪を切る」は電動義手より困難か.〔48AM031〕

16-3. 困難である

解説 能動義手は把持をする力の調整は難しく,爪切りのような動作は電動義手より困難である.

16-4.「義手と残存肢で靴ひもを結ぶ」は電動義手より困難か.〔48AM031〕

16-4. 困難ではない

16-5.「ズボンのポケットから硬貨を取り出す」は電動義手より困難か.〔48AM031〕

16-5. 困難ではない

17. 上腕義手(手先具は能動開き式)の適合判定の際,肘 90° 屈曲位で手先具が完全には開かなかった.原因について答えよ.

でる 17-1.「ケーブルハウジングが長過ぎる」は考えられるか.〔47AM034〕

17-1. 考えられる

17-2.「ソケットが断端と適合していない」は考えられるか.〔47AM034〕

17-2. 考えられない

解説 ソケット不適合は断端の痛みを引き起こす.

17-3.「前腕支持部のトリミングが不良である」は考えられるか.〔47AM034〕

17-3. 考えられない

でる **17-4.**「残存肢の肩甲帯の筋力が低下している」は考えられるか.〔47AM034〕

17-4. 考えられる

17-5.「切断肢肩関節の回旋可動域に制限を認める」は考えられるか.〔47AM034〕

17-5. 考えられない

でる **18.** 上腕切断者に対する義手操作の指導の様子を図に示す. これは何の操作か.〔47PM007〕

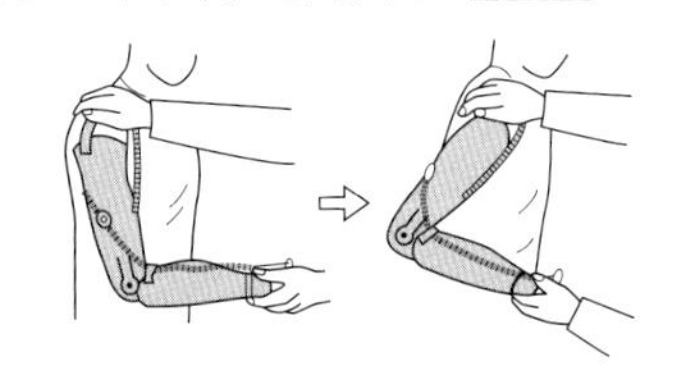

18. 肘継手のロックの操作

19. 片側前腕能動義手の患者(能動フック使用)が両手動作を行う. 日常生活における義手での操作と健手での操作の組合せで, 以下は適切か.

活動：歯ブラシに歯磨き粉をつける

義手：歯ブラシ

健手：歯磨き粉〔53PM033〕

19. 適切

2 上肢装具

でる **1.** 58歳の女性. 関節リウマチ. Steinbrocker(ステインブロッカー)のステージⅣ, クラス3. 左手の写真を示す. 使用する装具は何か.

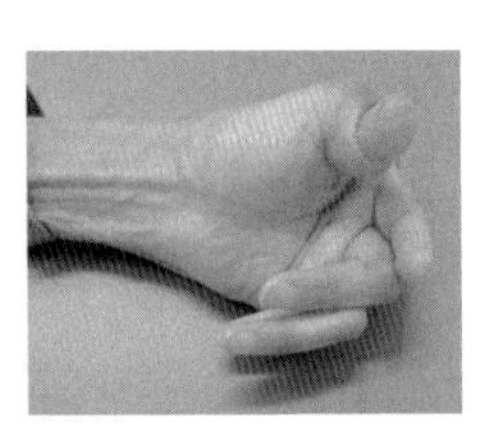

〔55PM008〕

解説 PEライト製手関節軟性装具は, 手関節の痛みや変形を予防・軽減する.

1. PEライト製手関節軟性装具

2. Oppenheimer(オッペンハイマー)型装具が適応となる末梢神経損傷は何か.〔55PM008〕

2. 橈骨神経麻痺

3. タウメル継手式手関節装具の目的は何か.〔55PM008〕

3. 手関節の拘縮の矯正

4. 55歳の男性. 倒れてきた本棚により右肘上部を圧迫され正中神経麻痺を生じた. 約1か月経過したが, 右上肢の運動障害と感覚障害を認めていることから装具療法を行うことになった. 使用する装具について答えよ.

でる **4-1.** 長対立装具は適切か.〔54AM008〕

4-1. 適切

4-2. IP伸展補助装具は適切か.〔54AM008〕

解説 IP伸展補助装具は尺骨神経麻痺低位型による環指・小指IP伸展不可例に適用する.

4-2. 不適切

4-3. ナックルベンダーは適切か.〔54AM008〕

解説 ナックルベンダーは尺骨神経麻痺高位型による鷲手に適用する.

4-3. 不適切

4-4. Thomas(トーマス)型懸垂装具は適切か.〔54AM008〕

解説 Thomas型懸垂装具は橈骨神経麻痺高位型による下垂手に適用する.

4-4. 不適切

4-5. コックアップ・スプリントは適切か.〔54AM008〕

解説 コックアップ・スプリントは橈骨神経麻痺高位型による下垂手に適用する.

4-5. 不適切

5. 長対立装具が適応となる末梢神経麻痺は何か.〔54AM008〕

5. 正中神経麻痺高位型

6. IP伸展補助装具が適応となる末梢神経麻痺は何か.〔54AM008〕

6. 尺骨神経麻痺低位型

7. ナックルベンダーが適応となる末梢神経麻痺は何か.〔55PM008, 54AM008〕

7. 尺骨神経麻痺高位型

8. Thomas型懸垂装具が適応となる末梢神経麻痺は何か.〔54AM008〕

8. 橈骨神経麻痺高位型

9. コックアップ・スプリントが適応となる末梢神経麻痺は何か．〔54AM008〕

9. 橈骨神経麻痺高位型

でる **10.** 57歳の女性．2か月前から夜間に右手の痛みで目が覚めることが続いている．3週前から右の母指，示指と中指とにしびれが生じ，近くの整形外科を受診したところ手根管症候群と診断された．保存療法でスプリントを装着することになった．この患者に適したスプリントはどれか．〔51AM009〕

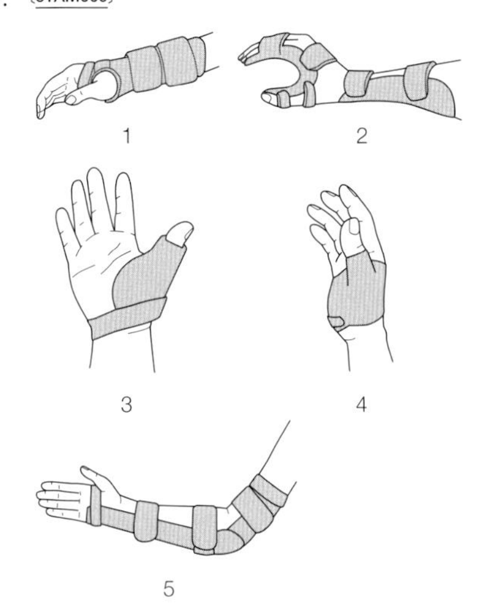

10. 1

11. 装具の適応について答えよ．

でる **11-1.** 橈骨神経麻痺に図の装具を使用するのは適切か．〔50AM010〕

11-1. 適切

11-2. 尺骨神経麻痺に図の装具を使用するのは適切か．〔50AM010〕

11-2. 不適切

解説 長対立装具であり，正中神経高位麻痺で使用する．

11-3. 頚髄損傷(第 7 頚髄節まで機能残存)に図の装具を使用するのは適切か.〔50AM010〕

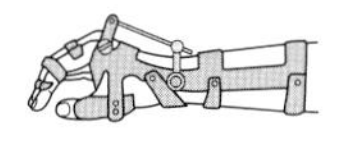

解説 手関節駆動式把持スプリントであり，頚髄損傷における第 6 頚髄節まで機能残存の場合使用する.

11-3. 不適切

11-4. 上腕骨顆上骨折に図の装具を使用するのは適切か.〔50AM010〕

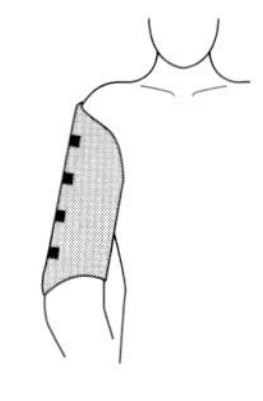

解説 上腕骨骨折用装具であり，上腕骨骨幹部骨折で使用する.

11-4. 不適切

でる **11-5.** 腱板断裂術後に図の装具を使用するのは適切か.〔50AM010〕

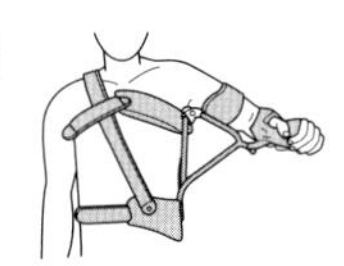

11-5. 適切

でる **12.** 84 歳の女性. 数年前から徐々に左手の示指と中指にしびれが生じ，母指の指尖つまみができなくなった. 左手の写真を示す. この患者が使用する装具で正しいのはどれか.〔50AM012〕

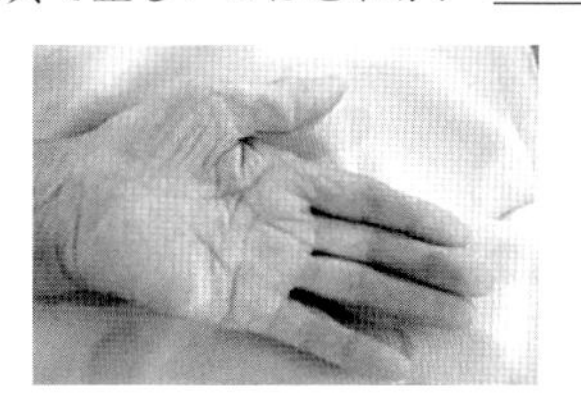

解説 写真は母指球の萎縮を示している. 症例は左手の示指と中指にしびれがあり，母指の指尖つまみができなくなったとのことから，正中神経麻痺であると考えられる.

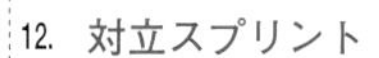
12. 対立スプリント

13. 56 歳の男性．大工で上肢をよく使用する．3 年前から左手の感覚障害と筋力低下を自覚していた．左手の写真を示す．図に示す装具で，この患者に必要なのはどれか．〔48PM008〕

13. 2

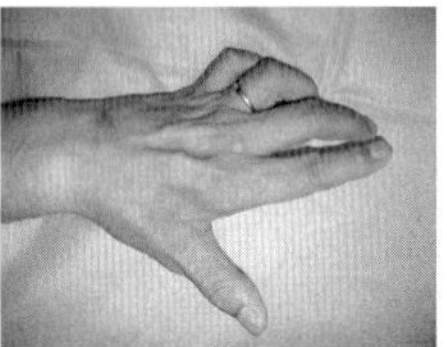

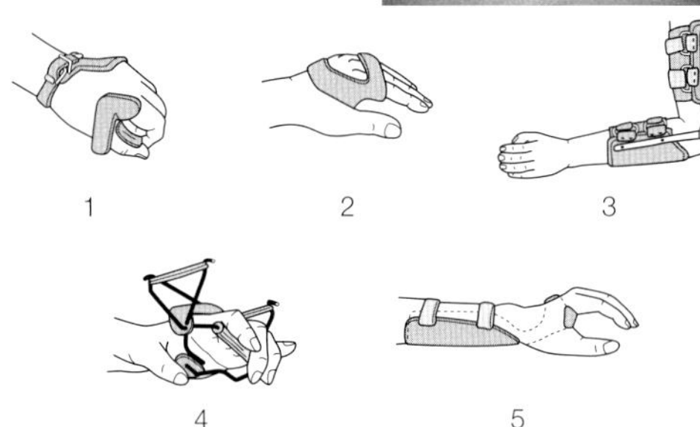

解説 写真は鷲手を示している．尺骨神経麻痺が推測される．その場合，2 の虫様筋カフが必要である．

14. 55 歳の女性．末梢神経障害．短母指外転筋，母指対立筋，虫様筋(第 1・第 2)が MMT 1〜2 であった．この患者に用いるスプリントとして適しているのはどれか．〔47AM011〕

14. 4

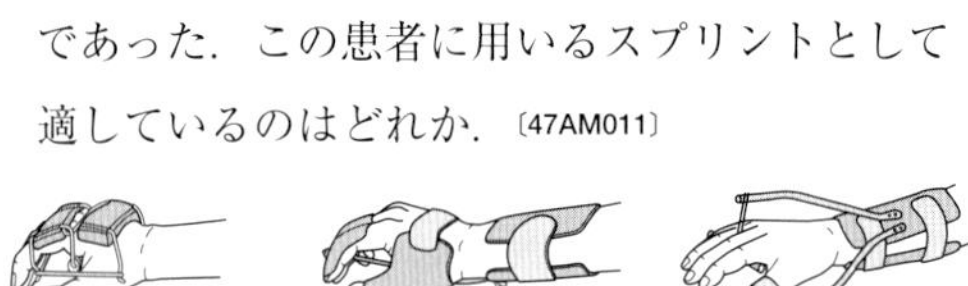

1　　2　　3

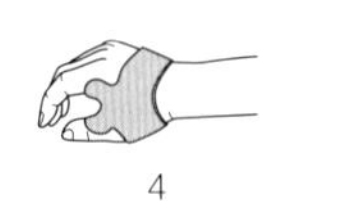

4

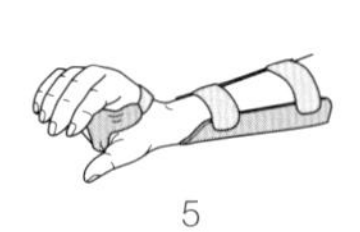

5

解説 患者は正中神経麻痺低位型と考えられる．4(短対立装具)が適している．

15. 関節リウマチ患者に対してスプリントを用いる目的について答えよ．

でる 15-1. 筋力増強は適切か.〔53AM033〕 | 15-1. 不適切

15-2. 動作の補助は適切か.〔53AM033〕 | 15-2. 適切

15-3. 痛みの軽減は適切か.〔53AM033〕 | 15-3. 適切

15-4. 炎症の改善は適切か.〔53AM033〕 | 15-4. 適切

15-5. 関節アライメントの矯正は適切か.〔53AM033〕 | 15-5. 適切

16. 手背の深達性II度熱傷に対する急性期のスプリンティング肢位について答えよ.

でる 16-1. 母指掌側外転は適切か.〔52AM034〕 | 16-1. 適切

16-2. 母指 MP 関節伸展は適切か.〔52AM034〕 | 16-2. 不適切

16-3. 第 2～5 指 MP 関節伸展は適切か.〔52AM034〕 | 16-3. 不適切

16-4. 第 2～5 指 PIP 関節屈曲は適切か.〔52AM034〕 | 16-4. 不適切

16-5. 第 2～5 指 DIP 関節屈曲は適切か.〔52AM034〕 | 16-5. 不適切

17. ウェブスペーサーの目的は何か.〔52PM036〕 | 17. 母指内転筋短縮予防

18. Thomas スプリントの目的は何か.〔52PM036〕 | 18. 手関節軽度背屈位保持

でる 19. 指用ナックルベンダーの目的は何か.〔52PM036〕 | 19. PIP 関節屈曲補助

20. 肘屈曲型アームスリングの目的は何か.〔52PM036〕 | 20. 肩関節亜脱臼の予防・矯正

21. フレクサーヒンジ・スプリントの目的は何か.〔52PM036〕 | 21. 手関節背屈機能を利用した把持動作

22. functional brace が最も適応となる骨折は何か.〔51PM028〕 | 22. 上腕骨骨幹部骨折

でる 23. 長対立装具は，動的装具か，静的装具か.〔56AM028〕 | 23. 静的装具

24. RIC 型把持装具は，動的装具か，静的装具か.〔56AM028〕 | 24. 動的装具

でる **25.** カックアップ装具は，動的装具か，静的装具か．〔56AM028〕

25. 静的装具

26. Thomas 型懸垂装具は，動的装具か，静的装具か．〔56AM028〕

26. 動的装具

27. Oppenheimer 型装具は，動的装具か，静的装具か．〔56AM028〕

27. 動的装具

28. 背側型コックアップ・スプリントの製作において，トレースし，型紙を作る方法について答えよ．

でる **28-1.** 尺骨茎状突起の位置をマーキングすることは適切か．〔53PM034〕

28-1. 適切

28-2. 全指の指尖をトレースすることは正しいか．〔53PM034〕

解説 MCP 関節線をトレースする．

28-2. 不適切

28-3. 前腕遠位 1/4 の位置をマーキングすることは正しいか．〔53PM034〕

解説 前腕近位 1/3 の位置をマーキングする．

28-3. 不適切

28-4. 前腕部は前腕幅と同じ幅で型紙を取ることは正しいか．〔53PM034〕

解説 前腕部は前腕幅より広く型紙をとる．

28-4. 不適切

28-5. 紙の上に手背側を接地してトレースすることは正しいか．〔53PM034〕

解説 紙の上に手掌側を接地してトレースする．

28-5. 不適切

でる **29.** 図に示すスプリントが適応となる疾患は何か．〔50AM008〕

29. 肘部管症候群

3 下肢装具

でる **1.** 3歳の女児．痙直型脳性麻痺．立位姿勢を図に示す．この児に適応となる装具はどれか．

〔48PM011〕

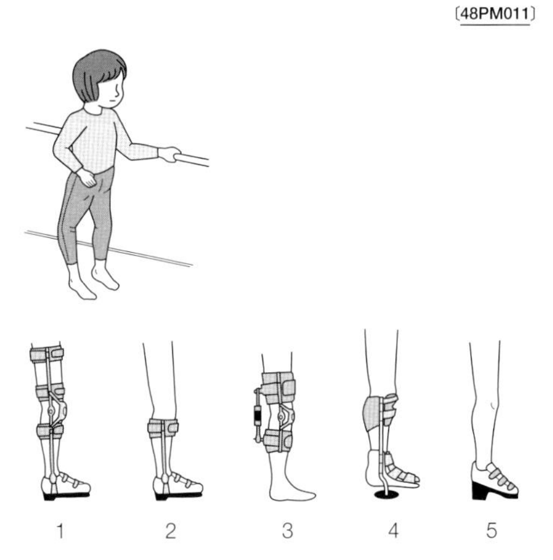

解説 図は反張膝を示している．2の短下肢装具で，足関節底屈内反を防ぐことにより，反張膝を制御する．

1. 2

4 義眼

1. 義眼は，視覚の代償手段になるか．〔52PM037〕

2. 義眼の目的は何か．〔52PM037〕

1. ならない
2. 眼窩や眼瞼の形状を正常な状態に保つ

5 医療器具，福祉用具

1. 25歳の男性．頸髄完全損傷，Zancolli（ザンコリー）の四肢麻痺上肢機能分類でC6A．ベッド-車椅子間の移乗動作の自立を目指して天井走行型リフトを使用した訓練を行うことになった．写真の吊り具を選択するのは適切か．〔55PM011〕

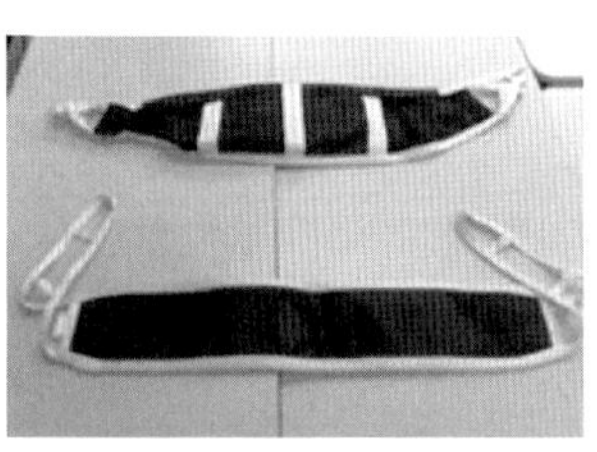

解説 移乗動作自立を目指しているため，着脱の容易な吊り具(ベルト型吊り具)が正しい．

1. 適切

2. 尿閉患者が使用する排泄関連用具は何か．〔55AM037〕

2. 尿道カテーテル

3. L字杖が適応となる疾患は何か．〔54AM037〕

3. Parkinson病

4. 人工喉頭が適応となる疾患は何か．〔54AM037〕

4. 喉頭癌など

5. 80歳の男性．要介護2．妻と2人暮らし．上肢機能は保たれているが，下肢の支持性の低下がある．認知機能は保たれている．尿意はあり，日中は洋式トイレでズボンの上げ下ろしの介助を受けて排尿している．便失禁はないが，夜間の居室での排尿方法を検討している．「妻を起こさずに自分で排尿したい」との希望がある．本症例について答えよ．

5-1. 排泄用具として間欠式バルーンカテーテルは適切か．〔53AM012〕

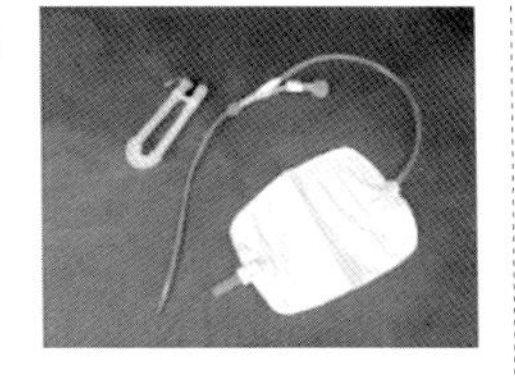

5-1. 不適切

5-2. 排泄用具として差し込み式便器は適切か．〔53AM012〕

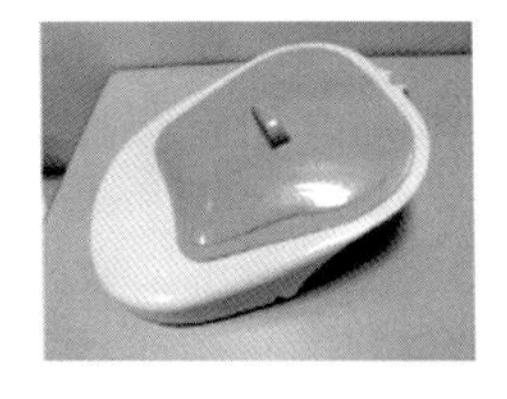

5-2. 不適切

5-3. 排泄用具として自動排泄処理装置（おむつ型）は適切か．〔53AM012〕

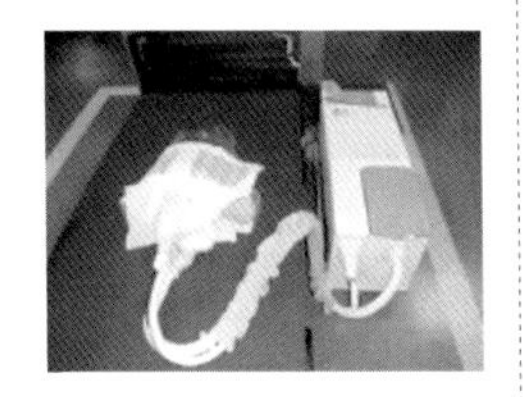

5-3. 不適切

でる **5-4.** 排泄用具として自動吸引式集尿器（手持ち型）は適切か．〔53AM012〕

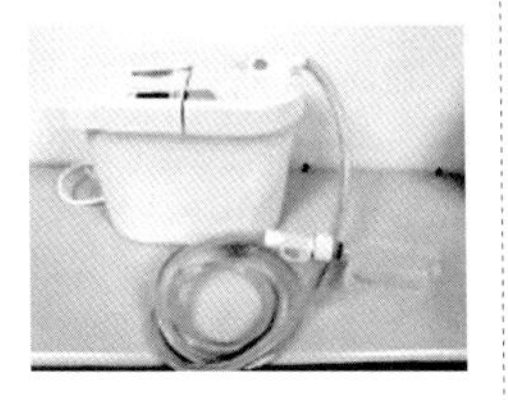

5-4. 適切

解説 自動吸引式集尿器（手持ち型）は本人１人で操作しやすい．

5-5. 排泄用具としてポータブルトイレは適切か．〔53AM012〕

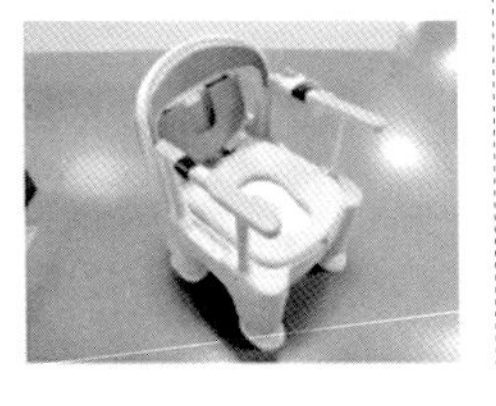

5-5. 不適切

でる **6.** 55歳の男性．2年前に筋萎縮性側索硬化症と診断された．2か月前に誤嚥性肺炎を起こして入院した．肺炎改善後，胃瘻が造設された．構音障害が重度で，発音は母音のみ可能，発声持続時間は8秒．湿性嗄声はない．唾液の空嚥下は可能である．上肢の筋力はMMTで4レベルであるが，体幹および下肢の筋力は3．歩行のFIMは1，移乗のFIMは6およびトイレ動作のFIMは6であった．自宅退院を計画している．この患者に対する対応で，ポータブルトイレの使用を勧めることは適切か．〔53AM013〕

6. 適切

7. 80歳の男性．体重70 kg．介護者は腰痛のある70歳の妻で体重39 kg．誤嚥性肺炎による1か月の入院後，下肢の廃用性の筋力低下をきたしている．端座位保持は可能であるが，立ち上がりは手すりを把持しても殿部が挙上できずに全介助である．立位は手すりを把持して保持できるが，足踏み動作は困難である．車椅子への移乗介助に使用する福祉用具の写真を示す．妻の腰痛を助長しないことを優先して選択する用具について答えよ．

でる **7-1.** スライディングボードは適切か．〔52PM012〕

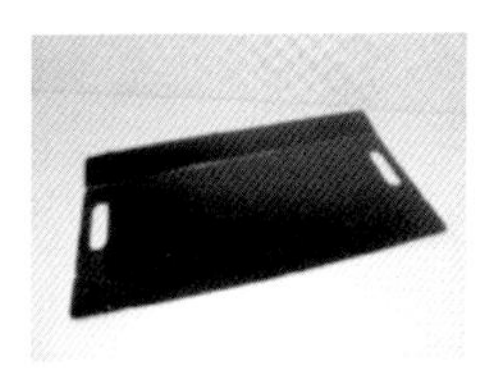

7-1. 適切

7-2. 突っ張り棒型縦手すりは適切か．〔52PM012〕

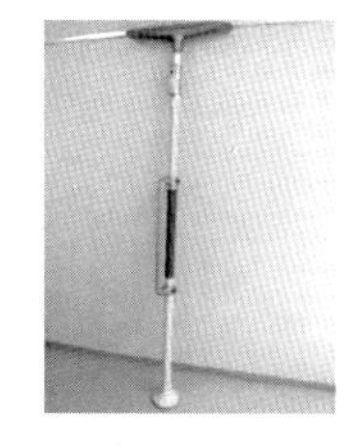

7-2. 不適切

7-3. 移乗用介助ベルトは適切か．〔52PM012〕

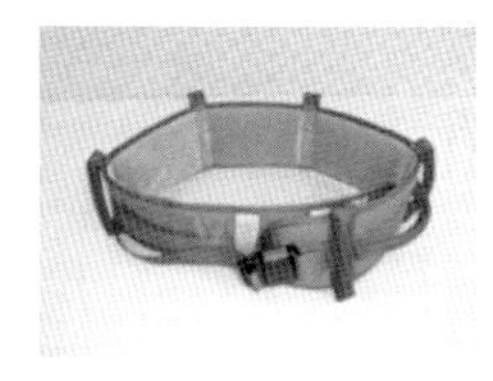

7-3. 不適切

7-4. ベッド柵(移動バー)は適切か．〔52PM012〕

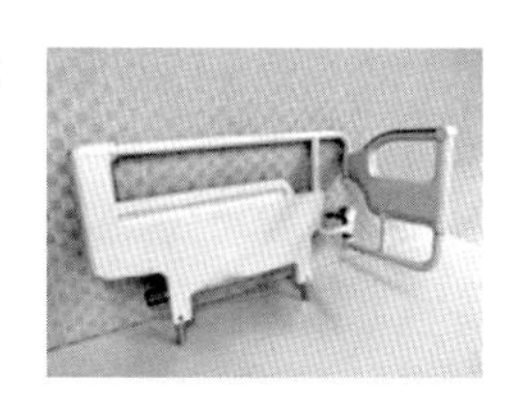

7-4. 不適切

7-5. 介助グローブは適切か．〔52PM012〕

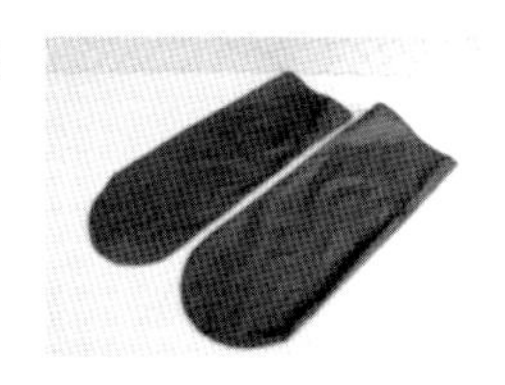

7-5. 不適切

でる **8.** 在宅療養中のALS患者．筋力は頸部体幹四肢MMT 1である．関節拘縮はない．ベッド，車椅子移乗にリフトを導入することとなった．この患者の吊り具として図は適切か．〔51PM009〕

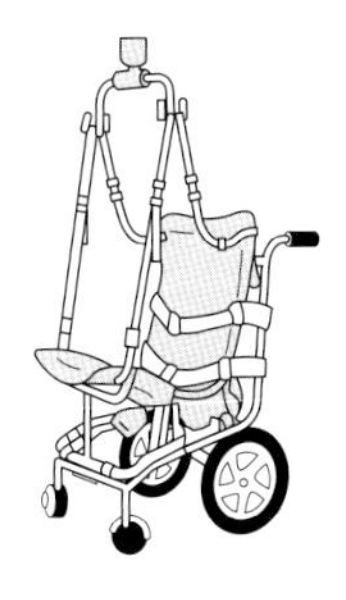

解説 座面型吊り具は座位保持能力が必要である．本症例は頭部を吊り具で保持し，臥位で装着可能なシート

8. 不適切

型ハイバックが適切である．

9. 座位保持装置の写真を示す．番号で指した部分の名称を答えよ．〔50PM011〕

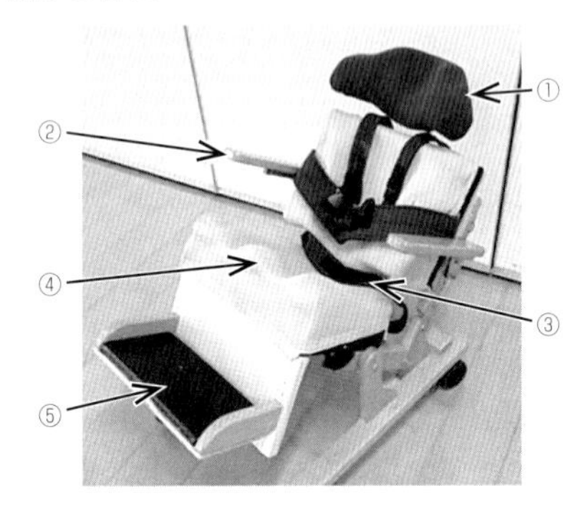

9. ① ヘッドサポート
② アームサポート
③ 骨盤ベルト
④ 内転防止パッド
⑤ フットサポート

10. 2歳6か月の男児．痙直型両麻痺の脳性麻痺．頭部のコントロールは良好である．割り座をとらせると上肢で支えて数十秒座れるが長座位では後方に倒れてしまう．通常の幼児椅子では不安定で座位保持不能である．自力では寝返りで短い距離を移動することができる．この患児用の座位保持装置について答えよ．

10-1. リクライニング機構は必要か．〔49PM012〕

10-1. 必要ない

10-2. ティルティング機構は必要か．〔49PM012〕

10-2. 必要ない

でる **10-3.** モールド型シートは必要か．〔49PM012〕

10-3. 必要

10-4. ヘッドレストは必要か．〔49PM012〕

10-4. 必要ない

10-5. 肩ベルトは必要か．〔49PM012〕

10-5. 必要ない

11. 45歳の女性．2〜3年前から上肢の筋力低下の進行と嚥下障害が認められ，筋萎縮性側索硬化症と診断された．現在，上肢の筋力はMMTで肩関節周囲2−，手指筋2，頸部・体幹筋と下肢は3．移動は車椅子介助，車椅子への移乗も軽介助を必要とする．食事はポータブルスプリングバランサーを使用して自立しており，その他のADLは全介助となっている．発声によるコミュニケーションは可能だが，呼吸機能は徐々に低下している．この患者に今後導入が予想されるコミュニケーション機器について答えよ．

11-1. 図の機器の使用は本症例で適切か．〔48AM010〕

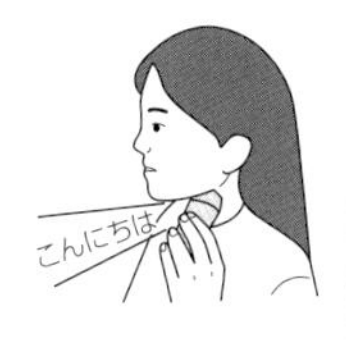

11-1. 不適切

解説 図の機器は人工喉頭．気管切開後や喉頭摘出後に適応となる．

11-2 図の機器の使用は本症例で適切か．〔48AM010〕

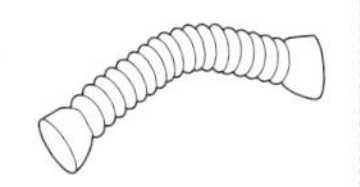

11-2 不適切

解説 図の機器は助聴具．軽度から中等度の難聴を呈する高齢者のための福祉用具である．

でる **11-3.** 図の機器の使用は本症例で適切か．〔48AM010〕

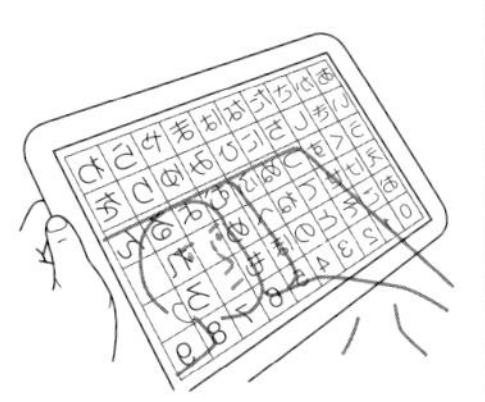

11-3. 適切

11-4. 図の機器の使用は本症例で適切か．〔48AM010〕

1 2 3
4 5 6
7 8 9
* 0 #

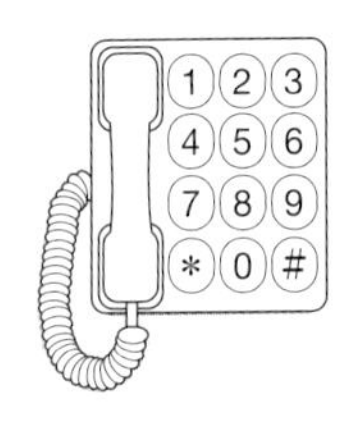

11-4. 不適切

解説 図の機器は福祉電話．ボタンが大きく，シンプルなデザインとすることで操作性と視認性が高い．呼吸機能が徐々に低下している本症例にとって，今後の導入が予測される機器ではない．

でる **11-5.** 図の機器の使用は本症例で適切か．〔48AM010〕

センサーで
操作して
下さい

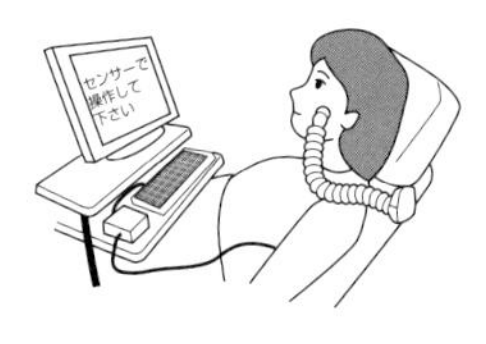

11-5. 適切

12. ロービジョンケアの活動と補助具について答えよ．

12-1.「パソコン操作―音声変換ソフト」は適切か．〔50AM035〕

12-1. 適切

12-2.「針の糸通し―拡大鏡」は適切か．〔50AM035〕

12-2. 適切

12-3.「屋外歩行―白杖」は適切か．〔50AM035〕

12-3. 適切

でる **12-4.**「爪切り―単眼鏡」は適切か．〔50AM035〕

12-4. 不適切

解説 単眼鏡は遠方を見るときに使用する．

12-5.「読書―書見台」は適切か．〔50AM035〕

12-5. 適切

13. 片麻痺患者の自走用の車椅子の寸法や構造について答えよ．

13-1.「駆動輪の車軸前後位置―寸法基準点より後方」は正しいか．〔48PM032〕

13-1. 誤っている

解説 寸法基準点より後方にする必要はない．

でる **13-2.**「アームレストの高さ―座位姿勢で肘頭の高さ」は正しいか．〔48PM032〕

13-2. 正しい

でる **13-3.** 「背もたれの高さ—肩甲骨下角の高さ以下」は正しいか．〔48PM032〕

13-3. 正しい

13-4. 「座シートの座幅—殿部幅(大転子間距離)」は正しいか．〔48PM032〕

13-4. 誤っている

解説 座シートの座幅は殿部幅より 2～3 cm 程度広めにとる．

13-5. 「座シートの奥行き—殿部から膝裏までの長さ」は正しいか．〔48PM032〕

13-5. 誤っている

解説 座シートの奥行きは殿部から膝裏までの長さより 2.5～5 cm 短くする．

14. 63 歳の男性．脊髄小脳変性症により在宅生活を送っている．重症度分類は下肢Ⅲ度(中等度)，上肢Ⅳ度(重度)である．日常生活で使用する福祉用具で，ポータブルスプリングバランサーは正しいか．〔54AM012〕

14. 誤っている

解説 運動失調がある場合，上肢を支えるカフが揺れてしまうため適応とならない．

6 自助具

問題	解答
1. ソックスエイドを使用するのは，靴下を履くときか，脱ぐときか．〔55AM029〕	1. 履くとき
でる **2.** ドアの開閉に使用する自助具は何か．〔55AM029〕	2. ドアノブレバー
3. ループ付きタオルは，何の動作時に使用するか．〔55AM029〕	3. 背中を洗う
4. 床に落とした物を拾うときに使用する自助具は何か．〔55AM029〕	4. マジックハンド
5. 瓶の蓋を開けるときに使用する自助具は何か．〔55AM029〕	5. 瓶オープナー
6. キーボードカバーが必要な症状は何か．〔55AM029〕	6. 運動失調
7. マウススティックが必要なのは頸髄損傷と胸髄損傷のどちらか．〔54AM037〕	7. 頸髄損傷
でる **8.** 関節リウマチ患者がドアノブレバーを使用するのは適切か．〔54AM037〕	8. 適切
9. 関節リウマチ患者に選択する用具として，マウススティックは適切か．〔53PM003〕	9. 不適切
10. 透明文字盤が適応となる疾患は何か．〔54AM037〕	10. 筋萎縮性側索硬化症

でる **11.** 82歳の女性．右利き．手関節脱臼骨折後，手関節掌屈0°，前腕回外10°の可動域制限がある．それ以外の上肢の関節可動域や筋力は保たれている．歯がなく，義歯を装着していない為にきざみ食を箸で食べているが，肩関節外転の代償運動が出現している．「こぼれやすく，口に届きにくい．右手で楽に食べたい」との訴えがある．写真に示した食事用自助具は適切か．

〔54PM003〕

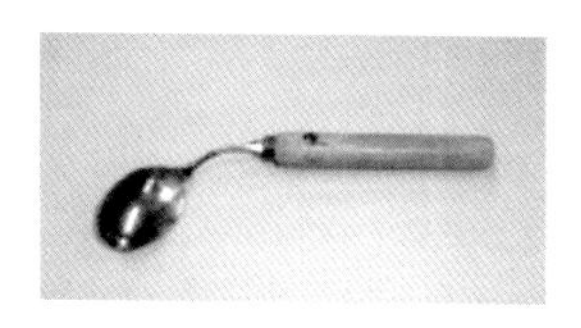

解説 曲がりスプーンは前腕回外や手関節の可動域制限がある場合に使用される．

11．適切

でる **12.** 7歳の女児．アテトーゼ型脳性麻痺．GMFCS レベルⅣ．頭部は右を向きやすく，上肢はATNR様の姿勢をとる．利き手は右であるが物を持続的に把持する能力は低い．食事訓練場面では座位保持装置に座って肘当てと同じ高さのテーブルで，スプーンでの自力摂取を試みている．食事訓練における作業療法士の対応として，テーブルを補高することは適切か．

〔53PM010〕

12．適切

13. 68歳の女性．関節リウマチ．右利き．夫との2人暮らし．肩関節と肘関節に可動域制限はない．膝関節痛の鎮痛のために坐薬を用いている．手関節痛が強いときには夫が家事を行っているが，できるだけ自分でやりたいという気持ちが強い．手指の写真とX線写真とを示す．
この患者に対する自助具について答えよ．

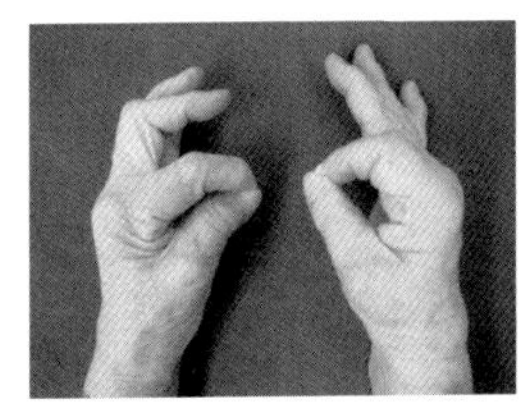

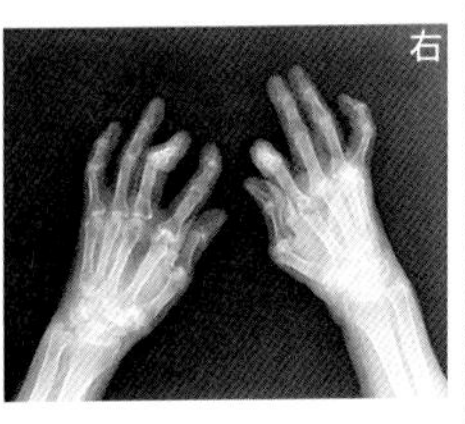

でる **13-1.** 図の自助具は本症例にとって適切か．〔48AM008〕

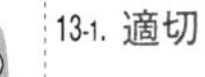
13-1. 適切

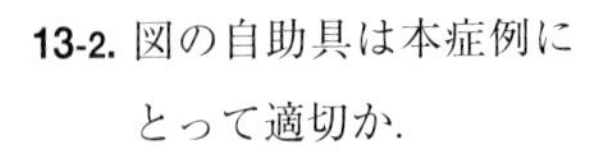
13-2. 図の自助具は本症例にとって適切か．

〔48AM008〕

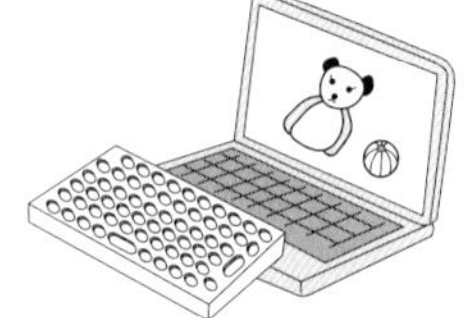

13-2. 不適切

解説 図のキーボードカバーは運動失調のある患者に用いられる．

13-3. 図の自助具は本症例にとって適切か．〔48AM008〕

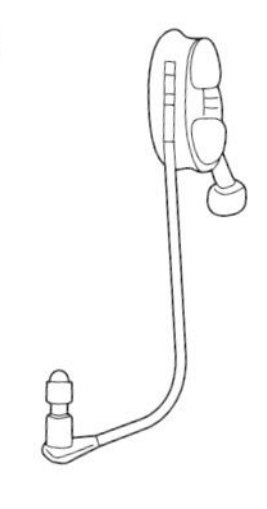

13-3. 不適切

解説 図はリーチ制限がある患者用の坐薬注入器である．本症例にはリーチ制限は生じていない．

13-4. 図の自助具は本症例にとって適切か．〔48AM008〕

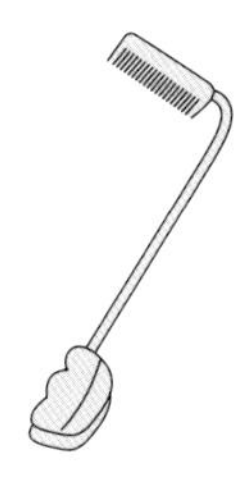

13-4. 不適切

解説 図はリーチ制限がある患者用の長柄ブラシである．本症例にはリーチ制限は生じていない．

でる **13-5.** 図の自助具は本症例にとって適切か．〔48AM008〕

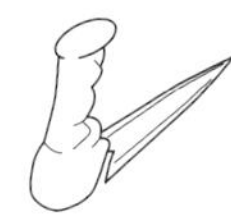

13-5. 適切

14. 把持能力が低下した関節リウマチ患者の自助具について答えよ．

でる **14-1.** 図の使用は適切か．〔47AM009〕

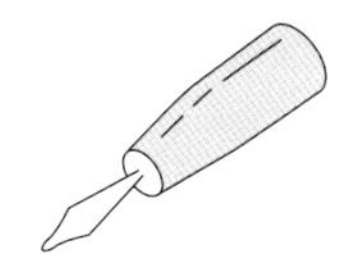

14-1. 適切

でる **14-2.** 図の使用は適切か．〔47AM009〕

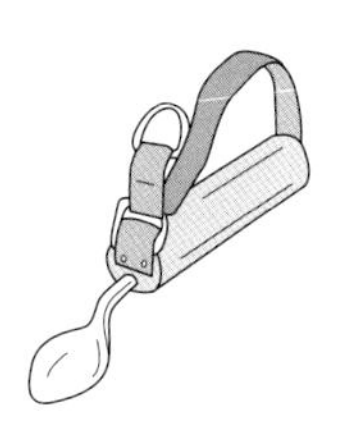

14-2. 適切

14-3. 図の使用は適切か．〔47AM009〕

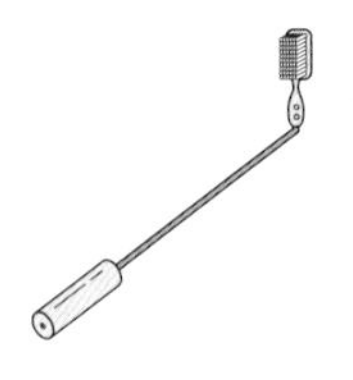

解説 リーチ制限がある場合に使用する自助具である．

14-3. 不適切

14-4. 図の使用は適切か．〔47AM009〕

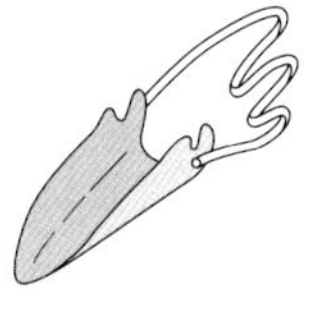

解説 リーチ制限がある場合に使用する自助具である．

14-4. 不適切

14-5. 図の使用は適切か．〔47AM009〕

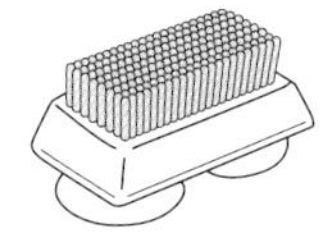

解説 片麻痺患者が使用する自助具である．

14-5. 不適切

15. 自助具と病態の組合せについて答えよ．

15-1.「透明文字盤―片麻痺」は正しいか．〔51AM035〕

解説 透明文字盤は筋萎縮性側索硬化症などに用いられる．

15-1. 誤っている

でる **15-2.**「レバー式水道栓―関節リウマチ」は正しいか．〔51AM035〕

15-2. 正しい

15-3.「足用吸盤付きブラシ―頸髄完全損傷」は正しいか．〔51AM035〕

解説 足用吸盤付きブラシは上肢の可動域制限がある場合などに用いられる．

15-3. 誤っている

15-4.「ソックスエイド―アテトーゼ型脳性麻痺」は正しいか．〔51AM035〕

解説 ソックスエイドは股関節屈曲制限がある場合などに用いられる．

15-4. 誤っている

15-5.「万能カフ―進行性筋ジストロフィー」は正しいか.〔51AM035〕

解説 万能カフは頸髄損傷など手指の筋力低下がみられる場合に用いる.

15-5. 誤っている

16. 疾患と用いられる自助具の組合せについて答えよ.

16-1.「片麻痺―ボタンエイド」は正しいか.〔50PM032〕

解説 ボタンエイドは関節リウマチや脳性麻痺など手指の巧緻性が低下している場合に用いる.

16-1. 誤っている

16-2.「Parkinson 病―BFO」は正しいか.〔50PM032〕

解説 BFO は頸髄損傷(C4, C5 レベル)や筋萎縮性側索硬化症など高度な上肢筋力低下例に用いる.

16-2. 誤っている

16-3.「関節リウマチ―起き上がりひも」は正しいか.〔50PM032〕

解説 起き上がりひもは関節に負荷がかかる.

16-3. 誤っている

16-4.「脊髄小脳変性症―リーチャー」は正しいか.〔50PM032〕

解説 リーチャーは関節可動域に制限や痛みがある場合に用いる.

16-4. 誤っている

でる **16-5.**「筋萎縮性側索硬化症―軽量太柄スプーン」は正しいか.〔50PM032〕

16-5. 正しい

17. ソックスエイドが適応となる疾患は何か.〔56AM029〕

17. 関節リウマチ

18. キーボードカバーが適応となる疾患は何か.〔56AM029〕

18. アテトーゼ型脳性麻痺, 脊髄小脳変性症

でる **19.** マウススティックが適応となる疾患は何か.〔56AM029〕

19. 頸髄損傷

20. リーチャーが適応となる疾患は何か.〔56AM029〕

20. 関節リウマチ

21. 万能カフが適応となる疾患は何か.〔56AM029〕

21. 頸髄損傷

住環境整備

1. 車椅子で自走する場合の住環境整備で，スイッチは床面から何 cm 程度の高さに設置するか．〔54AM032〕

1. 90 cm 程度

2. 自走用 6 輪型車椅子と自走用 4 輪型車椅子のどちらが段差通行は容易か．〔54AM032〕

2. 4 輪型

でる **3.** 車椅子で自走する場合の住環境整備で，50 cm の段差がある場合スロープの長さは何 cm 以上にするか．〔54AM032〕

解説 スロープの勾配は 1/12 以下とする．

3. 600 cm 以上

4. 車椅子で自走する場合の住環境整備で，廊下の直進に必要な幅員は何の外側最大寸法で判断するか．〔54AM032〕

4. ハンドリム

5. 車椅子で自走する場合の住環境整備で，廊下を直角に曲がるのに必要な通路幅員は直角部分の前後とも何 cm 以上必要か．〔54AM032〕

5. 90 cm 以上

6. 58 歳の男性．脊髄小脳変性症．脊髄小脳変性症の重症度分類(厚生省，1992)の下肢機能障害Ⅲ度，上肢機能障害Ⅱ度である．脱衣所と洗い場の段差はなく，浴槽は据え置き式で，高さは 50 cm であった．住環境整備について，開き戸を外開きから内開きに変更することは正しいか．〔56PM009〕

解説 開き戸ではなく引き戸に変更するのがよい．

6. 誤っている

7. 72歳の男性．Parkinson病でHoehn（ホーン） & Yahr（ヤール）の重症度分類ステージⅢ．60歳代前半に発症し，投薬治療で経過観察されていたが，小刻み歩行やすくみ足が出現し，1日複数回転倒するようになってきている．特に方向転換を必要とする箇所での転倒が多い．自宅の見取り図を示す．転倒防止の対応について答えよ．

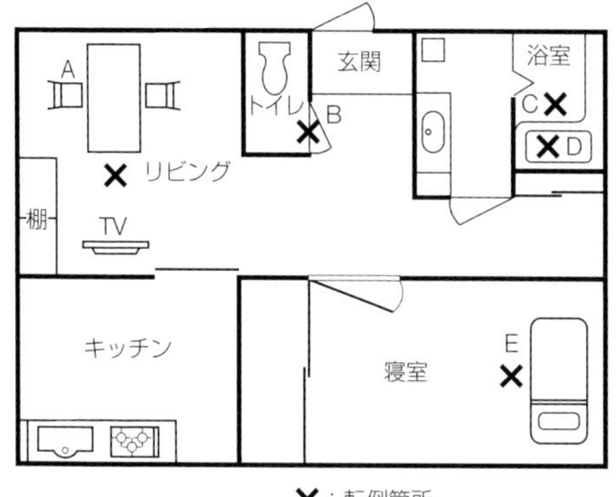

✕：転倒箇所

でる **7-1.** リビングでは椅子(A)を使用するのは適切か．〔55PM010〕

7-1. 不適切

解説 椅子(A)では，トイレ，ベッドまでの距離が遠い．また，棚とテーブルの狭い間を通る必要が生じるため危険である．

7-2. トイレの扉(B)を引き戸に改修するのは適切か．〔55PM010〕

7-2. 適切

7-3. 浴室の入り口側の壁の洗い場と浴槽の間(C)に縦手すりを設置するのは適切か．〔55PM010〕

7-3. 適切

7-4. 浴槽内(D)に台を設置するのは適切か．〔55PM010〕

7-4. 適切

7-5. ベッドへのアプローチのために床(E)にテープで目印をつけるは適切か．〔55PM010〕

7-5. 適切

でる **8.** 85歳の男性．脳血管障害による右片麻痺で，発症から5か月が経過．回復期リハビリテーション病棟に入院中．主な介護者は77歳の妻．左手でT字杖を使用して屋内平地歩行は可能であるが，屋外は車椅子介助である．排泄はトイレにて自力で行うが，夜間頻尿と切迫性尿失禁がある．自宅の見取り図を示す．
在宅復帰に向けて住環境の調整を行う際，作業療法士のアドバイスで，寝室をB(客室)に変更することは正しいか．〔54PM013〕

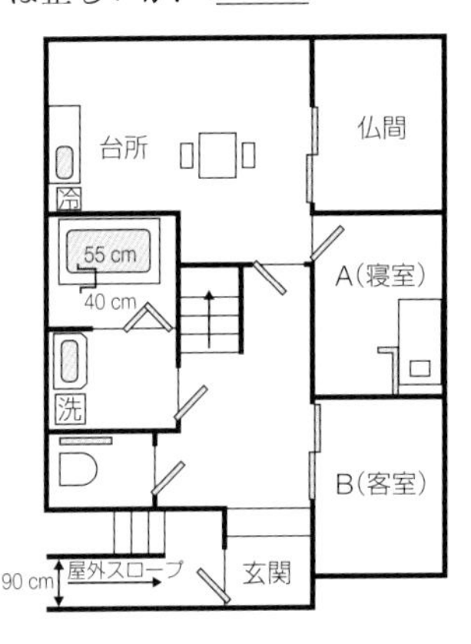

8. 正しい

でる 9. 48 歳の男性．脳梗塞後の右片麻痺．発症から 5 か月経過．Brunnstrom（ブルンストローム）法ステージは上肢，下肢ともにⅢ．T 字杖で屋内歩行は自立しているが，疲労しやすく，すぐに椅子に腰掛ける．遠近感がわかりづらく，平地でつまずくことがある．自宅退院に向けた浴室の環境整備案を図に示す．設置する手すりとして必要ないのはどれか．〔53PM012〕

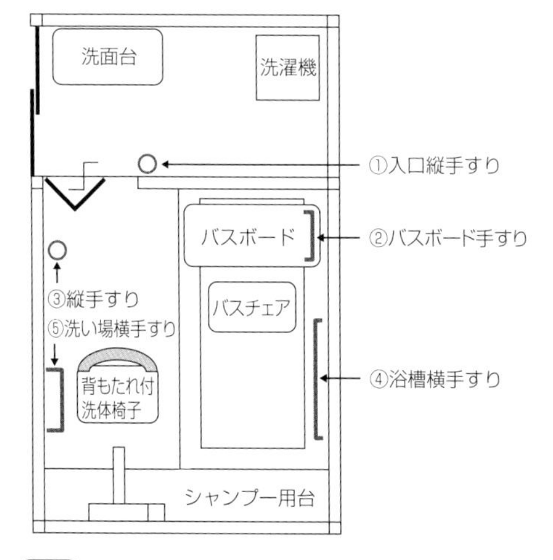

解説 右片麻痺のため，椅子の右側にある ⑤ の手すりは不要である．

9. ⑤

でる **10.** 78歳の女性．脳梗塞による左片麻痺．身長160 cm．発症後7か月経過．便座上座位保持時，立ち上がり時および立位保持時には手すりが必要で，下衣着脱は手すりに右肩を当てて行う．トイレに図のようなL型手すりを設置する．設置位置として適切なa，b，cの寸法を答えよ．〔52AM013〕

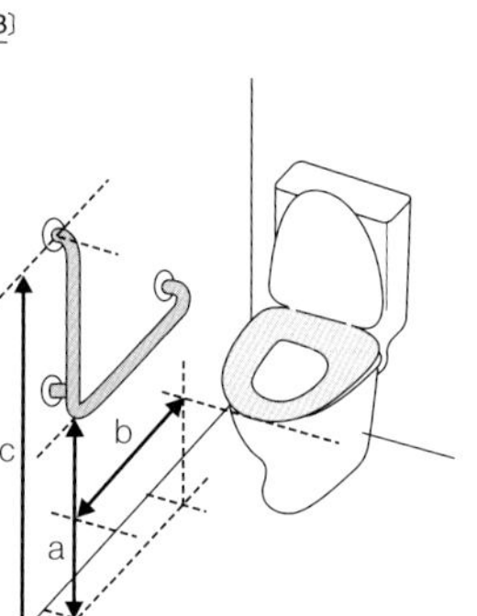

10. a：62〜65 cm
b：25〜30 cm
c：140〜150 cm

でる **11.** 25 歳の女性．脊髄完全損傷(第 5 胸髄節まで機能残存)．車椅子(寸法：全長 85 cm，全幅 55 cm，前座高 42 cm)での自立生活に向けて図のように住宅改修を行った．考えられる問題点はどれか．〔51AM010〕

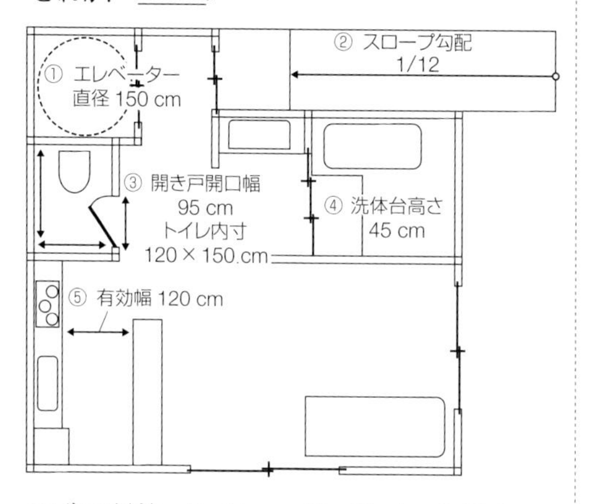

11. ③．トイレに入った後で扉を閉めることができない

12. 67 歳の男性．Parkinson 病，Hoehn & Yahr の重症度分類ステージⅢ．室内は伝い歩きで屋外は歩行車を用いているが，最近，体幹の前屈傾向がみられ時々つまずいて転倒する．この患者の住環境整備で，毛足の長いじゅうたんの設置は適切か．〔51PM007〕

解説 毛足の長いじゅうたんはつまずきやすい．

12. 不適切

13. 22歳の男性．頸髄損傷（第6頸髄節まで機能残存）．車椅子は床から390 mmの座面に100 mmの低反発素材のクッションを使用している．移乗は車椅子から前・後方移動で自立し，ADLは環境整備の上で自立が見込めるようになった．1人暮らしを目的にした住宅改修について答えよ．

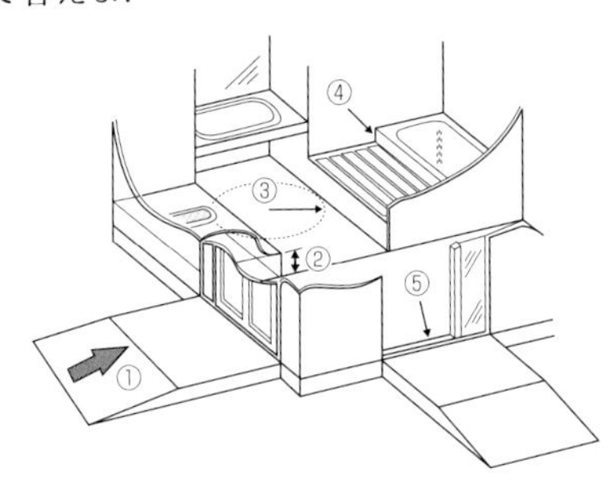

13-1. 図の①の入口のスロープ傾斜を1/8とするのは適切か．〔48PM012〕

13-1. 不適切

解説 スロープの傾斜は1/12以下とする．

13-2. 図の②の便器の高さを床から400 mmとするのは適切か．〔48PM012〕

13-2. 不適切

解説 第6頸髄レベルでは移乗する床と車椅子座面の高さは同じであることが望ましい．

13-3. 図の③の移乗の車椅子操作のために回転半径を600 mm確保するのは適切か．〔48PM012〕

13-3. 不適切

解説 回転半径が不十分である．

13-4. 図の④の浴槽のふちの高さを洗い場から150 mmとするのは適切か．〔48PM012〕

13-4. 不適切

解説 浴槽のふちの高さは洗い場の床と同じ高さにすることが望ましい．

でる 13-5. 図の ⑤ のテラスへの出入り口は埋め込みレールとするのは適切か.〔48PM012〕

13-5. 適切

14. 標準型車椅子の使用者の生活環境について答えよ.

14-1. トイレのドアは, 内開き, 外開き, 引き戸のどれが適切か.〔53AM038〕

14-1. 引き戸

14-2. 作業台の高さは, 何 cm 程度が適切か.〔53AM038〕

14-2. 70〜80 cm 程度

14-3. 屋外スロープの勾配はどの程度が適切か.〔53AM038〕

14-3. 1/12 を超えない程度

でる 14-4. 浴室と脱衣所の間にグレーチングを設置することは適切か.〔53AM038, 49PM036〕

14-4. 適切

14-5. 玄関前の回転スペースは直径何 cm 程度が適切か.〔53AM038〕

14-5. 150 cm 程度

15. 転倒リスクのある高齢者に対する階段の環境整備について答えよ.

15-1. 踏み面に柔らかい材質を用いることは適切か.〔49AM037〕

15-1. 不適切

15-2. 踏み面の奥行きを 200 mm 以内とすることは適切か.〔49AM037〕

解説 踏み面の奥行きは 300〜330 mm とする.

15-2. 不適切

15-3. 手すりは大転子よりも低い位置にするのは適切か.〔49AM037〕

解説 手すりは大転子と同じ高さとする.

15-3. 不適切

でる 15-4. 段鼻と踏み面にコントラストをつけるのは適切か.〔49AM037〕

15-4. 適切

15-5. 手すりの太さを直径 20 mm 以内とするのは適切か.〔49AM037〕

解説 手すりの太さは直径 30〜40 mm とする.

15-5. 不適切

でる **16.** 高齢者の住宅改造の際に設置する手すりについて，壁面から手すりの端までは何 mm 以上空けるか．〔47AM032〕

16. 60 mm 以上

17. 立位をとることは可能だが，移動は車椅子を要する片麻痺患者のための家屋改造について答えよ．

17-1. ドアを開き戸にするのは適切か．〔47PM037〕

解説 引き戸が適切である．開き戸は，戸が開くのに合わせ，身体を少し移動させなければならない．

17-1. 不適切

17-2. 浴槽を洋式タイプにするのは適切か．〔47PM037〕

解説 洋式タイプの浴槽は長くて浅い形状をしており，滑りやすく，身体が浮いて溺れる危険性もある．

17-2. 不適切

17-3. 廊下幅を 70 cm 確保するのは適切か．〔47PM037〕

解説 廊下幅は 85 cm 以上あることが望ましい．

17-3. 不適切

でる **17-4.** トイレにL字型の手すりを設置するのは適切か．〔47PM037〕

17-4. 適切

疾患別作業療法

① 脳卒中

1 Brunnstrom法ステージ

（ブルンストローム）

1. Brunnstrom法のステージ検査について答えよ．

1-1. 上肢Ⅱで，肘関節90°屈曲位で前腕を回内・回外ができるか．〔55PM029〕

解説 上肢Ⅳでできる運動である．

1-1. できない

でる **1-2.** 立位で踵を床につけたまま足関節を背屈することができる場合，下肢Ⅴ以上であるか．〔55PM029〕

1-2. 下肢Ⅴ以上である

1-3. 上肢Ⅲで，腕を側方水平位に挙上することができるか．〔55PM029〕

解説 上肢Ⅴでできる運動である．

1-3. できない

1-4. 上肢Ⅱで，明らかな関節運動を伴う屈筋共同運動はできるか．

1-4. できない

1-5. 手指Ⅳで，十分な手指集団伸展およびさまざまな握りができるか．〔55PM029〕

解説 手指Ⅴでできる運動である．

1-5. できない

1-6. 手指Ⅲで，不十分な全指伸展ができるか．

解説 手指Ⅳでできる運動である．

1-6. できない

1-7. 下肢Ⅲで，座位で踵接地での足背屈はできるか．

解説 下肢Ⅳでできる運動である．

1-7. できない

1-8. 立位で股関節伸展位での膝関節屈曲ができる場合，下肢Ⅵになるか．〔55PM029〕

解説 下肢Ⅴになる．

1-8. ならない

問題	解答
1-9. 立位で股関節外転ができる場合，下肢Ⅵになるか．	1-9. なる
2. 65歳の女性．右利き．右被殻出血による左片麻痺．発症後4か月が経過した．Brunnstrom法ステージは左上肢Ⅳ，左手指Ⅳ，左下肢Ⅵ．豆腐を手掌の上で切ることは，両手で可能な動作か．〔52AM003〕	2. 不可能
でる **3.** 脳血管障害後の片麻痺患者にBrunnstrom法ステージテストを行った．肩関節の屈曲は肘伸展位で150°可能，外転は90°可能であるが肘関節30°屈曲していた．また円柱形のペグを把持するよう指示すると，対向つまみはできなかったが横つまみは可能であった．Brunnstrom法ステージは上肢，手指おのおのいくつか．〔48AM023〕	3. 上肢Ⅳ，手指Ⅳ
4. 片麻痺にみられる動作とBrunnstrom法ステージについて答えよ．	
4-1. 対向つまみが可能なステージは何か．〔47PM024〕	4-1. 手指Ⅴ
4-2. わずかに手指の伸展が可能なステージは何か．〔47PM024〕	4-2. 手指Ⅳ
でる **4-3.** 坐位で踵を床から離さずに足関節の背屈が可能なステージは何か．〔47PM024〕	4-3. 下肢Ⅳ
4-4. 麻痺側上肢を腰の後ろに持っていくことができるステージは何か．〔47PM024〕	4-4. 上肢Ⅳ
でる **4-5.** 肩関節屈曲・肘関節伸展位で回内と回外とができるステージは何か．〔47PM024〕	4-5. 上肢Ⅴ

2 運動機能

1. FMA(Fugl-Meyer Assessment)の適応疾患は何か．〔55AM032〕

1. 脳卒中

2. 68歳の女性．発症後2か月の脳卒中右片麻痺患者．Brunnstrom法ステージは上肢Ⅳ．上肢の伸筋群に随意的な関節運動が認められるようになった．本症例の肘伸展を誘発するための作業療法について答えよ．

2-1. 図は本症例の作業療法として適切か．

〔54AM010〕

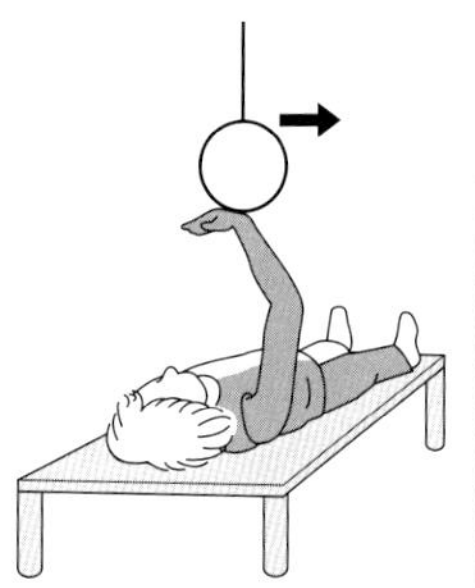

2-1. 適切

でる **2-2.** 図は本症例の作業療法として適切か．

〔54AM010〕

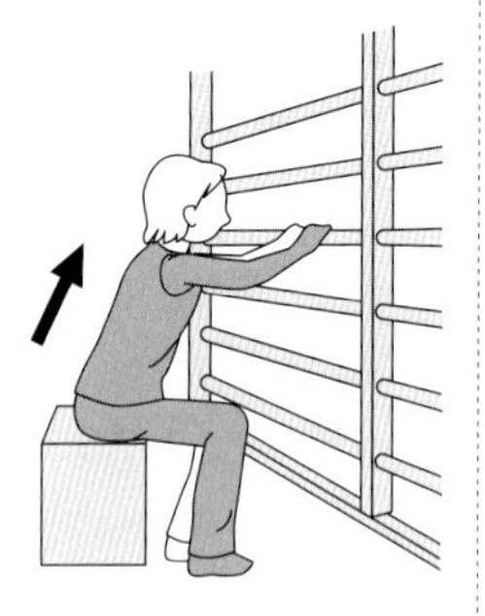

2-2. 不適切

解説 肘関節屈曲筋群の筋緊張を亢進させてしまう可能性がある．

2-3. 図は本症例の作業療法として適切か.

〔54AM010〕

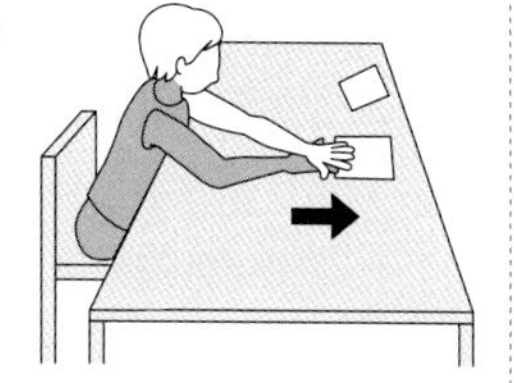

2-3. 適切

2-4. 図は本症例の作業療法として適切か. 〔54AM010〕

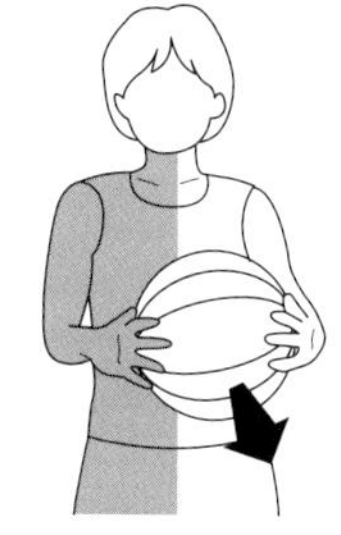

2-4. 適切

2-5. 図は本症例の作業療法として適切か.

〔54AM010〕

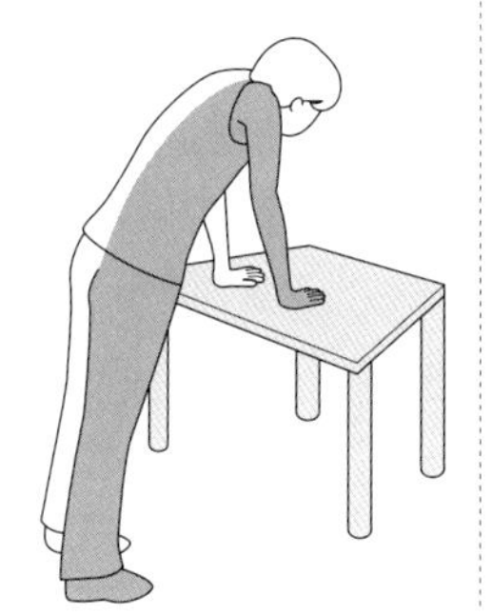

2-5. 適切

でる **3.** 56歳の女性．右利き．脳出血で右片麻痺となり，保存的療法にて発症後7日が経過した．意識は清明．右上肢および手指はBrunnstrom法ステージⅠ．右肩関節に軽度の亜脱臼を認めるが，疼痛や浮腫はない．現時点でこの患者の右上肢に行う治療として最も適切なのはどれか．

① 筋再教育訓練
② 利き手交換訓練
③ 間欠的機械圧迫
④ 渦流浴
⑤ パンケーキ型装具装着　〔51AM007〕

3. ①

4. 63歳の男性．脳出血による左片麻痺．Brunnstrom法ステージは左上肢Ⅲ，左手指Ⅲおよび左下肢Ⅳ．上肢の分離運動促通を目的とした自主訓練について答えよ．

4-1. 図は本症例の自主訓練として適切か．〔47PM009〕

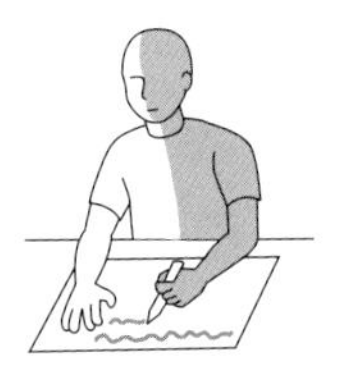

4-1. 不適切

でる **4-2.** 図は本症例の自主訓練として適切か．〔47PM009〕

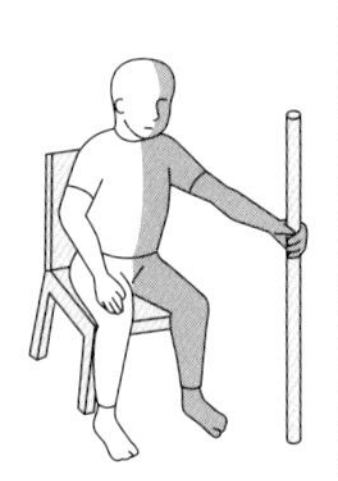

4-2. 適切

解説 前腕中間位で肩関節を屈曲位90°に保っており，ステージⅣに該当する分離運動である．よって適切である．

4-3. 図は本症例の自主訓練として適切か．〔47PM009〕

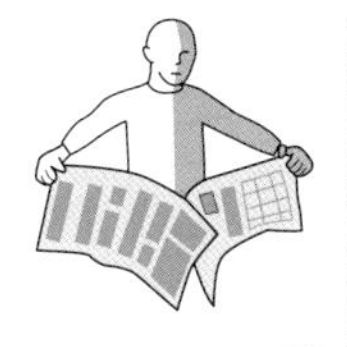

4-3. 不適切

4-4. 図は本症例の自主訓練として適切か．〔47PM009〕

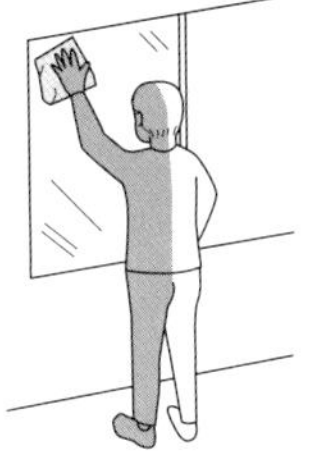

4-4. 不適切

4-5. 図は本症例の自主訓練として適切か．〔47PM009〕

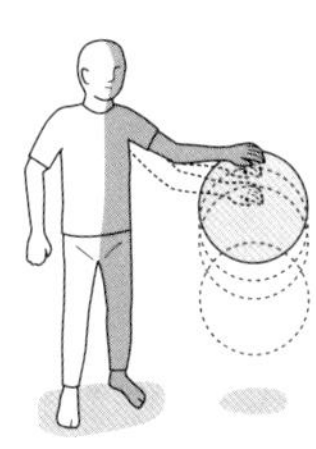

4-5. 不適切

5. 顔面と上下肢に感覚脱失を呈する脳卒中片麻痺の患者に対して，麻痺手使用を控えるように指導するのは適切か．〔53AM031〕

5. 不適切

解説 危険がない範囲で麻痺手の使用を促す．

6. Brunnstrom 法ステージ上肢Ⅲ，手指Ⅳの片麻痺患者に座位で麻痺側上肢の促通練習を行う時，上肢Ⅳを目指した課題について答えよ．

でる **6-1.** 机上の積み木を裏返すのは，適切か．〔53AM034〕

6-1. 適切

6-2. 机上のお手玉を非麻痺側大腿に載せるのは，適切か．〔53AM034〕

6-2. 不適切

解説 この運動は伸展共同運動であり，上肢Ⅲの課題である．

6-3. 大腿上に置いた手を口元に近づけるのは，適切か．〔53AM034〕

6-3. 不適切

6-4. 頭上の高さの壁面を肘伸展位で雑巾で拭くのは，適切か．〔53AM034〕

解説 これは上肢Vの課題である．

6-4. 不適切

6-5. 机上のお手玉を肘伸展位で麻痺側側方の肩の高さに移動するのは，適切か．〔53AM034〕

解説 これは上肢Vの課題である．

6-5. 不適切

7. Brunnstrom 法における感覚受容器の刺激の対象は主に皮膚であるか．〔52PM034〕

解説 麻痺の回復段階によって反射を利用した誘発を行う．

7. ではない

8. Bobath（ボバース）法における感覚受容器の刺激の対象は主に皮膚であるか．〔52PM034〕

8. ではない

でる **9.** 神経筋促通法の1つで，感覚受容器の刺激の対象が主に皮膚である方法は何か．〔52PM034〕

9. Rood（ルード）法

10. Fay（フェイ）法における感覚受容器の刺激の対象は主に皮膚であるか．〔52PM034〕

解説 Fay 法は神経筋反射療法である．

10. ではない

11. 神経筋促通法のひとつで，主に関節圧縮，筋の伸張・運動抵抗などにより固有受容器を刺激する方法は何か．〔52PM034〕

11. PNF

12. CI 療法(constraint-induced movement therapy)について答えよ．

12-1. Brunnstrom 法ステージ上肢Ⅱ，手指Ⅱで適応となるか．〔49AM028〕

解説 重度麻痺レベルの患者は CI 療法の適応ではない．

12-1. ならない

でる **12-2.** 段階的に麻痺側上肢の使用を促す訓練方法を用いるのは，適切か．〔49AM028〕

12-2. 適切

12-3. 重度の感覚障害の患者に高い効果が期待できるか．〔49AM028〕

12-3. 期待できない

12-4. 毎日 1 時間の練習を 2 週間実施するのは，適切か．〔49AM028〕

解説 練習は 1 日 4〜5 時間を平日 5 日間×2 セット(10 日間)行う.

12-4. 不適切

12-5. 急性期の患者のみに用いるのは，適切か．〔49AM028〕

解説 慢性期も対象となる.

12-5. 不適切

13. 小脳梗塞の患者にみられる徴候について答えよ．

13-1. 指鼻試験は陰性となるか．〔49PM027〕

13-1. 陽性となる

13-2. 踵膝試験は陰性となるか．〔49PM027〕

13-2. 陽性となる

13-3. 筋トーヌスは亢進するか．〔49PM027〕

13-3. 低下する

13-4. Babinski(バビンスキー) 反射は陽性となるか．〔49PM027〕

13-4. 陰性となる

でる **13-5.** Romberg(ロンベルグ) 試験は陰性となるか．〔49PM027〕

13-5. 陰性となる

14. Fugl-Meyer Assessment(FMA)で評価する疾患は何か．〔48PM024〕

14. 脳卒中

15. 小脳失調患者の上肢の協調性向上を目的とした方法について答えよ．

15-1. 上肢遠位部に弾性緊迫帯を巻くのは正しいか．〔47PM031〕

解説 上・下肢ともに弾性緊迫帯は近位部に巻く.

15-1. 誤っている

でる **15-2.** 上肢遠位部に重錘を負荷するのは正しいか．〔47PM031〕

15-2. 正しい

15-3. 筋にタッピング刺激を与えるのは正しいか．〔47PM031〕

15-3. 誤っている

15-4. 筋に寒冷刺激を与えるのは正しいか．〔47PM031〕

15-4. 誤っている

15-5. 筋の他動伸張を行うのは正しいか．〔47PM031〕

15-5. 誤っている

ポイント タッピング刺激，寒冷刺激，他動伸張は小脳失調には適応がない.

3 高次脳機能障害

1. 70歳の女性．右利き．高血圧性脳出血．急性期の頭部CTを示す．この患者に運動維持困難は出現しやすいか．〔50PM004〕

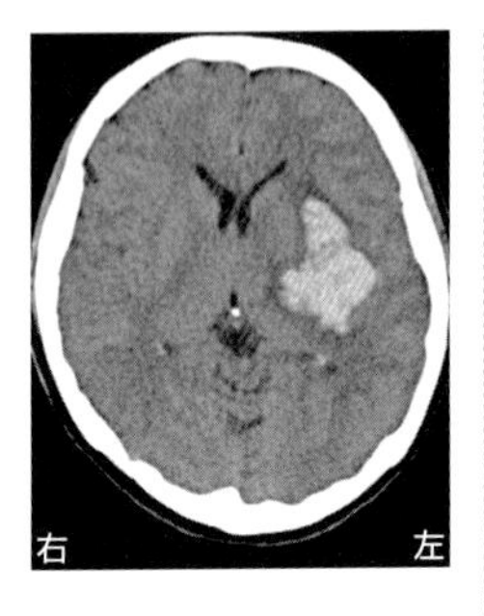

1. 出現しにくい

解説 頭部CTより左被殻出血と推察される．「運動維持困難」は，右前頭葉障害で出現しやすい．

でる **2.** 半側空間無視患者に視点をずらす(左半側空間無視の場合は右へ)メガネをかけさせる療法は何か．〔55AM034〕

2. プリズム適応療法

3. 左半側空間無視患者の後頸部に振動刺激を与える場合，右後頸部か，左後頸部か．〔55AM034〕

3. 左後頸部

4. 記憶障害者に対し，情報を保持する時間間隔を少しずつ伸ばしながら想起させる治療法は何か．〔55AM034〕

4. 間隔伸張法

5. 自分自身の言葉により行動を統制させようとする治療法は何か．〔55AM034〕

5. 自己教示法

6. 記憶障害に対し，視覚的記憶を利用し言語的記憶を補う方法は何か．〔55AM034〕

6. 視覚イメージ法

7. 記憶障害者への対応について答えよ．

7-1. 記憶する内容の意味を考えさせ，声に出し印象づけて記憶させるのは適切か．〔56AM032〕

7-1. 適切

7-2. バランストレーニングなどの運動を活用することは適切か．〔56AM032〕

7-2. 適切

	問題	解答
	7-3. 記憶する内容の絵などの視覚的イメージを用いて記憶させることは適切か．〔56AM032〕	7-3. 適切
でる	**7-4.** 備忘録を活用しないことは適切か．〔56AM032〕 **解説** 備忘録は活用する．	7-4. 不適切
でる	**7-5.** 失敗を経験させながら記憶の修正を促すことは適切か．〔56AM032〕 **解説** 間違いや失敗を経験させない誤りなし学習が重要である．	7-5. 不適切
	8. 遮断除去法が適応となる病態は何か．〔56PM034〕	8. 失語症
でる	**9.** 自己教示法が適応となる病態は何か．〔56PM034〕	9. 遂行機能障害
	10. 間隔伸張法が適応となる病態は何か．〔56PM034〕	10. 記憶障害
	11. 視覚走査法が適応となる病態は何か．〔56PM034〕	11. 半側空間無視
	12. PQRST 法が適応となる病態は何か．〔56PM034〕	12. 記憶障害
	13. 顔の左側の髭を剃り残す場合，脳の障害部位はどこか．〔56PM039〕	13. 頭頂葉
	14. 記憶障害により新しい道順を覚えられない場合，脳の障害部位はどこか．〔56PM039〕	14. 側頭葉
でる	**15.** 何度も同じことを繰り返し聞く場合，脳の障害部位はどこか．〔56PM039〕	15. 側頭葉
	16. 物事を順序立てて実行することが難しい場合，脳の障害部位はどこか．〔56PM039〕	16. 前頭葉
	17. 見えていないのに見えているように振る舞う場合，脳の障害部位はどこか．〔56PM039〕	17. 後頭葉

18. 49歳の男性．くも膜下出血後，高次脳機能障害の診断を受けた．現在は妻が車で送迎し，通院リハビリテーション治療と作業所への通所を行っている．WAIS-Ⅲは言語性IQ77点，動作性IQ70点，全検査IQ72点．三宅式記銘力検査で，有関係対語5-7-8，無関係対語0-1-1，TMTで，A84秒，B99秒．妻がフルタイムで復職するため，通院や通所への対応が必要となった．本人は自分で車を運転しての通院・通所を希望している．対応として，自分で車を運転しての外出訓練を行うのは正しいか．

〔54AM006〕

18. 誤っている

解説 まずはバスなどの公共交通機関を利用した外出訓練を促す．

19. 53歳の女性．前交通動脈瘤破裂によるくも膜下出血にて救急搬送された後，クリッピング術が施行された．術後1週間で作業療法が処方された．言語機能と身体機能には大きな問題はみられず，食事，更衣，整容などは自立していたが，担当の作業療法士の名前や新しい出来事が覚えられない，などがみられた．この患者に行う評価について答えよ．

19-1. 評価にBehavioural Inattention Test（BIT）を用いるのは適切か．〔54PM017〕

19-1. 不適切

でる **19-2.** 評価にMini Mental State Examination（MMSE）を用いるのは適切か．〔54PM017〕

19-2. 適切

19-3. 評価に標準失語症検査〔Standard Language Test of Aphasia（SLTA）〕を用いるのは適切か．〔54PM017〕

19-3. 不適切

19-4. 評価に標準高次視知覚検査〔Visual Perception Test for Agnosia(VPTA)〕を用いるのは適切か. 〔54PM017〕

19-4. 不適切

でる **19-5.** 評価にウェクスラー記憶検査〔Wechsler Memory Scale(WMS)〕-Ⅲを用いるのは適切か. 〔54PM017〕

19-5. 適切

ポイント 記憶障害の評価法を行うべきであり, MMSE, WMS-Ⅲが適切である.

20. 70歳の男性. 右利き. 右内頸動脈閉塞による左片麻痺のため回復期リハビリテーション病棟に入院中. 意識清明. 日用物品の使用に不便はないが, 右側を向いていることが多く, 左側の対象物への気付きが遅れることがある. 物事には積極的に取り組む一方で, 他者へ脈絡なくたびたび話しかけてしまう. この時期の患者の評価法について答えよ.

20-1. 評価にApathy scaleを用いるのは適切か. 〔52AM012〕

20-1. 不適切

でる **20-2.** 評価にBITを用いるのは適切か. 〔52AM012〕

20-2. 適切

でる **20-3.** 評価に前頭葉機能検査〔Frontal Assessment Battery(FAB)〕を用いるのは適切か. 〔52AM012〕

20-3. 適切

20-4. 評価に一般職業適性検査〔General Aptitude Test Battery(GATB)〕を用いるのは適切か. 〔52AM012〕

20-4. 不適切

20-5. 評価にWestern Aphasia Battery(WAB)を用いるのは適切か. 〔52AM012〕

20-5. 不適切

ポイント 左半側空間無視と注意障害が疑われるため, 評価としてはBITとFABを行う.

でる **21.** 45歳の男性. 右利き. 脳梗塞を発症し1か月経過した. 病変部位はMRIで左角回と左側頭葉後下部であった. 運動麻痺は認められない. 生じやすい高次脳機能障害は何か. 〔50AM003〕

21. 失読失書

22. 82歳の男性．右利き．突然の意識消失のため救急搬入された．入院後意識は回復した．発症後2時間のMRI拡散強調像を示す．この患者が呈する症状について答えよ．

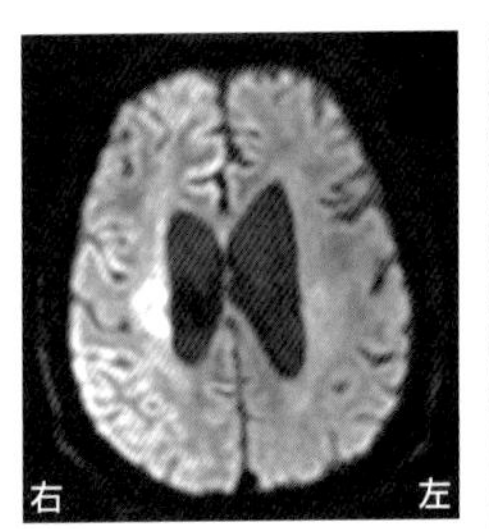

22-1. 観念失行が起こる可能性は高いか．〔54PM017〕

22-2. 左右失認が起こる可能性は高いか．〔54PM017〕

22-3. 運動性失語が起こる可能性は高いか．〔54PM017〕

22-4. 観念運動失行が起こる可能性は高いか．〔54PM017〕

でる **22-5.** 左半側空間無視が起こる可能性は高いか．〔54PM017〕

22-1. 低い
22-2. 低い
22-3. 低い
22-4. 低い
22-5. 高い

ポイント MRI拡散強調像は，右大脳の放線冠の損傷を示している．右手利き者の場合，観念失行，左右失認，運動性失語，観念運動失行は，左大脳損傷で症状が生じる可能性が高い．

23. 脳血管障害患者にネット手芸を作業活動として選択した．下から6段目までを作業療法士が手本として見せた後，色を変えて患者が実施した作品の途中経過を示す．最も考えられる障害は何か．〔48AM002〕

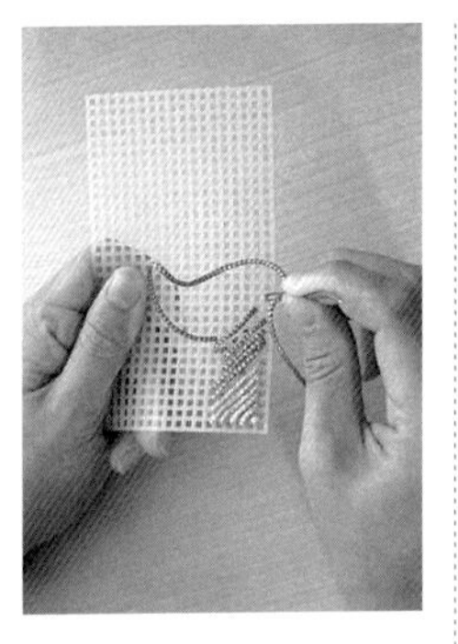

23. 構成障害

24. 遂行機能障害に対する介入方法について答えよ．

でる 24-1. 自己教示法は適しているか.〔53PM031〕 | 24-1. 適している

24-2. ペグ法は適しているか.〔53PM031〕 | 24-2. 適していない

24-3. 直接刺激法は適しているか.〔53PM031〕 | 24-3. 適していない

24-4. 間隔伸張法は適しているか.〔53PM031〕 | 24-4. 適していない

24-5. 物語作成法は適しているか.〔53PM031〕 | 24-5. 適していない

ポイント ペグ法と物語作成法は記憶法であり，直接刺激法は注意機能へのアプローチ，間隔伸張法は記憶障害へのアプローチである.

25. 右半球損傷による全般性注意障害の片麻痺患者に対する初期の基本動作支援について答えよ.

25-1. 移乗動作の誤りを繰り返し修正することは適切か.〔52AM032〕 | 25-1. 不適切

解説 誤りを繰り返し修正するのではなく，成功パターンを繰り返し体得させる.

25-2. 杖歩行は複数人とすれ違う環境から開始することは適切か.〔52AM032〕 | 25-2. 不適切

解説 介入はできるだけ余計で複雑な刺激がない環境から開始する.

でる **25-3.** 車椅子駆動練習は外乱の少ない環境から開始することは適切か.〔52AM032〕 | 25-3. 適切

25-4. 寝返りにおける性急な動作は口頭指示のみで修正することは正しいか.〔52AM032〕 | 25-4. 不適切

解説 口頭指示だけではなく，視覚や動作の繰り返し刺激を組み合わせながら修正する.

25-5. 起き上がり動作は一連の動作を一度に口頭で指導することは適切か.〔52AM032〕 | 25-5. 不適切

26. 前交通動脈の動脈瘤塞栓術後に両側前脳基底部の梗塞で生じやすい症状は何か.〔51PM032〕 | 26. 健忘症候群

解説 前脳基底部の損傷は，記憶障害・作話や睡眠障害などを引き起こす.

27. 記憶障害とその治療介入について答えよ.

27-1. 逆向性健忘の治療介入としてアルバム療法は適切か. 〔50AM034〕

27-1. 適切

でる **27-2.** 逆向性健忘の治療介入として展望記憶訓練は適切か. 〔50AM034〕

27-2. 不適切

解説 展望記憶訓練は前向性健忘の治療介入である.

27-3. 前向性健忘の治療介入としてメモリーノートは適切か. 〔50AM034〕

27-3. 適切

27-4. 前向性健忘の治療介入としてアラーム付き時計は適切か. 〔50AM034〕

27-4. 適切

27-5. 前向性健忘の治療介入としてリアリティオリエンテーションは適切か. 〔50AM034〕

27-5. 適切

ポイント 前向性健忘とは障害時点以降の情報の記憶ができないことをいい, 逆向性健忘とは障害時点以前の記憶が想起できないことを指す.

28. 高次脳機能障害に対する作業療法について答えよ.

でる **28-1.** 純粋失読に対する作業療法としてなぞり読みは適切か. 〔49AM027〕

28-1. 適切

28-2. 物体失認に対する作業療法として物品の色名呼称は適切か. 〔49AM027〕

28-2. 不適切

解説 触覚や使用時の音などの感覚を利用して作業療法を行う.

28-3. 手指失認に対する作業療法として握り・放しの運動は適切か. 〔49AM027〕

28-3. 不適切

解説 握り・放しの運動は麻痺に対して行う作業療法である.

28-4. 地誌的障害に対する作業療法として都道府県名の列挙は適切か. 〔49AM027〕

28-4. 不適切

解説 都道府県名の列挙は言葉の流暢性に対するアプローチである.

28-5. 左半側空間無視に対する作業療法として絵の呼称は適切か．〔49AM027〕

28-5. 不適切

でる **29.** 失行症がみられる患者にある動作を指示したところ，指示したとおりに可能であった．その後，別の動作を指示したところ前回に指示した動作を繰り返した．この誤反応は何か．〔48AM032〕

29. 保続

30. 高次脳機能障害の治療法について答えよ．

30-1. 記憶障害の治療法として自律訓練法は適切か．〔51AM032〕

解説 自律訓練法は自律神経失調症や睡眠障害などに対する治療法である．

30-1. 不適切

30-2. 失行症の治療法として回想法は適切か．〔51AM032〕

解説 回想法は認知症に対する治療法である．

30-2. 不適切

30-3. 純粋失読の治療法として認知行動療法は適切か．〔51AM032〕

解説 認知行動療法は主にうつ症状や不安症などに対する治療法である．

30-3. 不適切

30-4. 遂行機能障害の治療法として間隔伸張法は適切か．〔51AM032〕

解説 間隔伸張法は認知症などに対する治療法である．

30-4. 不適切

でる **30-5.** 半側空間無視の治療法としてプリズム適応療法は適切か．〔51AM032〕

30-5. 適切

4 ADL・IADL

でる **1.** 杖歩行を行う左片麻痺患者の，常時2点支持歩行の歩き出しで正しい順番を答えよ．〔55AM027〕

1. 杖→左脚→右脚

でる **2.** 54歳の男性．勤務中に突然の気分不快を訴え病院を受診し，脳梗塞による左片麻痺にて入院となった．妻と子どもとの3人暮らしで家事は妻が担っていた．職業は会社員で事務仕事を行い，会社までは電車で通院していた．3か月が経過して，ADLは自立し，患者は復職を希望するようになった．Brunnstrom法ステージは上肢Ⅲ，手指Ⅱ，下肢Ⅴで病院内外の杖歩行は自立している．認知機能に明らかな問題はない．この時点でのIADL評価で優先すべきなのは何か．〔55PM003〕

2. 公共交通機関の利用

3. 65歳の男性．脳梗塞で左片麻痺となり1か月が経過した．Brunnstrom法ステージで上肢Ⅳ，手指Ⅳ，下肢Ⅳ．認知機能と感覚とに障害はない．非麻痺側上肢に機能的な問題はない．短下肢装具を用いて屋内歩行が可能．作業療法で，両手で頭上の高さの棚に衣類を収納することは適切か．〔51PM006〕

解説 本症例は上肢を水平位程度までしか挙上できないため，頭上の高さの棚に衣類を収納することはできない．

3. 不適切

でる **4.** 70 歳の男性．脳血管障害による左片麻痺．車椅子からベッドへの移乗は介助バーを使用して1人で何とか可能である．初回評価時の車椅子からベッドへの移乗場面において，ベッド，車椅子，介助バーおよび作業療法士の相対的な位置関係で適切なのはどれか．〔51PM012〕

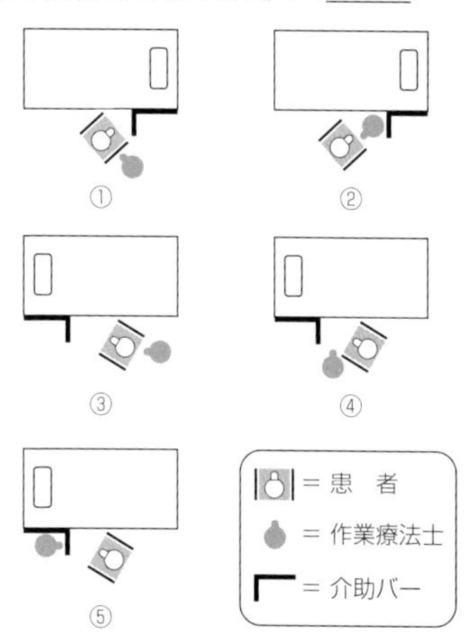

4. ④

5. 70 代の女性．右利き．脳出血による重度の右片麻痺．長男の家族と同居している．発症後7か月で訪問による作業療法が開始された．初回評価の COPM の結果を表に示す．この患者に対する対応について答えよ．

作業の問題	重要度	遂行度	満足度
猫の世話をする	10	5	5
花の世話をする	9	6	7
自宅で入浴する	8	1	1
自分の食事を作る	7	3	3
読書をする	5	8	4

でる **5-1.** 介入後に遂行度と満足度とを再評価するのは適切か．〔50PM003〕

5-1. 適切

5-2. ADLである入浴から介入を開始するのは適切か.〔50PM003〕

解説 重要度は高いが，遂行度，満足度がともに低く入浴から介入を開始すべきではない.

5-2. 不適切

5-3. 麻痺側上肢での調理を実施するのは適切か.〔50PM003〕

解説 非麻痺側での調理のほうが容易に実施できる可能性が高い.

5-3. 不適切

5-4. すべて12段階で評価するのは適切か.〔50PM003〕

解説 COPMの評定は10段階で行われる.

5-4. 不適切

5-5. 猫の世話を家族に任せるのは適切か.〔50PM003〕

解説 患者への対応において，重要度の点数はおおいに考慮する必要がある.

5-5. 不適切

6. 50代の女性．脳出血による右片麻痺．発症後8か月が経過した．右利きであったが利き手交換を実施した．Brunnstrom法ステージは上肢Ⅳ，手指Ⅳ，下肢Ⅴ，感覚機能は表在・深部とも軽度鈍麻で，握力は右2 kg，左28 kg，立位バランスは良好である．この患者が実施可能な動作について答えよ．

6-1. 図のようにタオルを干すことは可能か.〔49PM004〕

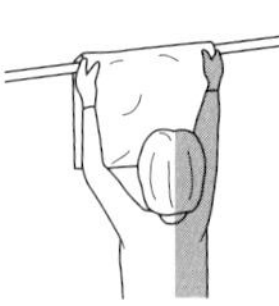

解説 上肢Ⅴから可能な動作である.

6-1. 不可能

6-2. 図のようにリンゴの皮をむくことは可能か.〔49PM004〕

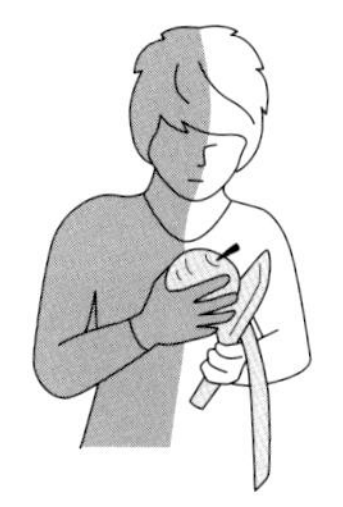

解説 上肢・手指Ⅵ以上で可能な動作である.

6-2. 不可能

でる **6-3.** 図のように左手の爪を切ることは可能か.〔49PM004〕

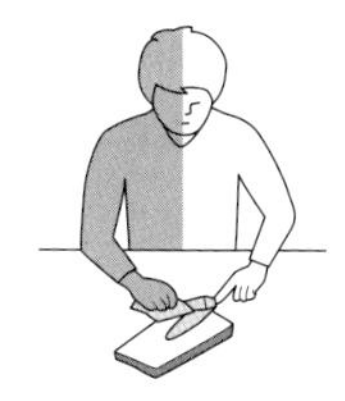

6-3. 可能

6-4. 図のように茶碗を持つことは可能か.〔49PM004〕

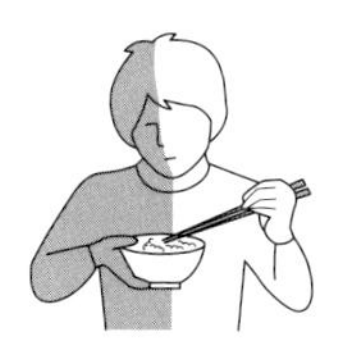

解説 上肢・手指Ⅴ以上で可能な動作である.

6-4. 不可能

6-5. 図のように手掌で風船を打つことは可能か.〔49PM004〕

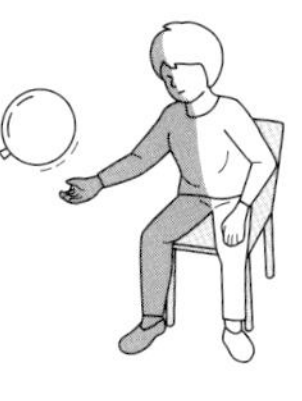

解説 上肢Ⅴ以上で可能な動作である.

6-5. 不可能

でる **7.** 70歳の男性．2年前に脳卒中による左片麻痺を発症した．Brunnstrom法ステージは上肢と手指はⅡで，下肢はⅢである．左半側空間無視を認める．FIMでは，セルフケアの6項目と移乗の3項目は4点で，車椅子での移動項目は3点である．自宅でのリハビリテーションに際し優先されるべき目標として，移乗動作の向上は適切か．〔49PM005〕

7. 適切

8. 顔面と上下肢に感覚脱失を呈する脳卒中片麻痺の患者に対する指導について答えよ．

でる **8-1.** 湯呑みを非麻痺側で把持するように指導するのは適切か．〔53AM031〕

8-1. 適切

8-2. 両手での車椅子駆動を勧めるのは適切か．〔53AM031〕

解説 危険のない範囲で麻痺手の使用を促す．

8-2. 不適切

8-3. 屋内ではスリッパ使用を勧めるのは適切か．〔53AM031〕

解説 転倒のリスクが増す．

8-3. 不適切

8-4. 髭剃りはT字カミソリを勧めるのは適切か．〔53AM031〕

解説 電動髭剃りの使用が望ましい．

8-4. 不適切

9. 中等度の片麻痺患者に対する前開きカッターシャツの着衣動作指導の導入について答えよ．

でる **9-1.** 麻痺側の袖はどこまで引き上げるのが正しいか．〔53PM032〕

解説 肩まで引き上げないと健側袖がうまく健側側まで回らない．

9-1. 肩まで

9-2. 立位保持が可能となってから開始するのは適切か．〔53PM032〕

解説 座位保持が可能となってから開始する．

9-2. 不適切

9-3. ボタンは真ん中から留めるのは正しいか.〔53PM032〕

9-3. 不適切

解説 真ん中から留めるとずれやすいため端から留める.

10. 車椅子からの立ち上がり時に,後方重心となり介助を要する脳卒中片麻痺患者への対応について答えよ.

10-1. 立ち上がる前には車椅子に深く座らせるか,浅く座らせるか.〔50PM031〕

10-1. 浅く座らせる

10-2. 両足の内側を密着させるのは適切か.〔50PM031〕

10-2. 不適切

解説 両足は肩幅くらいに広げる.

でる **10-3.** 足部は膝の位置より後方に引かせるのは適切か.〔50PM031〕

10-3. 適切

10-4. どこを見るように指示するのがよいか.〔50PM031〕

10-4. やや前方の床

10-5. 介助者がズボンを持って上に引き上げるのは適切か.〔50PM031〕

10-5. 不適切

解説 介助者は脇の下を支える.

11. 86歳の女性．脳梗塞による左片麻痺，発症後1年半が経過した．ADLは介助すればおかゆなどの調理食を食べる以外は全介助，ドーナツ型の枕を使用してベッド上で臥床している．全身の筋萎縮，筋短縮と関節拘縮を著明に認める．退院時に介護保険を利用してベッドやマットを準備したが，体圧分散マットのような特殊マットは利用していない．作業療法士が自宅訪問したときのベッド上での肢位を示す．褥瘡予防と姿勢保持のために背臥位でポジショニングを行う．クッションを置く部位について答えよ．

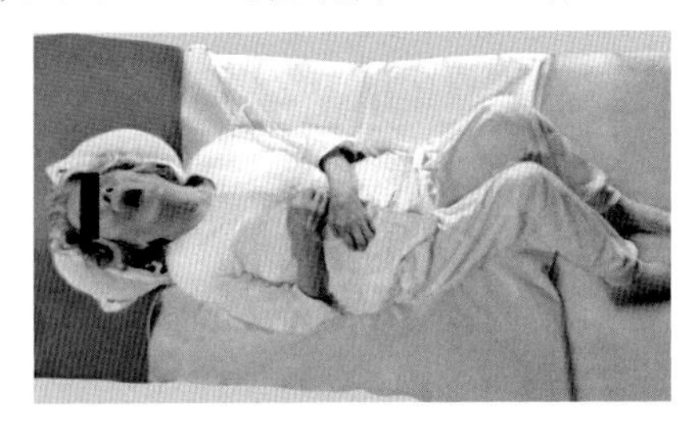

11-1. 後頸部にクッションを置く優先度は高いか．〔48PM005〕

11-1. 高くない

11-2. 肩甲骨背面にクッションを置く優先度は高いか．〔48PM005〕

11-2. 高くない

11-3. 腰背部にクッションを置く優先度は高いか．〔48PM005〕

11-3. 高くない

11-4. 右大転子部にクッションを置く優先度は高いか．〔48PM005〕

11-4. 高くない

でる **11-5.** 両大腿内側にクッションを置く優先度は高いか．〔48PM005〕

11-5. 高い

解説 股関節を内・外旋中間位とするため，両大腿内側にクッションを置く．

5 Wallenberg（ワレンベルグ）症候群

でる **1.** 50歳の女性．左椎骨動脈解離によるWallenberg症候群で3週経過した．四肢に麻痺と高次脳機能障害はないが，摂食嚥下障害があり経鼻管栄養開始された．嚥下造影では咽頭収縮不良による左側咽頭通過障害を認め，唾液を常にティッシュで拭っている状態である．発熱はなく，呼吸状態は安定している．この患者への対応で，頸部左回旋して嚥下することは適切か．〔52AM007〕

1. 適切

2. Horner（ホルネル）症候群の症状について答えよ．

でる **2-1.** 散瞳は認められるか．〔51AM025, 49AM030〕

2-1. 認められない

でる **2-2.** 縮瞳は認められるか．〔51AM025〕

2-2. 認められる

よくでる **2-3.** 眼瞼下垂は認められるか．〔51AM025, 49AM030〕

2-3. 認められる

2-4. 結膜充血は認められるか．〔51AM025〕

2-4. 認められない

2-5. 眼球運動障害は認められるか．〔51AM025〕

2-5. 認められない

2-6. 病側顔面の発汗低下は認められるか．

2-6. 認められる

2-7. 眼裂の狭小は認められるか．

2-7. 認められる

2-8. 発汗亢進は認められるか．〔49AM030〕

2-8. 認められない

2-9. 眼球突出は認められるか．〔49AM030〕

2-9. 認められない

2-10. 皮膚冷感は認められるか．〔49AM030〕

2-10. 認められない

解説 Horner症候群は，交感神経遠心路の障害によって生じる．

3. Wallenberg症候群の嚥下障害への対応について答えよ．

3-1. 病巣側への頸部回旋での直接訓練は適切か．〔50AM036〕

3-1. 適切

でる **3-2.** 頸部伸展位での直接訓練は適切か．〔50AM036〕

3-2. 不適切

解説 誤嚥のリスクを高める．

3-3. Shaker（シャキア）法は適切か．〔50AM036〕

3-3. 適切

3-4. Mendelsohn（メンデルソーン）手技は適切か．〔50AM036〕

3-4. 適切

3-5. バルーン拡張法は適切か．〔50AM036〕

3-5. 適切

6 その他

でる **1.** 57歳の男性．視床出血後に表在感覚と深部感覚との障害を認める．運動麻痺は認めない．この患者に行う知覚再教育で，「開眼で代償させる」は正しいか．〔50AM009〕

解説 知覚再教育を行う際には視覚による代償を避ける．

1. 誤っている

2. Stroke Impairment Assessment Set（SIAS）で評価する項目数はいくつか．

解説 SIASの対象疾患は脳卒中である．

2. 22項目

3. 78歳の女性．右利き．脳梗塞による左片麻痺で入院中．Brunnstrom法ステージは上肢V，手指VI，下肢V．歯がなく，きざみ食をスプーンで全量自力摂取しているが，次から次へと食べ物を口に運ぶ．改訂水飲みテスト（MWST）は5点，反復唾液嚥下テスト（RSST）は4回/30秒であった．

この患者への対応で，食前に耳下腺マッサージを行うのは正しいか．〔55AM008〕

解説 耳下腺マッサージは嚥下の準備期に問題がある患者を対象に唾液分泌を促すために行う．

3. 誤っている

でる **4.** 46歳の男性．脳梗塞による右片麻痺．Brunnstrom法ステージは上肢Ⅴ，手指Ⅴ，下肢Ⅴ．発症後7か月が経過し，認知機能はMMSEが24点，軽度の注意障害を認めている．すでに退院し，父母と同居している．発症前は内装業に従事していたが，同職での復職が困難であることから，就労移行支援による雇用を目指している．作業療法士が患者に実施する内容で，実際の場面での職業評価を行うのは正しいか．

〔55PM013〕

4. 正しい

でる **5.** 60歳の女性．視床出血発症後1か月．左片麻痺を認め，Brunnstrom法ステージは上肢Ⅱ，手指Ⅱ，下肢Ⅳである．左手指の発赤，腫脹および疼痛を認め，訓練に支障をきたしている．この患者に対する治療で，交代浴を行うことは正しいか．〔54PM008〕

5. 正しい

でる **6.** 73歳の女性．脳出血による右片麻痺がある．Moberg（モバーグ）のピックアップ検査の結果を示す．ただし，検査結果はそれぞれ2回計測した所要時間の平均である．この結果から考えられる問題点は何か．〔47AM005〕

	開　眼	閉　眼
左　側	10秒	18秒
右　側	29秒	実施困難

6. 知覚障害

外傷性脳損傷

1. びまん性軸索損傷の患者について答えよ．

でる **1-1.** 社会的行動異常は認められるか．〔55AM026〕

1-1. 認められる

1-2. 四肢，体幹の関節拘縮を生じやすいか．〔55AM026〕

1-2. 生じにくい

1-3. 運動失調を呈するか．〔55AM026〕

1-3. 呈する

1-4. 認知障害の回復は良好であるか，不良であるか．〔55AM026〕

1-4. 不良である

1-5. 四肢，体幹の外傷の合併は多いか，少ないか．〔55AM026〕

1-5. 多い

解説 びまん性軸索損傷は，神経線維の断裂により生じる．

2. 51歳の男性．仕事中に3mの高さから転落し，外傷性脳損傷を生じ入院した．受傷2週後から作業療法を開始した．3か月が経過し運動麻痺はみられなかったが，日付がわからない，1日のスケジュールを理解できない，感情のコントロールが難しい，複雑な作業は混乱してしまうなどの状態が続いた．作業療法で，集団でのレクリエーション活動を導入するのは適切か．〔55AM011〕

2. 不適切

解説 情報過多な環境である．

でる **3.** 35歳の男性．交通事故による外傷性脳損傷で入院となった．受傷10日後から作業療法が開始された．運動麻痺や感覚障害はみられなかった．些細なことで怒りをあらわにし，作業療法中も大きな声をあげ，急に立ち上がってその場を去る，というような行動がしばしばみられた．患者はこの易怒性についてほとんど自覚しておらず病識はない．この患者の怒りへの対応で，よく観察し誘発されるパターンを把握することは適切か．〔54AM017〕

3. 適切

でる **4.** 30歳の男性．調理師．頭部外傷受傷後4か月が経過し，回復期リハビリテーション病棟に入院している．麻痺はないが，明らかな企図振戦がある．意識障害や著しい記銘力低下はないが，些細なことで怒り出す．作業をする場合にはすぐに注意がそれてしまい継続できず，口頭での促しが必要である．ADLは自立し，現職復帰を希望している．この時期の作業療法の指導で，作業の工程リストを作らせることは適切か．〔54PM011〕

4. 適切

5. 29歳の男性．バイク転倒事故による右前頭葉脳挫傷および外傷性くも膜下出血．事故から2週後に意識清明となり，作業療法が開始された．運動麻痺と感覚障害はない．礼節やコミュニケーション能力は保たれているが，感情表出は少なく，ぼんやりとしていることが多い．既知の物品操作方法は覚えているが，事故後の出来事に関する情報は忘れやすい．作業療法開始時間までに支度を整えることが難しく，しばしば時間に遅れる．この患者の状態の評価法について答えよ．

でる **5-1.** BADSによる評価は適切か．〔53AM004〕　　5-1. 適切

でる **5-2.** RBMTによる評価は適切か．〔53AM004〕　　5-2. 適切

5-3. SLTAによる評価は適切か．〔53AM004〕　　5-3. 不適切

解説 SLTAは言語機能の評価法である．

5-4. SPTAによる評価は適切か．〔53AM004〕　　5-4. 不適切

解説 SPTAは失行の検査である．

5-5. VPTAによる評価は適切か．〔53AM004〕　　5-5. 不適切

解説 VPTAは高次視知覚の評価法である．

6. 21歳の男性．交通事故によるびまん性軸索損傷と診断された．意識は清明で運動麻痺はない．新しい物事を覚えるのが困難で記憶の障害が顕著である．この患者に対するアプローチについて答えよ．

6-1. 毎日異なる課題を与えるのは適切か．〔53PM006〕　　6-1. 不適切

でる **6-2.** 記憶の外的補助手段を使うのは適切か．〔53PM006〕　　6-2. 適切

6-3. 試行錯誤が必要な課題を行うのは適切か．〔53PM006〕　　6-3. 不適切

6-4. 複数の学習課題を同時に行うのは適切か. 〔53PM006〕

6-4. 不適切

6-5. 日課は本人のペースで柔軟に変更するのが適切か. 〔53PM006〕

6-5. 不適切

ポイント 記憶の外的補助手段を使うことは生活上，有効である．その他の課題は患者を混乱させる可能性がある.

7. 28歳の男性．右利き．交通事故による右前頭葉背外側部の頭部外傷のため入院した．作業療法が開始され，4か月が経過した．四肢に運動麻痺や感覚障害を認めず，歩行は自立している．日中はボーッとして過ごすことが多いが，促されると日課を行う．話しかければ日常会話は問題なく成立するが，自発話は乏しい．この患者の評価について答えよ.

でる **7-1.** この患者の高次脳機能評価にはBADSが適切か. 〔52AM004〕

解説 BADSは遂行機能障害の行動評価法であり，本症例に適している.

7-1. 適切

7-2. この患者の高次脳機能評価にはSLTAが適切か. 〔52AM004〕

7-2. 不適切

7-3. この患者の高次脳機能評価にはSPTAが適切か. 〔52AM004〕

7-3. 不適切

7-4. この患者の高次脳機能評価にはVPTAが適切か. 〔52AM004〕

7-4. 不適切

7-5. この患者の高次脳機能評価にはCatherine Bergego Scale (CBS) が適切か. 〔52AM004〕

解説 前頭葉背外側部の損傷のため，遂行機能を評価する.

7-5. 不適切

8. 35歳の男性．右利き．バイク事故のため救急搬送された．頭部MRIのT2強調像にて両側前頭葉の眼窩面と背外側とに高信号域が認められた．約1か月後に退院．半側空間無視，記憶障害および視知覚障害はないが，脱抑制による職場でのトラブルが続き作業療法を開始した．この患者に行う評価について答えよ．

でる **8-1.** この患者の評価としてBADSを行うのは適切か．〔51AM003〕

8-1. 適切

8-2. この患者の評価としてBITを行うのは適切か．〔51AM003〕

8-2. 不適切

解説 BITは半側空間無視の包括評価法である．

8-3. この患者の評価としてRBMTを行うのは適切か．〔51AM003〕

8-3. 不適切

解説 RBMTは日常生活場面での記憶障害の評価法である．

8-4. この患者の評価としてSLTAを行うのは適切か．〔51AM003〕

8-4. 不適切

8-5. この患者の評価としてVPTAを行うのは適切か．〔51AM003〕

8-5. 不適切

でる **9.** 31歳の男性．バイク事故にて脳挫傷を受傷．受傷直後から意識障害が1週間持続した．受傷後1か月経過し高次脳機能障害の検査を行ったところ，かな拾い検査は正解数15，見落とし数27　%，Trail Making Test(TMT)はA 56秒，B 125秒であった．最も考えられる症状は何か．〔50AM005〕

9. 注意障害

10. 30代前半の男性．システムエンジニア．自転車走行中に自動車とぶつかり，外傷性脳損傷を生じ入院となった．作業療法は受傷後20日目から開始．麻痺はみられない．病棟では，食事，更衣，整容，排泄などは自立しているが，トイレや病室の場所が覚えられない，今日の日付が分からない，担当者の顔は分かっているが名前が覚えられない，などがみられた．この患者に行う評価と作業療法について答えよ．

10-1. この患者の評価としてRBMTを行う必要性はあるか．〔49AM004〕

10-1. 必要性がある

10-2. この患者の評価として前頭葉機能検査(FAB)を行う必要性はあるか．〔49AM004〕

10-2. 必要性がある

10-3. この患者の評価としてTMTを行う必要性はあるか．〔49AM004〕

10-3. 必要性がある

でる **10-4.** この患者の評価として標準高次動作性検査(Standard Performance Test for Apraxia；SPTA)を行う必要性はあるか．〔49AM004〕

解説 SPTAは失行を中心とした行為の障害の評価法であり，本症例においては必ずしも行う必要性は高くない．

10-4. 必要性は低い

10-5. この患者の評価としてMini Mental State Examination(MMSE)を行う必要性はあるか．〔49AM004〕

10-5. 必要性がある

10-6. この患者に適切な作業療法として，調理は適切か．〔49AM005〕

10-6. 不適切

でる **10-7.** この患者に適切な作業療法として，日記は適切か．〔49AM005〕

解説 記憶や見当識の補助となる日記は本症例に適している．

10-7. 適切

10-8. この患者に適切な作業療法として，買い物訓練は適切か．〔49AM005〕

10-8. 不適切

10-9. この患者に適切な作業療法として，職業前訓練は適切か．〔49AM005〕

10-9. 不適切

10-10. この患者に適切な作業療法として，電車乗車訓練は適切か．〔49AM005〕

10-10. 不適切

でる **11.** 28歳の男性．交通事故による頭部外傷のため入院した．作業療法が開始され，4か月が経過した．四肢に運動麻痺や感覚障害を認めず，歩行は自立している．日中はボーッとして過ごすことが多いが，促されると日課を行う．今日の日付を聞くと，カレンダーを見てようやく答えることができる．病棟と作業療法室の行き来では，今いる場所や行き先が分からなくなるので見守りが必要である．現時点の頭部CTを示す．この患者の状態を評価するのに線分2等分検査が適切でない理由を答えよ．〔47PM004〕

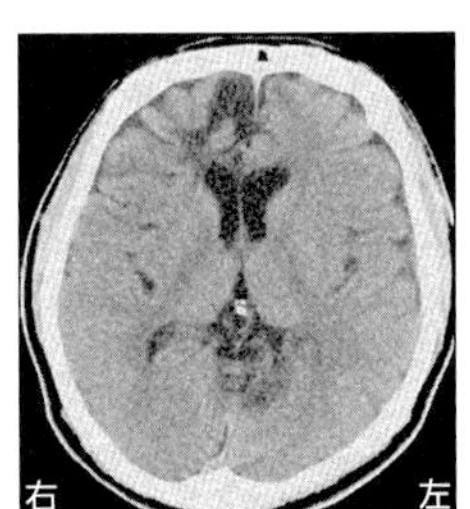

11. 線分2等分検査は半側空間無視の検査である．半側空間無視は右頭頂葉の損傷で出現することが多い．しかし，頭部CTでは，右前頭葉に病変部位がみられる．症状も前頭葉症状である．以上から，本症例に行う評価として線分2等分検査は適切でない．

12. 遂行機能障害のある頭部外傷患者がうまく日常生活を送るための補助手段について答えよ．

12-1. カレンダーは適切か．〔47PM033〕

12-1. 適切

でる **12-2.** プリズム眼鏡は適切か．〔47PM033〕

12-2. 不適切

解説 プリズム眼鏡は半側空間無視患者に使用する．

12-3. メモリーノートは適切か．〔47PM033〕

12-3. 適切

12-4. アラーム付き時計は適切か．〔47PM033〕

12-4. 適切

12-5. パーソナルコンピューターは適切か．〔47PM033〕

12-5. 適切

3 Parkinson 病

1. Parkinson 病の Hoehn & Yahr の重症度分類でステージⅢの患者に対する作業療法について答えよ．

でる **1-1.** メトロノームは使用するか．〔54PM035〕 — 1-1. する

解説 リズム音刺激は，Parkinson 病の歩行障害を改善する．

1-2. 座位保持装置は使用するか．〔54PM035〕 — 1-2. しない

1-3. ユニバーサルカフは使用するか．〔54PM035〕 — 1-3. しない

でる **2.** Parkinson 病で姿勢反射障害および両側性の振戦があり，小刻み歩行で ADL が自立している時，Hoehn & Yahr 重症度分類ステージは何か．〔56PM030〕 — 2. ステージⅢ

3. Hoehn & Yahr 重症度分類で，次の状態の Parkinson 病患者のステージについて答えよ．

3-1. 一側性障害があるがほとんど介助不要の場合．〔56PM030〕 — 3-1. ステージⅠ

3-2. 両側性障害があり，日常生活が多少不便な場合．〔56PM030〕 — 3-2. ステージⅡ

3-3. 日常生活の大半に介助が必要で，著明な歩行障害があり，労働能力がない場合．〔56PM030〕 — 3-3. ステージⅣ

3-4. 介助がなければ寝たきりの場合．〔56PM030〕 — 3-4. ステージⅤ

3-5. ADL は自立で労働が制限される場合．〔53PM028〕 — 3-5. ステージⅢ

4. 70 歳の女性．Parkinson 病．Hoehn & Yahr の重症度分類ステージⅢ．自宅で頻回に転倒し，日常生活に支障をきたすようになった．この患者に対する指導として，足関節に重錘バンドを装着して歩行するのは適切か．〔55AM010〕 — 4. 不適切

解説 重錘バンドは運動失調に対して用いる．

でる **5.** 65歳の男性．Parkinson病．方向転換の不安定性や突進現象を伴う歩行障害が出現し始めた．ADLは動作に制限があるものの自立している．家業である洋裁店を妻や長男夫婦の手助けで行っている．この時点でのHoehn & Yahrの重症度分類ステージは何か．〔52AM006〕

5. ステージⅢ

でる **6.** 53歳の女性．Parkinson病．Hoehn & Yahrの重症度分類ステージⅢ．薬物コントロールができ次第退院の予定である．図が本症例の作業療法として適切でない理由を答えよ．〔47AM010〕

6. マス塗りは，この患者にとって細かすぎる作業である

7. Hoehn & YahrのⅢ重症度ステージⅢレベルのParkinson病への作業療法について答えよ．

7-1. 車椅子操作は適切か．〔51AM034〕

7-1. 不適切

7-2. ポータブルトイレの導入は適切か．〔51AM034〕

7-2. 不適切

7-3. 音声入力によるパソコン操作は適切か．〔51AM034〕

7-3. 不適切

でる **7-4.** 棒体操による頸部体幹伸展運動は適切か．〔51AM034〕

7-4. 適切

7-5. 机上での細かいビーズを用いた手芸は適切か．〔51AM034〕

7-5. 不適切

ポイント 本症例は福祉用具を使用しなくても日常生活が可能なステージである．手芸は体幹前傾を助長する可能性があるため避ける．

8. Parkinson病に比して脳血管性パーキンソニズムで特徴的な症状について答えよ．

8-1. 無動は特徴的な症状か．〔50AM027〕

8-1. 特徴的ではない

8-2. 固縮は特徴的な症状か．〔50AM027〕

8-2. 特徴的ではない

8-3. 安静時振戦は特徴的な症状か．〔50AM027〕

8-3. 特徴的ではない

でる 8-4. 錐体路障害は特徴的な症状か.〔50AM027〕

8-4. 特徴的である

8-5. Myerson（マイアーソン）徴候は特徴的な症状か.〔50AM027〕

8-5. 特徴的ではない

解説 Myerson 徴候とは，検者が患者の眉間を指で叩き続けると，いつまでたっても瞬きをし続ける症状である．Parkinson 病，脳血管性パーキンソニズムの両方にみられる．

9. Hoehn & Yahr の重症度分類ステージⅢの Parkinson 病に対する在宅での訓練指導について答えよ．

でる 9-1. 片膝立ちからの立ち上がり訓練は適切か．〔48AM029〕

9-1. 不適切

解説 ステージⅢは姿勢保持の障害がみられるため，片膝立ちからの立ち上がり訓練は転倒の危険がある．

9-2. 四つ這いでのバランス訓練は適切か．〔48AM029〕

9-2. 適切

9-3. 目印を用いた歩行訓練は適切か．〔48AM029〕

9-3. 適切

10. Parkinson 病は変性疾患であるか．〔48PM033〕

10. 変性疾患である

11. Parkinson 病患者の更衣動作を図に示す．このとき患者は，「シャツやズボンの前のボタンを留めるのは簡単だけど，腰の辺りのシャツの裾をズボンに入れたり，ズボンを引き上げるのがうまくいかない」と訴える．本症例について答えよ．

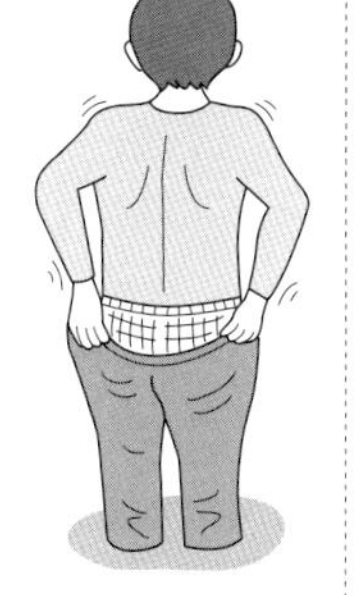

11-1. 原因として視野狭窄は考えられるか．〔48PM003〕

11-1. 考えにくい

11-2. 原因として測定障害は考えられるか．〔48PM003〕

11-2. 考えにくい

11-3. 原因として観念運動失行は考えられるか．〔48PM003〕

11-3. 考えにくい

11-4. 原因として遂行機能障害は考えられるか.

〔48PM003〕

11-4. 考えにくい

でる **11-5.** 原因として視覚情報の欠如は考えられるか.

〔48PM003〕

11-5. 考えられる

脊髄小脳変性症・失調症など

1. 55歳の男性．脊髄小脳変性症．発症後3年経過．協調運動障害によって簡易上肢機能検査(simple test for evaluating hand function；STEF)右46点，左48点である．この患者のパーソナルコンピュータ使用について答えよ．

1-1. 図に示すタイピングエイドの使用は適切か．〔51AM008〕

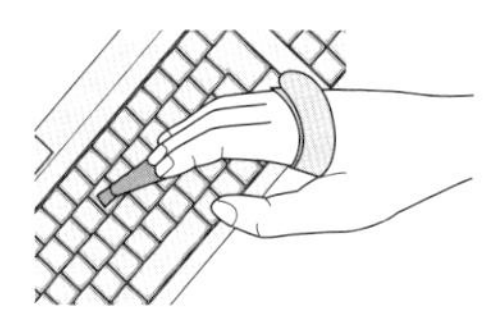

1-1. 不適切

解説 タイピングエイドは関節リウマチや手指の麻痺がある患者に用いる．

1-2. 図に示すPSB(portable spring balancer)の使用は適切か．〔51AM008〕

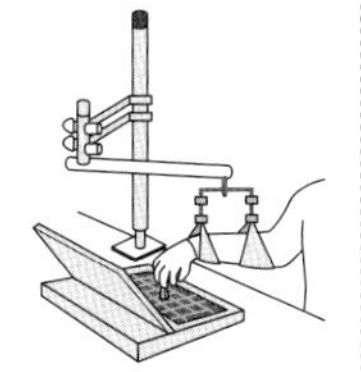

1-2. 不適切

解説 PSBは上肢の筋力低下例で用いる．

1-3. 図に示すBFO(balanced forearm orthosis)の使用は適切か．〔51AM008〕

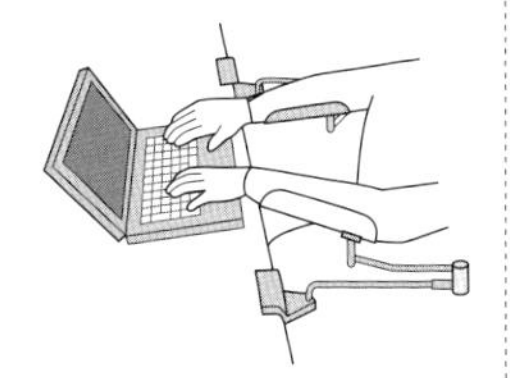

1-3. 不適切

解説 BFOは，上肢の筋力低下例で用いる．運動失調には適応しない．

でる　**1-4.** 図に示すキーボードの使用は適切か.〔51AM008〕

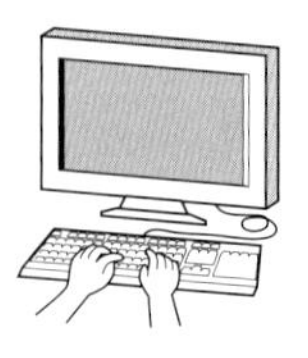

1-4. 適切

1-5. 図に示すトラックボールマウスの使用は適切か.〔51AM008〕

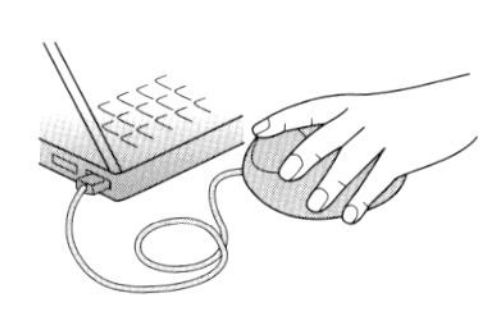

1-5. 不適切

解説 トラックボールマウスは脊髄損傷など手指の筋力低下や巧緻性の低下例で用いる.

2. Huntington（ハンチントン）病は変性疾患であるか.〔48PM033〕

2. 変性疾患である

3. Shy-Drager（シャイ-ドレーガー）症候群は変性疾患であるか.〔48PM033〕

3. 変性疾患である

4. 重症度分類Ⅲ度(中等度)の脊髄小脳変性症の患者に対する生活指導について答えよ.

4-1. 筋力増強訓練を控えることは適切か.〔53PM035〕

4-1. 不適切

解説 筋力増強訓練を控える必要はない.

でる　**4-2.** 家具の配置変更を検討することは適切か.〔53PM035〕

4-2. 適切

4-3. 歩隔をできるだけ狭くすることは適切か.〔53PM035〕

4-3. 不適切

解説 歩隔は広くしたほうが安定する.

4-4. 柄の細いスプーンを使用することは適切か.〔53PM035〕

4-4. 不適切

解説 スプーンの柄は太いほうが操作しやすい.

4-5. 杖はできるだけ軽量なものを用いることは適切か.〔53PM035〕

4-5. 不適切

解説 ある程度の重さがあるほうが，操作が安定する.

5 筋萎縮性側索硬化症

1. 筋萎縮性側索硬化症の機能的予後を示した図(縦軸は機能，横軸は時間)を示す．この図が誤りである理由を答えよ．〔56AM002〕

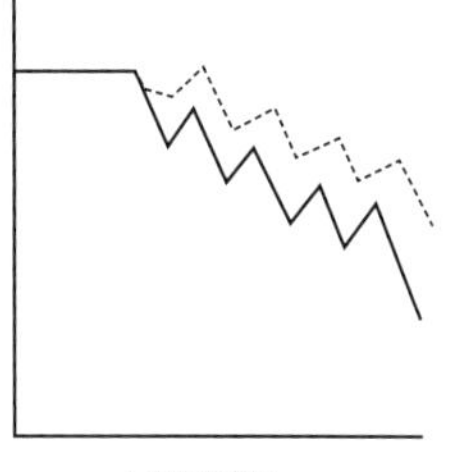

1. 筋萎縮性側索硬化症は進行性の疾患であり，一時的にでも機能的予後が回復することはない．正しくは以下のような図となる．

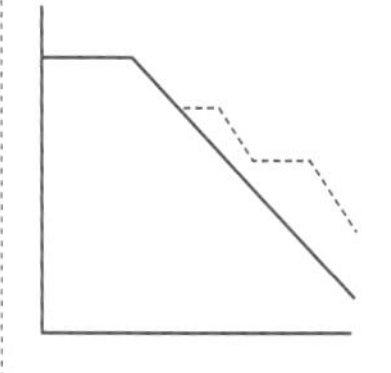

でる **2.** 57 歳の男性．筋萎縮性側索硬化症と診断されて 3 年が経過．四肢や体幹に運動麻痺を生じてベッド上の生活となり ADL は全介助．さらに球麻痺症状を認め，安静時も呼吸困難を自覚する．この患者がコミュニケーション機器を使用する際の入力手段として適切なのは何か．〔52PM011〕

2. 外眼筋

でる **3.** 40 歳の女性．筋萎縮性側索硬化症．上肢筋力は MMT で近位筋 4，遠位筋 3 である．下肢は内反尖足位であるが歩行可能．最近，手指の疲労があり食事がしにくくなったと訴えている．この患者の食事での対応で，ユニバーサルカフを用いることは適切か．〔49AM011〕

3. 適切

4. 55歳の女性．筋萎縮性側索硬化症．発症後5年経過し，在宅療養中．現在，座位時間は1日4〜5時間．錐体路徴候を認め，室内では車椅子での移動はかろうじて可能だが，患者の話す声はようやく聞き取れる程度である．夫と息子は，自宅で自営業を営んでいるため，仕事の忙しい時間帯の家事はヘルパーを頼んでいる．この患者の日常生活の支援について答えよ．

4-1. コミュニケーション障害に備えて透明文字盤の導入を検討するのは適切か．〔47AM012〕

4-1. 適切

でる **4-2.** 下肢の痙縮を利用して，ツイスターで移動動作の介助を楽にするのは適切か．〔47AM012〕

解説 歩行での移動手段は危険が伴う状態であり，ツイスターの適応ではない．

4-2. 不適切

4-3. ベッド柵に鏡を取り付けて，入ってくる人が見えるようにするのは適切か．〔47AM012〕

4-3. 適切

4-4. 環境制御装置の導入を検討するのは適切か．〔47AM012〕

4-4. 適切

4-5. 介護者に連絡するための緊急連絡手段を検討するのは適切か．〔47AM012〕

4-5. 適切

5. 筋萎縮性側索硬化症で，感覚障害は出現するか．〔53PM029〕

5. しない

6. 筋萎縮性側索硬化症で，筋の線維束攣縮はあるか．〔53PM029〕

6. ある

7. 筋萎縮性側索硬化症で，針筋電図で多相波は出るか．〔53PM029〕

7. 出る

8. 筋萎縮性側索硬化症で，脊髄前角細胞の障害はあるか．〔53PM029〕

8. ある

でる **9.** 筋萎縮性側索硬化症で，上位運動ニューロンは障害されるか．〔53PM029〕

9. 障害される

解説 上位運動ニューロン，下位運動ニューロンの両方が障害される．

でる **10.** 終末期の筋萎縮性側索硬化症の患者が環境制御装置を使用する際に最も適している身体部位はどこか．〔49PM034〕

10. 眼瞼

11. 神経・筋疾患の患者のリハビリテーションで，「筋萎縮性側索硬化症では発症早期から褥瘡に注意する」の優先度は高いか，低いか．〔47AM036〕

11. 低い

6 多発性硬化症

でる **1.** 39歳の女性．多発性硬化症．発症から4年が経過．寛解と再燃を繰り返している．MMTは両側の上肢・下肢ともに4．軽度の両側視神経炎を伴い，疲労の訴えが多い．この患者に対する作業療法で，卓上編み機でマフラーを編むのは適切か．〔56PM010〕

1. 適切

2. 多発性硬化症において，過負荷などによる体温上昇により症状が悪化することを何というか．〔50AM028〕

2. Uhthoff（ウートフ）徴候

でる **3.** 72歳の女性．多発性硬化症による両側視神経炎を伴う四肢麻痺．筋力低下が進行し，移動には車椅子を使用している．MMTは上肢近位部で3，遠位部で4，有痛性けいれんがある．この患者に対する作業療法で，卓上編み機でマフラーを作るのは適切か．〔55PM007〕

3. 適切

4. 38歳の女性．32歳時に四肢脱力が出現，多発性硬化症の診断を受け寛解と増悪を繰り返している．2週前に痙縮を伴う上肢の麻痺にて入院．大量ステロイドによるパルス療法を行った．この時点での痙縮の治療手段について答えよ．

でる **4-1.** TENSは治療手段として適切か．〔54PM009〕

4-1. 適切

4-2. 超音波療法は治療手段として適切か．〔54PM009〕

4-2. 不適切

4-3. 赤外線療法は治療手段として適切か．〔54PM009〕

4-3. 不適切

4-4. ホットパックは治療手段として適切か．〔54PM009〕

4-4. 不適切

でる 4-5. パラフィン療法は治療手段として適切か. 〔54PM009〕

4-5. 不適切

でる 4-6. 低周波療法は治療手段として正しいか. 〔48AM011〕

4-6. 正しい

ポイント TENS(transcutaneous electrical nerve stimulation, 経皮的末梢神経電気刺激):経皮的に電気で末梢神経を刺激する方法. 痙縮や痛みの治療に用いる.

5. 多発性硬化症に対する作業療法について答えよ.

5-1. MS fatigue に対して, Borg(ボルグ)指数15に運動強度を設定するのは適切か. 〔53AM035〕

解説 運動強度が強すぎる.

5-1. 不適切

でる 5-2. Uhthoff 徴候に対して, 室温を25℃以下に設定して運動を行うのは適切か. 〔53AM035〕

5-2. 適切

5-3. 筋力低下に対して, 漸増抵抗運動を行うのは適切か. 〔53AM035〕

解説 運動強度が強すぎる.

5-3. 不適切

5-4. 視力障害を伴う協調性運動障害に対して, Frenkel(フレンケル)体操を行うのは適切か. 〔53AM035〕

解説 Frenkel 体操は視覚による動作の確認が必要であり, 視力障害を伴う場合には不適切である.

5-4. 不適切

5-5. 有痛性強直性けいれんに対して, 他動的関節可動域運動を行うのは適切か. 〔53AM035〕

解説 痛みを増強してしまう.

5-5. 不適切

6. 多発性硬化症が多いのは男性か, 女性か. 〔51PM024, 50AM028〕

6. 女性

でる 7. 多発性硬化症の発症が多い年代はいくつか. 〔51PM024, 50AM028〕

7. 30歳代

でる 8. 多発性硬化症には脱髄病変がみられるか. 〔51PM024〕

8. みられる

でる **9.** 多発性硬化症における視力低下出現頻度は高いか，低いか．〔51PM024〕 — 9. 高い

10. 多発性硬化症では，再発は少ないか．〔50AM028〕 — 10. 再発を繰り返す

11. 多発性硬化症の症状に日内変動はみられるか．〔49AM032〕 — 11. みられない

12. 多発性硬化症の初発症状として眼瞼下垂は多いか．〔49AM032〕 — 12. 多くない

13. 多発性硬化症において，脳神経系では聴覚が障害されやすいか．〔49AM032〕 — 13. されにくい

14. 増悪期の多発性硬化症患者への対応について答えよ．

でる **14-1.** 温浴は適切か．〔47PM035〕 — 14-1. 不適切

解説 温浴は Uhthoff 現象を誘発する．

14-2. 体位変換は適切か．〔47PM035〕 — 14-2. 適切

14-3. 良肢位保持は適切か．〔47PM035〕 — 14-3. 適切

14-4. 視覚ガイドは適切か．〔47PM035〕 — 14-4. 適切

14-5. 心理カウンセリングは適切か．〔47PM035〕 — 14-5. 適切

7 Guillain-Barré 症候群

ギランバレー

でる 1. 40歳の男性．Guillain-Barré 症候群．発症後2週経過．麻痺の進行が止まり，機能回復を目的にベッドサイドでの作業療法が開始された．筋力はMMTで上肢近位筋3，上肢遠位筋2，下肢近位筋2，下肢遠位筋1である．この時期の作業療法で，漸増抵抗運動による筋力強化は適切か．〔50PM012〕

解説 高負荷の筋力強化訓練はかえって過用性の筋力低下を引き起こす可能性がある．

1. 不適切

2. Guillain-Barré 症候群で出現する症候について答えよ．

2-1. 聴神経麻痺は最も頻度が高い症候か．〔52PM031〕 — 2-1. 違う

2-2. 視力障害は最も頻度が高い症候か．〔52PM031〕 — 2-2. 違う

2-3. 眼瞼下垂は最も頻度が高い症候か．〔52PM031〕 — 2-3. 違う

でる 2-4. 顔面神経麻痺は最も頻度が高い症候か．〔52PM031〕 — 2-4. 正しい

2-5. Babinski（バビンスキー）徴候陽性は最も頻度が高い症候か．〔52PM031〕 — 2-5. 違う

3. Guillain-Barré 症候群について答えよ．

3-1. 自己免疫機序による疾患であるか．〔49PM030〕 — 3-1. 正しい

3-2. 髄液の異常所見がみられるか．〔49PM030〕 — 3-2. みられる

でる 3-3. 筋力低下は体幹から始まるか．〔49PM030〕 — 3-3. 始まらない

解説 筋力低下は下肢から始まる．

3-4. 自覚的感覚異常がみられるか．〔49PM030〕 — 3-4. みられる

3-5. 神経原性の針筋電図所見を認めるか．〔49PM030〕 — 3-5. 認める

でる 3-6. 変性疾患であるか．〔48PM033〕 — 3-6. 変性疾患ではない

8 末梢神経疾患

1. Charcot-Marie-Tooth(シャルコー マリー トゥース)病は変性疾患か. 〔48PM033〕

1. 変性疾患である

9 筋ジストロフィー

でる 1. Duchenne(デュシェンヌ)型筋ジストロフィー患者に用いる上肢機能障害度分類(9段階法)で段階8の状態では，パソコンのマウスの操作は自立していると考えられるか. 〔53PM008〕

1. 自立している

2. Duchenne型筋ジストロフィー患者に用いる上肢機能障害度分類(9段階法)について答えよ.

2-1. 500 g以上の重量を利き手に持って前方90°まで挙上する状態は何段階か. 〔53PM008〕

2-1. 段階2

2-2. 重量なしで利き手を前方へ直上挙上する状態は何段階か. 〔53PM008〕

2-2. 段階3

2-3. 重量なしで利き手を肘関節90°以上屈曲する状態は何段階か. 〔53PM008〕

2-3. 段階5

2-4. 机上で体幹の反動を利用し肘伸展による手の水平前方への移動ができる状態は何段階か. 〔53PM008〕

2-4. 段階7

2-5. 机上で体幹の反動を利用し肘伸展を行ったのち，手の運動で水平前方への移動ができる状態は何段階か. 〔53PM008〕

2-5. 段階8

ポイント Duchenne 型筋ジストロフィー患者の上肢運動機能障害分類(9 段階法)

段階 1	500 g 以上の重量を利き手に持って前方へ直上挙上する
段階 2	500 g 以上の重量を利き手に持って前方 90° まで挙上する
段階 3	重量なしで利き手を前方へ直上挙上する
段階 4	重量なしで利き手を前方 90° まで挙上する
段階 5	重量なしで利き手を肘関節 90° 以上屈曲する
段階 6	机上で肘伸展による手の水平前方への移動
段階 7	机上で体幹の反動を利用し肘伸展による手の水平前方への移動
段階 8	机上で体幹の反動を利用し肘伸展を行ったのち，手の運動で水平前方への移動
段階 9	机上で手の運動のみで水平前方への移動

3. 小学校に通う 10 歳の Duchenne 型筋ジストロフィーの男児．厚生省筋萎縮症研究班の機能障害度分類において機能レベルはステージ 2 である．学校生活で優先的に行う支援について答えよ．

3-1. マイクロスイッチによるパーソナルコンピューター操作は適切か．〔49AM012〕

3-1. 不適切

解説 ステージ 5〜7 で適応になる．

3-2. リクライニング式車椅子の作製は適切か．〔49AM012〕

3-2. 不適切

解説 歩行が可能であれば必要ない．

3-3. 自助具によるスプーン操作は適切か．〔49AM012〕

3-3. 不適切

解説 現時点では必要ない．なお，遠位筋は最後まで保たれる．

でる **3-4.** トイレの手すり設置は適切か．〔49AM012〕

3-4. 適切

3-5. 給食の食形態変更は適切か．〔49AM012〕

3-5. 不適切

解説 咀嚼・嚥下機能の低下がみられるまで必要ない．

でる **4.** Duchenne 型筋ジストロフィー患者．ステージ6(厚生省筋萎縮症研究班の機能障害度分類による)の食事動作を図に示す．動作方法や環境の調整方法として，テーブルを高くすることは適切か．〔48PM009〕

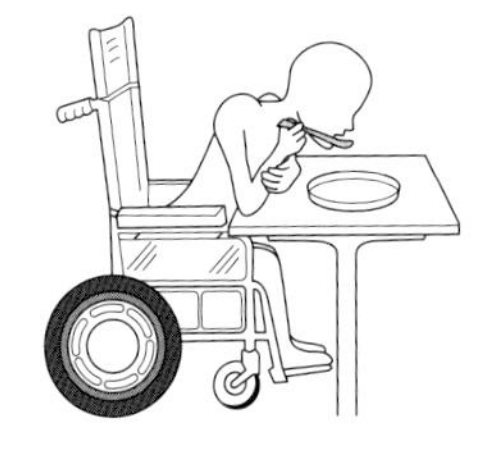
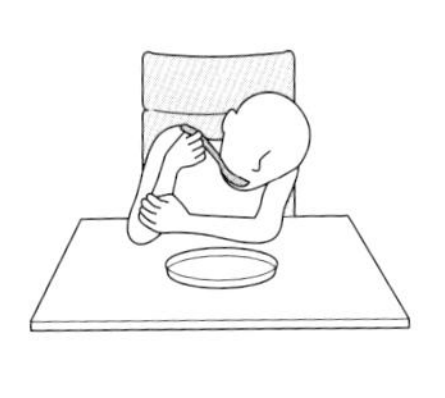

4. 適切

でる **5.** Duchenne 型筋ジストロフィーは，乳児期にフロッピーインファントの状態を示すか．〔51PM026〕

5. 示さない

6. 福山型筋ジストロフィーは，乳児期にフロッピーインファントの状態を示すか．〔51PM026〕

6. 示す

7. Werdnig-Hoffmann（ウェルドニッヒ ホフマン）病は，乳児期にフロッピーインファントの状態を示すか．〔51PM026〕

7. 示す

8. Prader-Willi（プラダー ウィリー）症候群は，乳児期にフロッピーインファントの状態を示すか．〔51PM026〕

8. 示す

9. 失調型脳性麻痺は，乳児期にフロッピーインファントの状態を示すか．〔51PM026〕

9. 示す

10. Duchenne 型筋ジストロフィーのステージ5(厚生省筋萎縮症研究班の機能障害度分類による)のときの ADL アプローチについて答えよ．

でる **10-1.** 食器は体幹を動かさずに届く範囲に配置するアプローチは適切か．〔48AM035〕

10-1. 適切

10-2. 万能カフでブラシを把持して整髪するアプローチは適切か．〔48AM035〕

10-2. 不適切

解説　上肢の挙上が必要でありステージ5では難しい．

10-3. ズボンの着脱は立位で行うアプローチは適切か．〔48AM035〕

解説 ステージ4まで可能な動作である．

10-3. 不適切

でる **10-4.** 便器への移乗にトランスファーボードを用いるアプローチは適切か．〔48AM035〕

10-4. 適切

10-5. 洗体時に座位保持椅子を導入するアプローチは適切か．〔48AM035〕

解説 座位保持が困難になるのはステージ7～8である．

10-5. 不適切

11. 厚生省筋萎縮症研究班による Duchenne 型筋ジストロフィーの機能障害度分類について答えよ．

11-1. 階段昇降可能，手の介助なしの状態はステージ何か．〔54AM038〕

11-1. ステージ 1a

11-2. 階段昇降可能の両手手すりの状態はステージ何か．〔54AM038〕

11-2. ステージ 2c

11-3. 椅子からの起立可能な状態はステージ何か．〔54AM038〕

11-3. ステージ 3

11-4. 歩行可能，一人では歩けないが物につかまれば歩ける（5 m 以上）状態はステージ何か．〔54AM038〕

11-4. ステージ 4b

11-5. 四つ這いの状態はステージ何か．〔54AM038〕

11-5. ステージ 5

11-6. 座位保持可能な状態はステージ何か．〔54AM038〕

11-6. ステージ 7

11-7. 座位保持不可能で，支持があれば座位保持可能な状態はステージ何か．〔54AM038〕

11-7. ステージ 8

ポイント Duchenne 型筋ジストロフィーの機能障害度分類

ステージ1	階段昇降可能
1a	手の介助なし
1b	手の膝おさえ
ステージ2	階段昇降可能
2a	片手手すり
2b	片手手すり＋手の膝おさえ
2c	両手手すり
ステージ3	椅子から起立可能
ステージ4	歩行可能
4a	独歩で5m以上
4b	一人では歩けないが，物につかまれば歩ける(5m以上)
ステージ5	四つ這い
ステージ6	ずり這い
ステージ7	座位保持可能
ステージ8	座位保持不可能

でる **12.** 厚生省筋萎縮症研究班の機能障害度分類によるステージ8の Duchenne 型筋ジストロフィー患者に座位保持装置を使用するのは適切か.
〔54AM038〕

12. 適切

13. 厚生省筋萎縮症研究班の機能障害度分類によるステージ8の Duchenne 型筋ジストロフィー患者に標準型車椅子を使用するのは適切か.
〔54AM038〕

13. 不適切

14. 厚生省筋萎縮症研究班の機能障害度分類によるステージ8の Duchenne 型筋ジストロフィー患者に四輪型サドル付き歩行器を使用するのは適切か. 〔54AM038〕

14. 不適切

でる **15.** 7歳の男児．Duchenne型筋ジストロフィーの患者で，下肢筋力が低下し，椅子から立ち上がり，階段昇降ができない．手すりを利用し，5mほど歩行可能である．厚生省筋萎縮症研究班の機能障害度分類のステージはどれか．

〔56AM004〕

15. ステージ4b

でる **16.** Duchenne型筋ジストロフィーの患者が床から立ち上がる様子を図に示す．厚生省筋萎縮症研究班の機能障害度分類によるステージは何か．

〔55PM006〕

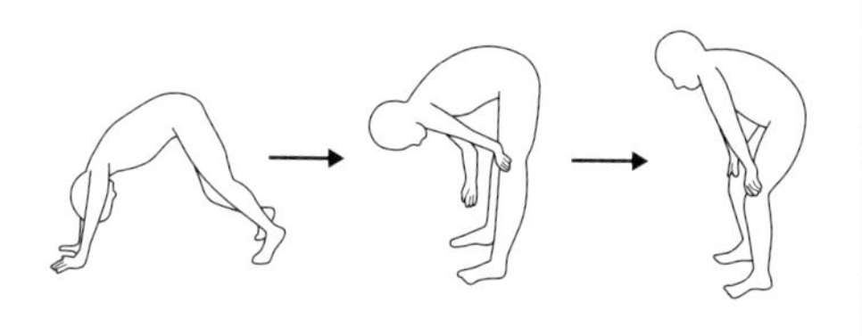

16. ステージ2

でる **17.** 11歳の男児．Duchenne型筋ジストロフィー．症状が進行し，独歩が困難となり車椅子を導入した．つかまり立ちは可能だが，椅子からの立ち上がりや伝い歩きはできない．床上では座位は安定しており四つ這い移動も可能である．厚生省筋萎縮症研究班の機能障害度分類でのステージは何か．〔50PM005〕

17. ステージ5

でる **18.** 13歳の男子．Duchenne型筋ジストロフィー．起立や独歩はできないが，四つ這いは可能である．この患者の厚生省筋萎縮研究班の機能障害度分類によるステージは何か．〔47PM005〕

18. ステージ5

⑩ 多発性筋炎・皮膚筋炎

でる 1. 49歳の女性．多発性筋炎で入院中である．ステロイドによる寛解を認め，ベッドサイドでのリハビリテーションが開始された．この患者の運動負荷を調節する際に指標となる血液検査は何か．〔52AM011〕

解説 クレアチンキナーゼ(CK)は，骨格筋・心筋が障害を受けた際や激しい運動などで筋線維が壊れた際，上昇がみられることがある．

1. クレアチンキナーゼ(CK)

脊髄損傷

1. 頸髄損傷者の自律神経過反射への対応について答えよ.

でる **1-1.** 導尿は適切か. 〔56AM035〕

1-1. 適切

1-2. 下肢挙上は適切か. 〔56AM035〕

1-2. 不適切

1-3. 腹帯装着は適切か. 〔56AM035〕

1-3. 不適切

解説 下肢挙上と腹帯装着は起立性低血圧への対応である.

1-4. 大腿部叩打は適切か. 〔56AM035〕

1-4. 不適切

1-5. 鎮痛薬内服は適切か. 〔56AM035〕

1-5. 不適切

2. 頸髄損傷者の自律神経過反射について答えよ.

2-1. 膀胱刺激は原因となるか.

2-1. なる

2-2. 直腸刺激は原因となるか.

2-2. なる

2-3. 鳥肌は自律神経過反射の症状か.

2-3. 症状である

2-4. 発作性高血圧は自律神経過反射の症状か.

2-4. 症状である

2-5. 徐脈は自律神経過反射の症状か.

2-5. 症状である

3. 図のような脊髄の障害部位では, どのような機能障害が生じるか.

〔56PM004〕

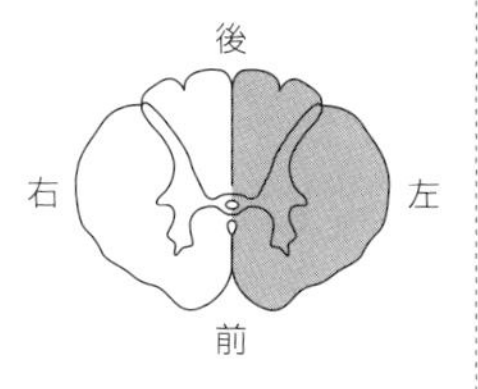

3. Brown-Séquard 症候群

解説 図の脊髄の障害部位は Brown-Séquard（ブラウン セカール）症候群である. 障害同側の障害部レベルの全知覚脱失と弛緩性麻痺, 障害部レベル以下の深部感覚脱失, 障害部レベル以下の痙性麻痺と反射亢進, 反対側の障害部レベル以下の温痛覚脱失が生じる.

4. 図のような脊髄後半の障害では，どのような機能障害が生じるか．〔56PM004〕

4. 深部感覚・触覚脱失，運動麻痺

5. 図のような脊髄前半の障害では，どのような機能障害が生じるか．〔56PM004〕

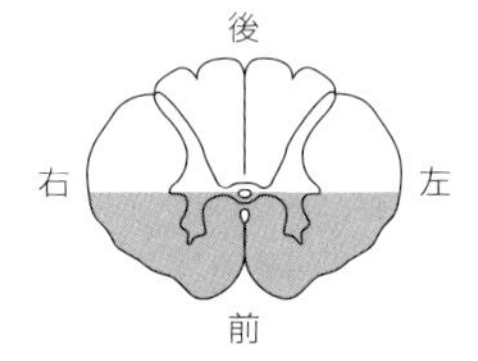

5. 障害部レベルの弛緩性麻痺，障害部レベル以下の痙性麻痺，障害部レベル以下の温痛覚脱失，深部感覚正常

6. 図のような中心性脊髄損傷では，どのような機能障害が生じるか．〔56PM004〕

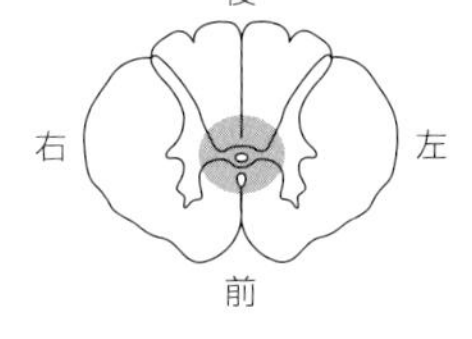

6. 下肢よりも上肢の運動麻痺が重度となる

7. 30歳の男性．頸髄損傷完全麻痺(第6頸髄まで機能残存)．上腕三頭筋の筋力検査を行う場面を図に示す．代償運動が出現しないように作業療法士が最も抑制すべき運動は何か．〔55AM006〕

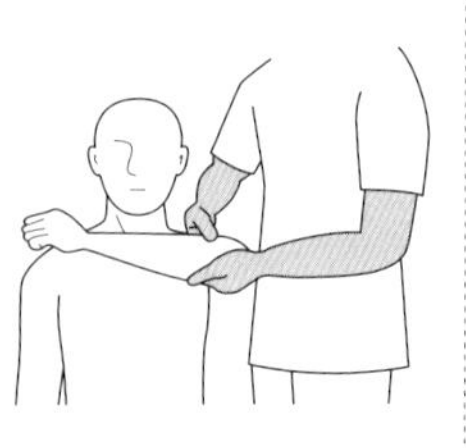

7. 肩関節外旋

でる 8. 20歳の男性．頸髄完全損傷．受傷3週後のDaniels（ダニエルズ）らの徒手筋力テストにおける上肢の評価結果を示す．この患者が獲得する可能性の最も高いADLはどれか．〔54AM007〕

	右	左
大胸筋	4	4
三角筋	5	5
上腕二頭筋	5	5
上腕三頭筋	0	1
円回内筋	0	1
長短橈側手根伸筋	4	4
橈側手根屈筋	0	1
広背筋	0	0

① 床から車椅子へ移乗する．
② 10 cmの段差をキャスター上げをして昇る．
③ ベッド上背臥位からベッド柵を使用せずに寝返る．
④ ベッド端座位のプッシュアップで20 cm殿部を持ち上げる．
⑤ 車椅子上，体幹前屈位からアームサポートに手をついて上半身を起こす．

解説 長短橈側手根伸筋が4で円回内筋0・1なので，Zancolli（ザンコリー）分類ではC6B1と考えられる．

8. ③

でる 9. 第5頸髄不全四肢麻痺（ASIA C）患者の図の矢印の部分に褥瘡ができた．見直すべき動作で考えられるのは何か．〔54AM009〕

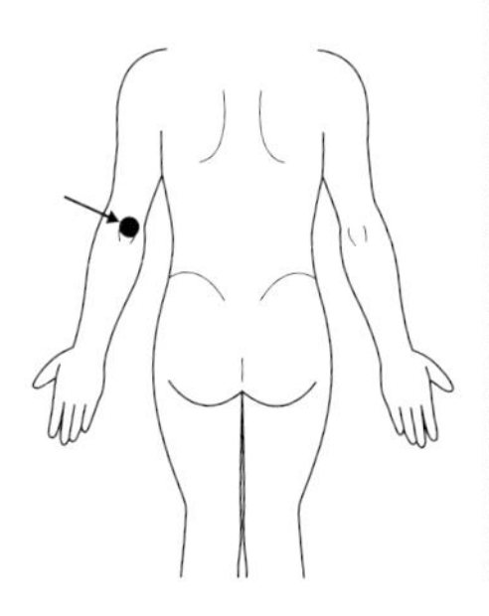

9. 起き上がり

でる **10.** 頸髄損傷完全麻痺者(第 6 頸髄節まで機能残存)が肘での体重支持を練習している図を示す．この練習の目的動作は何か．〔54PM010〕

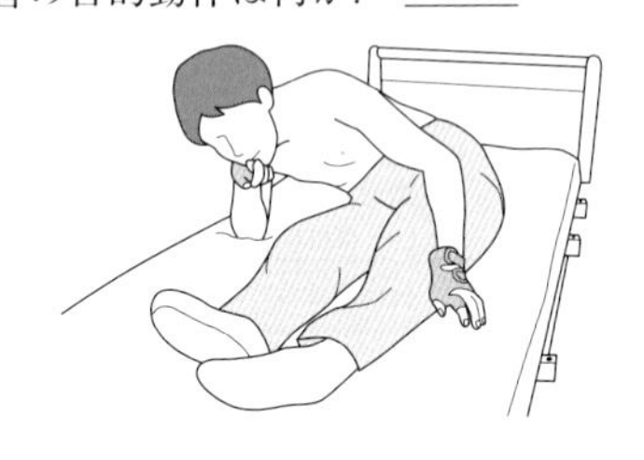

10. ベッド上での移動

でる **11.** 20 代の男性．頸髄損傷完全麻痺(Zancolli の四肢麻痺上肢機能分類 C6B2)．仰臥位から長座位へ垂直方向の起き上がり動作獲得のために練習を行っている．図に示す肢位で肩甲帯を左右に振り重心を移動することを繰り返す．正常以上の関節可動域拡大を目的とした関節運動は何か．〔52PM008〕

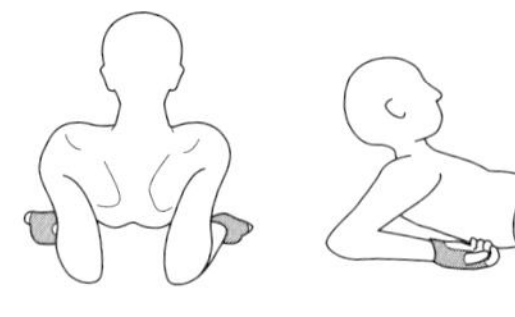

11. 肩関節水平伸展

でる **12.** 70 歳の女性．頸髄完全損傷で第 4 頸髄機能残存．認知機能は正常である．受傷後 6 か月で在宅生活となり，訪問リハビリテーション時に踵部の発赤を認めた．原因として最も考えられるのは何か．〔51AM004〕

12. 褥瘡

でる **13.** 20 歳の女性．頸髄完全損傷，Zancolli の四肢麻痺上肢機能分類で C6A．洗顔動作を図に示す．左上肢を用いて体幹を前傾し洗面台に顔を近づけることができる．この動作の力源となる筋は何か．

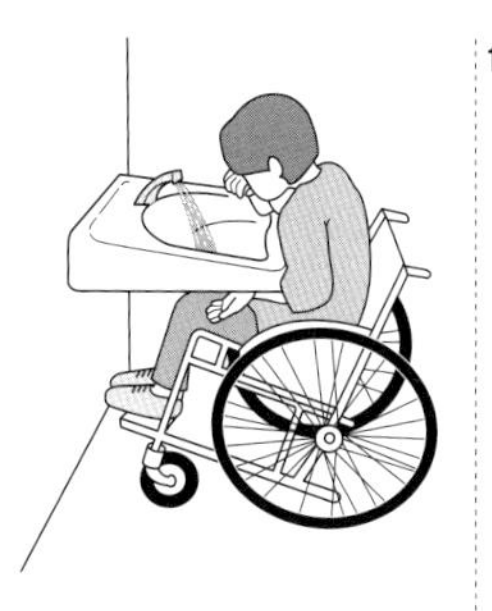

〔51PM003〕

13. 上腕二頭筋

でる **14.** 24 歳の男性．受傷後 3 か月の頸髄完全損傷．Zancolli の四肢麻痺上肢機能分類は C6B1．手関節の可動域制限はない．把持動作獲得のため図に示した装具を使用するのは適切か．〔51PM004〕

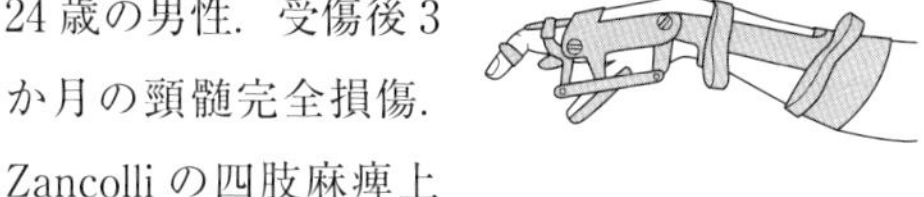

解説 図は手関節駆動式把持スプリントである．患者は C6B1 で手関節背屈は可能．手関節駆動式把持スプリントの使用は適切である．

14. 適切

15. 25 歳の男性．転落による頸髄損傷．受傷後 2 年経過．筋力は MMT で，三角筋 4，大胸筋鎖骨部 2，上腕二頭筋 5，上腕三頭筋 0，回内筋 0，腕橈骨筋 4，長橈側手根伸筋 3，橈側手根屈筋 0，手指屈筋 0 で左右差はない．この患者の自動車運転について答えよ．本症例が自動車運転の際に用いる旋回装置として写真に示したものが適切でない理由を答えよ．〔49AM009〕

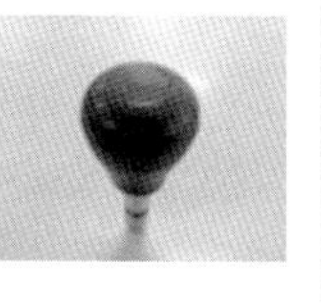

15. 患者の残存機能レベルは Zancolli の四肢麻痺上肢機能分類で C6A と考えられる．写真は標準型旋回装置であり，手で握ることが難しい本症例には不適切である．

でる 16. 脊髄完全損傷患者（Zancolli の四肢麻痺上肢機能分類 C7B）に図の装具は適切か．〔49PM009〕

解説 短対立スプリントであり，母指伸展位を保持する．母指を対立位にできない C7B の患者に適応となる．

16. 適切

でる 17. Zancolli の四肢麻痺上肢機能分類で C6A である患者の食事の自助具・装具として図が適切でない理由を答えよ．〔49PM010〕

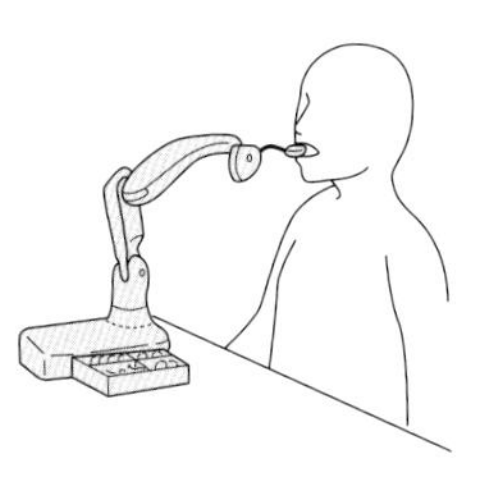

17. C6A の患者は手関節の背屈が弱いもののホルダー付きスプーンなど肘屈曲作用を利用した自助具で食事動作は可能である．図の食事支援ロボットは食事動作が全介助となる C4 から適応となる．

でる 18. 68 歳の男性．体操中に頸部を急激に後方へ反らした際に受傷し，骨傷のない頸髄損傷と診断された．独歩は可能だが，上肢に強い運動障害を認める．本症例が図に示す損傷型であると考えられる理由を答えよ．ただし，図の斜線部は頸髄横断面における損傷部位を示す．〔47AM006〕

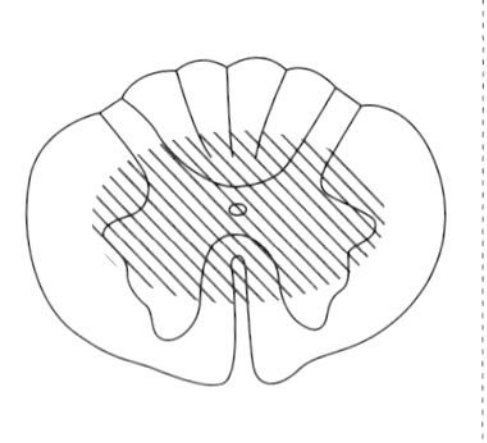

18. 図は，中心性頸髄損傷を示している．中心性頸髄損傷は，高齢者に多く，頸部の急激な過伸展で起こる．症状は下肢よりも上肢に強い運動障害を呈する．

でる **19.** 脊髄損傷患者(第4頸髄節まで機能残存)に対して，図のようにBFOを設置した．BFOを利用して肘関節屈曲の動きを獲得するために，筋力を強化すべき筋は何か．

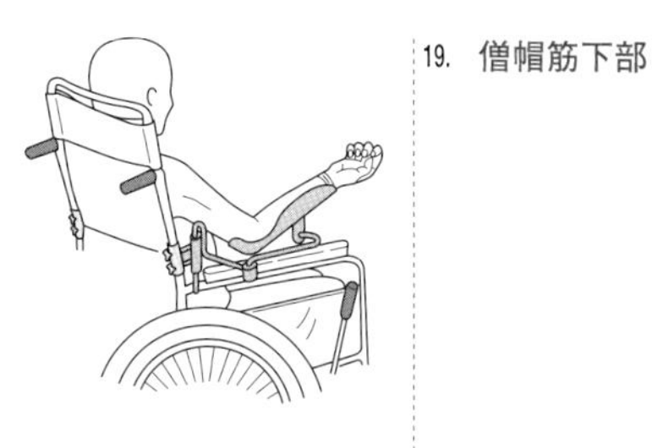

〔47PM001〕

19. 僧帽筋下部

でる **20.** 頸髄損傷患者が自助具を装着した様子を図に示す．この患者のZancolliの頸髄損傷分類は何か．〔47PM010〕

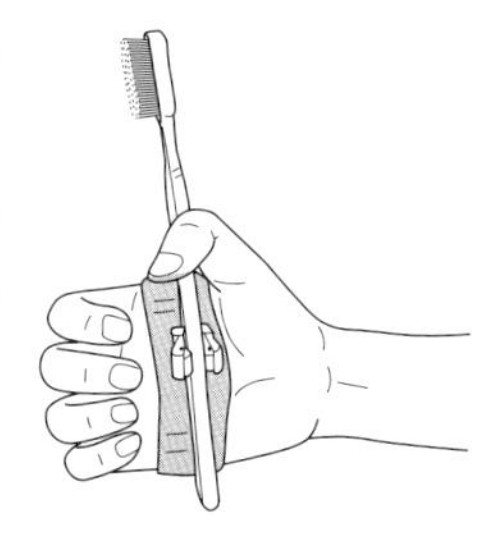

20. C6B3

でる **21.** 28歳の男性．交通事故で胸髄損傷(第7胸髄まで機能残存)を受傷後，2か月が経過した．受傷時には頭部外傷を認めなかった．現在は，全身状態は良好で，車椅子で院内の移動や身辺動作は自立しているが，自排尿と尿失禁とはみられない．この時点の排尿管理として，自己導尿は適切か．〔47PM011〕

21. 適切

22. 第6頸髄節まで機能残存している頸髄損傷患者へのアプローチについて答えよ．

22-1. 上衣着脱はどのタイプの上着から練習するのがよいか．〔53AM036〕

22-1. 被りタイプ

22-2. コンピュータの入力デバイスを検討することは適切か．〔53AM036〕

22-2. 適切

でる **22-3.** 排便を行うのに適切な肢位は，座位か，臥位か．〔53AM036〕

22-3. 座位

22-4. 自己導尿ができるようにカテーテル操作を練習することは適切か. 〔53AM036〕
22-4. 適切

22-5. 車椅子上で起立性低血圧が起こったときは前屈位をとることは適切か. 〔53AM036〕
22-5. 適切

23. 頸椎に不安定性のある急性期頸髄損傷の関節可動域訓練について答えよ.

でる **23-1.** 肩関節を動かす角度は制限するか. 〔52PM035〕
23-1. する

23-2. 手関節を動かす角度は制限するか. 〔52PM035〕
23-2. しない

23-3. 股関節を動かす角度は制限するか. 〔52PM035〕
23-3. しない

24. 慢性期頸髄損傷の残存機能レベルと使用する機器について答えよ.

でる **24-1.** 残存機能レベルが第3頸髄節の場合, 環境制御装置は適切か. 〔52PM038〕
24-1. 適切

24-2. 残存機能レベルが第4頸髄節の場合, 人工呼吸器は適切か. 〔52PM038〕

解説 C4 残存機能レベルでは横隔膜の動きは障害されておらず, 人工呼吸器は不要である.

24-2. 不適切

24-3. 残存機能レベルが第5頸髄節の場合, チンコントロール電動車椅子は適切か. 〔52PM038〕

解説 C5 残存機能レベルではハンドリムに工夫を行えば平地を自走できる.

24-3. 不適切

24-4. 残存機能レベルが第6頸髄節の場合, BFO は適切か. 〔52PM038〕

解説 BFO は, C4 あるいは C5 残存機能レベルに適応となる.

24-4. 不適切

24-5. 残存機能レベルが第7頸髄節の場合, コックアップ・スプリントは適切か. 〔52PM038〕

解説 コックアップ・スプリントは橈骨神経麻痺高位型の下垂手に使用する装具である.

24-5. 不適切

でる **25.** Brown-Séquard 症候群で損傷髄節以下において損傷側の反対側に認められるのは何か．2つ挙げよ．〔48AM027〕

25. 痛覚障害，温度覚障害

26. 頸髄損傷による完全四肢麻痺者の機能残存レベルと自立可能な動作について答えよ．

26-1. 機能残存レベル C4 の場合，天井走行式リフターを使用した移乗は適切か．〔48AM033〕

26-1. 不適切

26-2. 機能残存レベル C5 の場合，自己導尿による排尿は適切か．〔48AM033〕

解説 自己導尿による排尿は C7 残存機能レベル以上で可能である．

26-2. 不適切

26-3. 機能残存レベル C6 の場合，トランスファーボードなしでの自動車運転席への移乗は適切か．〔48AM033〕

解説 トランスファーボードなしでの運転席への移乗は C7～8 残存機能レベルで可能である．

26-3. 不適切

でる **26-4.** 機能残存レベル C7 の場合，車椅子から床への移乗は適切か．〔48AM033〕

26-4. 適切

26-5. 機能残存レベル C8 の場合，手動装置なしでの自動車運転は適切か．〔48AM033〕

解説 手動装置なしでの自動車運転は T12 残存機能レベルで可能である．

26-5. 不適切

27. 頸髄完全損傷者における残存髄節レベルと感覚残存部位について答えよ．

でる **27-1.** 機能残存レベル C4 の感覚残存部位に肩峰は含まれるか．〔47AM027〕

27-1. 含まれる

27-2. 機能残存レベル C5 の感覚残存部位に腋窩は含まれるか．〔47AM027〕

27-2. 含まれない

でる **27-3.** 機能残存レベル C6 の感覚残存部位に母指球は含まれるか．〔47AM027〕

27-3. 含まれる

27-4. 機能残存レベル C4 の感覚残存部位に乳頭は含まれるか. 〔47AM027〕

27-4. 含まれない

27-5. 機能残存レベル C8 の感覚残存部位に胸骨剣状突起は含まれるか. 〔47AM027〕

27-5. 含まれない

28. 頸髄完全損傷患者(第5頸髄節まで機能残存)について答えよ.

でる **28-1.** 横隔膜は機能するか. 〔47PM034〕

28-1. する

28-2. 腹直筋は機能するか. 〔47PM034〕

28-2. しない

28-3. 外肋間筋は機能するか. 〔47PM034〕

28-3. しない

28-4. 内肋間筋は機能するか. 〔47PM034〕

28-4. しない

28-5. 外腹斜筋は機能するか. 〔47PM034〕

28-5. しない

1 ASIA(アメリカ脊髄損傷学会の神経学的評価)

でる **1.** ASIA の評価表で, 仙髄領域の評価に含まれているのは仙髄領域の感覚ともう1つは何か. 〔55AM030〕

1. 肛門括約筋の随意収縮

でる **2.** 写真の検査は ASIA におけるどこの key muscle の検査か. 〔53AM007〕

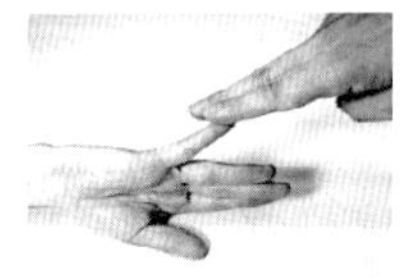

2. 小指外転筋(T1)

解説 写真は小指外転筋の検査である.

でる **3.** ASIA による脊髄損傷の神経学的・機能的国際評価表の感覚機能の髄節領域を図に示す．C7 の標的感覚点はどれか．〔51AM002〕

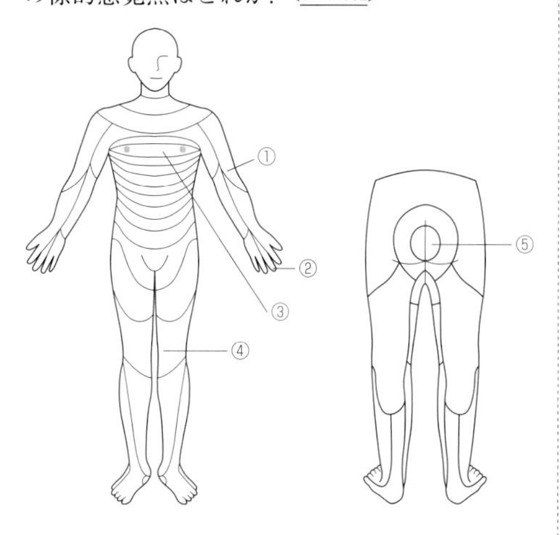

3. ②

でる **4.** 38 歳の男性．オートバイ運転中に転倒し腰背部を強打して，脊髄損傷と診断された．T12 以下の感覚鈍麻を認める．筋力は MMT で上肢はすべて 5，下肢はすべて 0 である．肛門周囲の感覚は残存している．この患者の ASIA 機能障害尺度は何か．〔50AM004〕

解説 ASIA 機能障害尺度の B(不全麻痺)は S4～5 を含む神経学的レベルより下位の知覚機能のみが残存している．

4. B(不全麻痺)

でる **5.** 「C4―肩峰」は，ASIA の感覚機能スケールにおける髄節と key sensory point(標的感覚点)の組合せとして正しいか．〔48PM025〕

5. 正しい

でる **6.** 「L4―内果」は，ASIA の感覚機能スケールにおける髄節と key sensory point(標的感覚点)の組合せとして正しいか．〔48PM025〕

6. 正しい

2 Zancolli分類

1. Zancolliの四肢麻痺上肢機能分類について答えよ．

1-1. 肘屈曲可能群で腕橈骨筋機能なしの場合，分類は何か．

1-1. C5A

1-2. 肘屈曲可能群で腕橈骨筋機能ありの場合，分類は何か．

1-2. C5B

1-3. 手関節伸展可能群で手関節背屈が弱い場合，分類は何か．

1-3. C6A

1-4. 手関節伸展可能群で手関節背屈が強く，円回内筋機能ありの場合，分類は何か．

1-4. C6B Ⅱ

1-5. 手指伸展可能群で尺側指完全伸展可能な場合，分類は何か．

1-5. C7A

1-6. 手指屈曲可能群で尺側指完全屈曲可能な場合，分類は何か．

1-6. C8A

でる **2.** 25歳の男性．頸髄完全損傷．手指屈曲拘縮以外の関節可動域制限はない．書字の際のボールペンを把持した場面を図に示す．片手では困難で，両手でボールペンを保持する動作が観察された．このような動作を行う頸髄損傷患者のZancolliの四肢麻痺上肢機能分類の最上位レベルは何か．〔56AM003〕

2. C6A

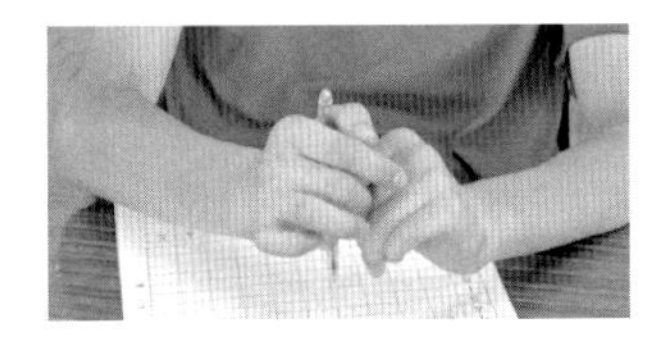

解説 この図で，手関節背屈は可能だが，両上肢を利用して手関節背屈・手指屈曲を補っている．よってC6Aである．

でる **3.** 20歳の男性．頸髄完全損傷．手指屈曲拘縮以外の関節可動域制限はない．食事の際のフォークの把持と口元へのリーチの場面を下に示す．この動作が獲得できる頸髄損傷患者のZancolliの四肢麻痺上肢機能分類の最上位レベルは何か．〔53PM007〕

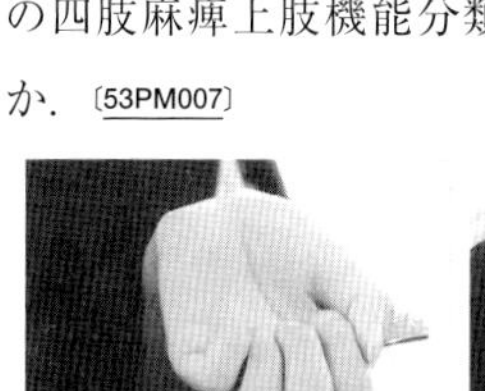
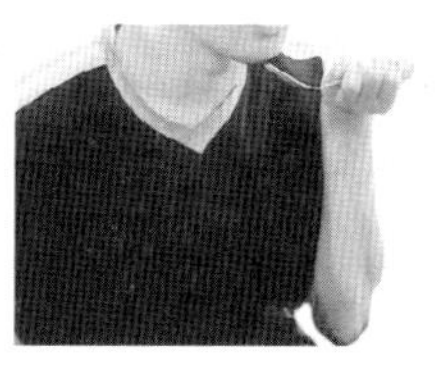

3. C6A

でる **4.** 20歳の男性．頸髄完全損傷．動作獲得を制限する関節可動域制限，残存筋力の低下および合併症はない．洋式便座に側方移乗で移乗し，便座上座位で排便を行う．この患者が使用する坐薬挿入の自助具と，自助具を使用する際の姿勢を図に示す．Zancolliの四肢麻痺上肢機能分類による最上位の機能残存レベルは何か．

〔50AM011〕

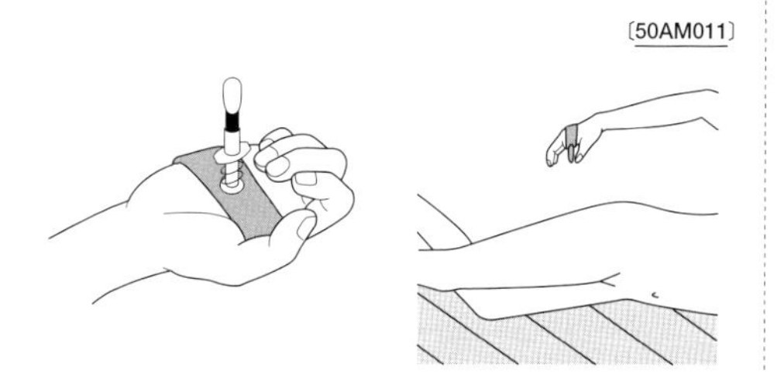

4. C6B3

でる **5.** 25歳の男性．交通事故で脊髄損傷となった．現在のベッド上でのズボンの着衣は，図に示す矢印の順で可能であった．このような更衣が獲得できる頸髄損傷の最上位のZancolliのレベルは何か．ただし，両側の障害レベルは同一であり，完全損傷とする．〔48PM010〕

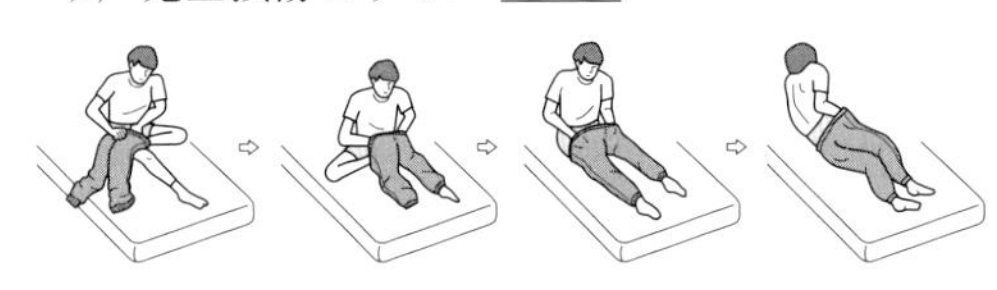

解説 図から肘関節屈曲と手関節背屈が可能であることがわかる．最上位のZancolliのレベルはC6B3である．

5. C6B3

6. Zancolliの四肢麻痺上肢機能分類のC6B3について答えよ．

でる **6-1.** 円回内筋の機能は残存しているか．〔52AM028〕 — 6-1. している

6-2. 総指伸筋の機能は残存しているか．〔52AM028〕 — 6-2. していない

6-3. 深指屈筋の機能は残存しているか．〔52AM028〕 — 6-3. していない

でる **6-4.** 上腕三頭筋の機能は残存しているか．〔52AM028〕 — 6-4. している

6-5. 尺側手根伸筋の機能は残存しているか．〔52AM028〕 — 6-5. していない

7. Zancolliの頸髄損傷分類と可能な動作について答えよ．

でる **7-1.** 残存機能レベルC4でパソコンの操作は可能か．〔47AM035〕 — 7-1. 可能

7-2. 残存機能レベルC5Aで臥位からの起き上がり動作は可能か．〔47AM035〕 — 7-2. 不可能

7-3. 残存機能レベルC5Bで便座に座っての下衣着脱は可能か．〔47AM035〕 — 7-3. 不可能

7-4. 残存機能レベルC6Aで床から車椅子への移乗は可能か．〔47AM035〕 — 7-4. 不可能

でる 7-5. 残存機能レベル C6B3 で自動車の運転は可能か．〔47AM035〕

7-5. 可能

12 末梢神経損傷

でる 1. 腕神経叢損傷で，上腕骨骨頭は，上方と下方のどちらに偏位するか．〔56AM036〕

1. 下方

2. 腕神経叢損傷の上位型では，前腕の何が不可能になるか．〔56AM036〕

2. 回外

3. 腕神経叢損傷の下位型で，手指の運動障害は起こるか．〔56AM036〕

3. 起こる

4. 腕神経叢損傷の近位引き抜き損傷で，交感神経機能障害は起こるか．〔56AM036〕

4. 起こらない

よくでる 5. 58歳の男性．両手の母指と示指で紙をつまみ，左右に引っ張ったときの写真を示す．考えられる末梢神経障害は何か．〔56PM013, 52PM006〕

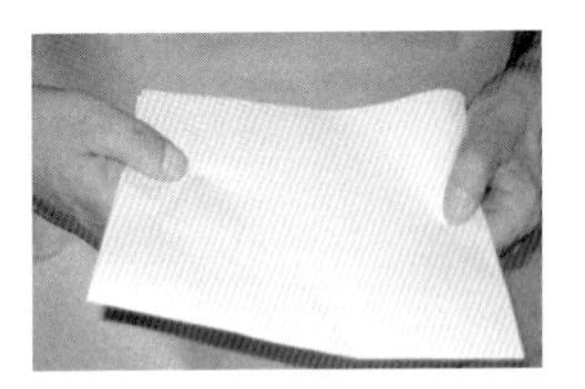

解説 写真は，左のFroment(フローマン)徴候(母指屈曲位)を示している．左の尺骨神経麻痺をきたすものを選べば正解となる．

5. 左肘部管症候群

でる 6. 上腕骨骨幹部骨折による神経麻痺で生じた手の様子を示す．このような手の状態を何というか．〔53AM006〕

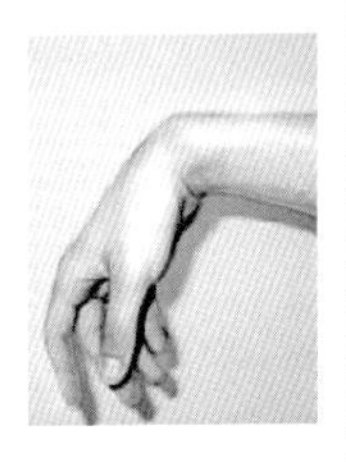

解説 写真は橈骨神経麻痺高位型によって起こる下垂手である．上腕骨骨幹部骨折によって生じやすい．

6. 下垂手

でる　**7.** 図のような腕神経叢損傷で障害される動きは何か．〔53AM008〕

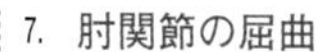

7. 肘関節の屈曲

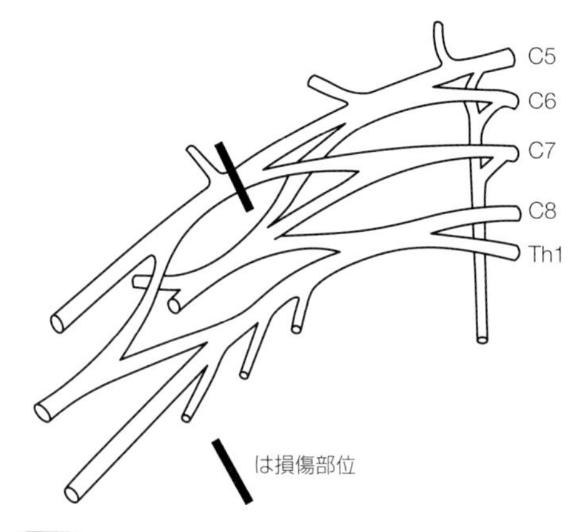

解説 C5，C6 の損傷により肘関節の屈曲筋である上腕二頭筋，上腕筋，腕橈骨筋の働きが障害される．

8. 35 歳の男性．飲酒後電車内で寝過ごし，右上腕部の圧迫によって橈骨神経麻痺となった．受傷 4 日後で橈骨神経領域の感覚低下があり，手関節背屈および手指伸展の自動運動は困難である．この患者に対するアプローチについて答えよ．

8-1. 上腕部のアイシングは適切か．〔53PM009〕

8-1. 不適切

解説 アイシングは打撲，捻挫，熱傷などの応急処置として行う．

8-2. 手関節背屈の抵抗運動は適切か．〔53PM009〕

8-2. 不適切

解説 本症例は自動運動が困難であるため，手関節背屈の抵抗運動は不適切である．

8-3. Engen（エンゲン）型把持装具の使用は適切か．〔53PM009〕

8-3. 不適切

解説 Engen 型把持装具は C6 レベルまで残存している頸髄損傷に適応がある．

でる **8-4.** 手指・手関節の他動伸展運動は適切か．〔53PM009〕

8-4. 適切

でる **8-5.** コックアップ・スプリントの使用は適切か．〔53PM009〕

8-5. 適切

でる **9.** 48 歳の女性．上肢の麻痺を訴え受診した．患者が，手関節と手指を，軽度屈曲位にした状態から伸展しようとしたときの手の写真を示す．この病態の原因は何か．〔49AM008〕

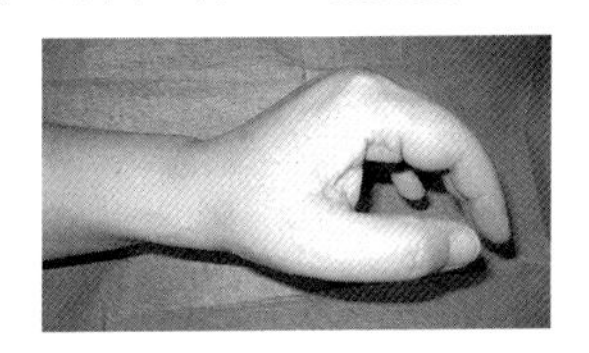

解説 後骨間神経麻痺：手指の伸展が不能となる．

9. 後骨間神経麻痺

10. Guyon（ギヨン）管症候群により起こる末梢神経麻痺は何か．〔49AM008〕

10. 尺骨神経麻痺

11. 肘部管症候群により起こる末梢神経麻痺は何か．〔49AM008〕

11. 尺骨神経麻痺

12. 前骨間神経麻痺で，母指と示指の何関節の屈曲ができなくなるか．〔49AM008〕

12. DIP 関節

でる **13.** Froment（フローマン）徴候は，何神経麻痺のスクリーニング方法か．〔53PM023〕

13. 尺骨神経麻痺

でる **14.** 欠乏すると末梢神経障害を引き起こすビタミンは何か．〔48AM028〕

14. ビタミン B_1

15. 末梢神経障害と臨床所見について答えよ．

でる **15-1.** 正中神経麻痺で環指橈側の掌側の触覚低下は出現するか．〔48PM029〕

15-1. 出現する

15-2. 後骨間神経麻痺で母指指腹の痛覚低下は出現するか．〔48PM029〕

15-2. 出現しない

解説 後骨間神経麻痺では，下垂指は起こるが感覚障害は起こらない.

でる 15-3. 尺骨神経麻痺で Froment 徴候は陽性となるか. 〔48PM029〕

15-3. 陽性となる

15-4. 橈骨神経麻痺で Phalen 徴候は陽性となるか. 〔48PM029〕

15-4. 陽性にならない

15-5. 前骨間神経麻痺で手関節伸展不能は出現するか. 〔48PM029〕

15-5. 出現しない

でる 16. 58 歳の男性. 作業中に左前腕遠位で屈筋腱断裂と Sunderland（サンダーランド）の V 度の正中神経断裂を受傷し, 腱縫合術と神経縫合術を受けた. 術後 5 か月を経過した時の手掌の静的触覚の局在の検査結果を図に示す. 患者は実際の刺激点ではなく矢印で示した先が刺激点であると回答した. この知覚障害の原因は何か. 〔49PM008〕

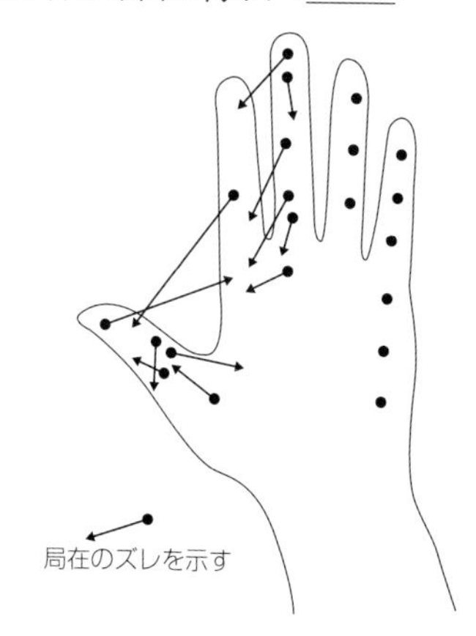

16. 過誤神経支配

13 関節リウマチ

1. AIMS (Arthritis Impact Measurement Scales) の適応疾患は何か.〔55AM032〕

1. 関節リウマチ

2. 58歳の女性. 関節リウマチ. Steinbrocker(スタインブロッカー)のstage Ⅱ, class2. この患者の日常生活活動について答えよ.

2-1. 瓶の蓋をしめる動作は適切か.〔56PM007〕

2-1. 不適切

でる **2-2.** 椀を保持する動作は適切か.〔56PM007〕

2-2. 適切

2-3. 雑巾を絞る動作は適切か.〔56PM007〕

2-3. 不適切

2-4. はさみを開閉する動作は適切か.〔56PM007〕

2-4. 不適切

2-5. ポットを持つ動作は適切か.〔56PM007〕

2-5. 不適切

解説 関節リウマチでは手指の関節に大きな負担がかかる動作は避ける.

3. Steinbrockerのstage分類は, 何を評価・分類するか.〔56PM007〕

3. 関節リウマチの病期

4. Steinbrockerのstage分類について答えよ.

4-1. 線維性あるいは骨性強直がある場合, stageいくつか.〔56PM007〕

4-1. stageⅣ

4-2. X線写真上に骨破壊がなく, オステオポローゼもない場合, stageいくつか.〔56PM007〕

4-2. stageⅠ

4-3. オステオポローゼのほかにX線学的に軟骨および骨の破壊があり, 関節変形もある場合, stageいくつか.〔56PM007〕

4-3. stageⅢ

でる **5.** Steinbrockerのclass分類は, 何を評価・分類するか.〔56PM007, 48PM026〕

5. 関節リウマチ患者の日常生活の機能障害

6. Steinbrocker の class 分類について答えよ．

6-1. 日常生活を完全に自立して可能な場合，class いくつか．〔56PM007〕

6-1. class Ⅰ

6-2. 日常の身の回りと職業活動は可能で，趣味・スポーツなどは制限される場合，class いくつか．〔56PM007〕

6-2. class Ⅱ

6-3. 日常の身の回りは可能だが，職業活動および趣味・スポーツなどは制限される場合，class いくつか．〔56PM007〕

6-3. class Ⅲ

6-4. 日常の身の回り，職業活動および趣味・スポーツなどが全て制限される場合，class いくつか．〔56PM007〕

6-4. class Ⅳ

7. 関節リウマチにみられる手指関節の変形について答えよ．

でる **7-1.** 図に示した手指関節の変形は何か．〔55AM005〕

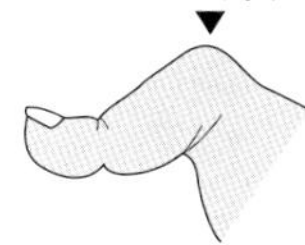

7-1. ダックネック変形

7-2. 図に示した手指関節の変形は何か．〔55AM005〕

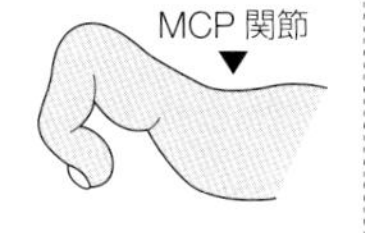

7-2. 鷲爪指変形

7-3. 図に示した手指関節の変形は何か．〔55AM005〕

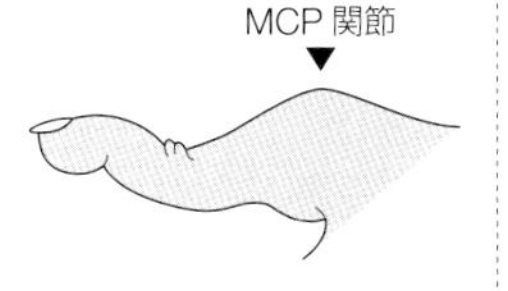

7-3. スワンネック変形

7-4. 図に示した手指関節の変形は何か．〔55AM005〕

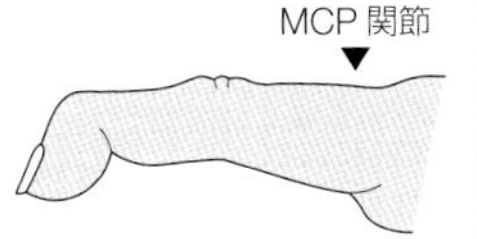

7-4. 槌指変形

7-5. 図に示した手指関節の変形は何か.〔55AM005〕

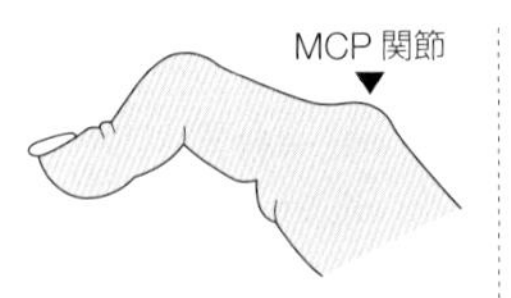

7-5. ボタン穴変形

でる **8.** 63歳の女性. 主婦. 関節リウマチ. 発症後半年が経過した. Steinbrocker のステージⅡ, クラス2. 料理など家事全般を好み, 熱心に行ってきた. 立ち仕事が多く, 最近膝痛が出現した. この患者に対する作業療法の留意点で, 筋力強化は等尺性収縮運動を中心に行うことは適切か.〔54PM007〕

8. 適切

でる **9.** 72歳の女性. 関節リウマチ. Steinbrocker のステージⅢ, クラス3. 訪問リハビリテーションを行っている. 最近, 新たに後頸部痛と歩きにくさとを訴えている. この患者への対応として, 頸部の可動域運動を行うことは適切か.〔53AM011〕

解説 頸髄圧迫症状を引き起こす可能性がある.

9. 不適切

でる **10.** 52歳の女性. 関節リウマチと診断されて3年が経過した. Steinbrocker のステージⅡ, クラス2. 日常生活で両手関節の痛みを訴えている. 観察された動作のうち, 図のフライパンを持つ動作について関節保護の指導が必要な理由を答えよ.〔51AM006〕

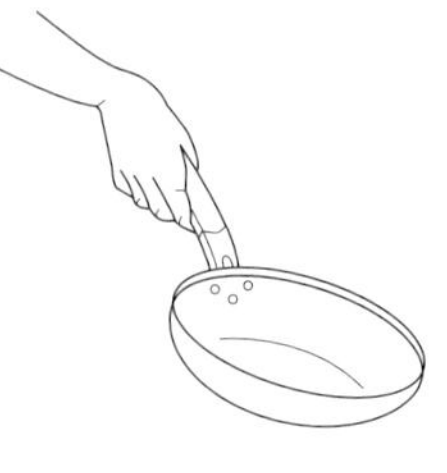

10. フライパンを持つ手の手関節が尺屈しており, 手関節の尺側偏位を助長しかねないため

でる **11.** 78歳の女性．関節リウマチ．Steinbrockerのステージ Ⅳ，クラス3．右手の写真を示す．中指は写真のような変形をきたしている．数年前，PIP関節の腫れと痛みがあった という．この変形の発生機序は何か．〔47AM008〕

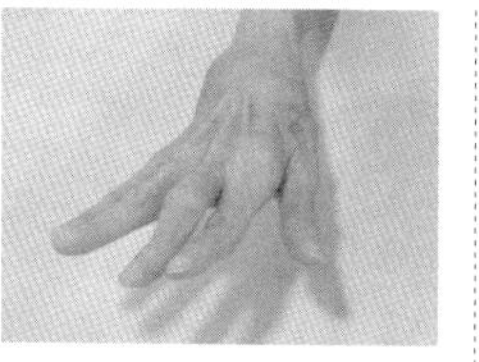

解説 中指の変形は，ボタン穴変形である．ボタン穴変形は，中央索断裂の後，側索が掌側へ移動することで生じる．

11. 中央索の断裂

12. 関節リウマチ患者の日常生活で観察された動作について答えよ．

12-1. 図のように矢印の方向にふきんで拭く動作は関節保護の観点から適切か．〔47PM008〕

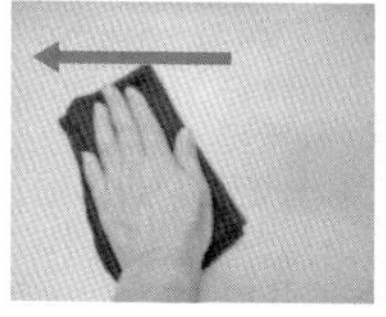

解説 尺側方向ではなく橈側方向に拭くように指導する．

12-1. 不適切

12-2. 図のようにコップを持つ動作は関節保護の観点から適切か．〔47PM008〕

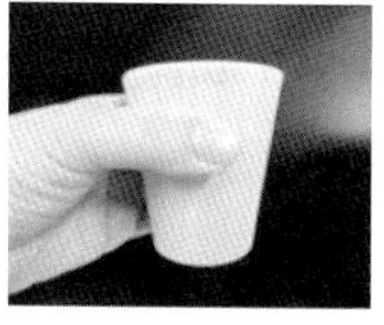

解説 両手で持つように指導する．

12-2. 不適切

でる **12-3.** 図のようにやかんを持つ動作は関節保護の観点から適切か．〔47PM008〕

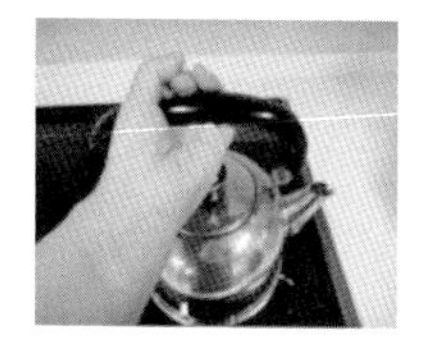

12-3. 適切

12-4. 図のようにフライパンを持つ動作は関節保護の観点から適切か.〔47PM008〕

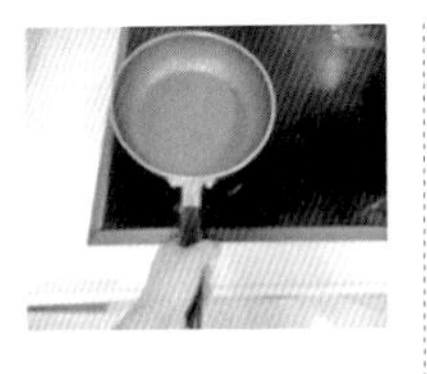

解説 両手で持つように指導する.

12-4. 不適切

12-5. 図のように矢印の方向に水栓を回す動作は関節保護の観点から適切か.

〔47PM008〕

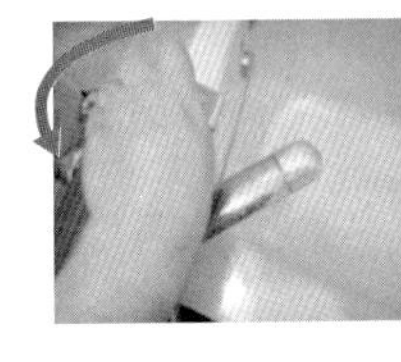

解説 水栓は手関節に負担が大きいため，レバーハンドルの使用が望ましい.

12-5. 不適切

13. 関節リウマチ患者に対する生活指導について答えよ.

13-1. 枕を高くすることは適切か.〔52AM035, 47AM033〕

解説 環軸椎亜脱臼の誘因となる.

13-1. 不適切

13-2. 手関節は掌屈位を保つことは適切か.

〔52AM035, 47AM033〕

解説 手関節の掌側脱臼を誘発する.

13-2. 不適切

13-3. 階段は1足1段で上ることは適切か.〔52AM035〕

解説 下肢関節に負担をかけないよう2足1段で昇降するのが望ましい.

13-3. 不適切

よくでる **13-4.** 本は眼の高さに置いて読むことは適切か.

〔52AM035, 47AM033〕

解説 頸髄神経症状を予防するためには，頸部への負荷を軽減することが大切であり，本を眼の高さに置いて読むことは適切である.

13-4. 適切

13-5. 茶碗は指間を広げて支えることは適切か.

〔52AM035, 47AM033〕

13-5. 不適切

解説 亜脱臼をきたしやすいため手掌で保持する.

13-6. 歩幅を大きくすることは適切か.〔47AM033〕

13-6. 不適切

解説 歩幅は小さいほうが下肢関節への負担が小さくなる.

14. Larsen（ラーセン）分類は何を評価するか.〔49AM035〕

14. 関節リウマチの関節破壊

15. Lansbury（ランズバリー）指数は何を評価するか.〔49AM035〕

15. 関節リウマチの疾患活動性

16. DAS28(disease activity score 28)は何を評価するか.〔49AM035〕

16. 関節リウマチの疾患活動性

17. AIMS(arthritic impact measurement scale)は何を評価するか.〔49AM035〕

17. 関節リウマチのQOL

18. 関節リウマチの関節保護について答えよ.

18-1. コップの取っ手のみではなくコップ本体を持つのは適切か.〔49PM033〕

18-1. 適切

でる **18-2.** 机の雑巾がけは橈側方向と尺側方向のどちらに向かって拭くのが適切か.〔49PM033〕

18-2. 橈側方向

18-3. 広口瓶は手掌で開けるのは適切か.〔49PM033〕

18-3. 適切

18-4. 食器をワゴンで運ぶのは適切か.〔49PM033〕

18-4. 適切

18-5. 補高便座を使用するのは適切か.〔49PM033〕

18-5. 適切

でる **19.** 関節リウマチで炎症が初発する部位はどこか.〔47PM027〕

19. 滑膜

14 骨折・脱臼・靱帯損傷

1 上肢骨折

でる **1.** 橈尺骨骨幹部骨折で第2背側骨間筋が損傷を受ける可能性はあるか．〔55PM024〕

解説 橈尺骨骨幹部は，第2背側骨間筋の起始・停止に関係がない．

1. ない

2. 鎖骨骨折で小胸筋が損傷を受ける可能性はあるか．〔55PM024〕

2. ある

3. 橈骨遠位端骨折で方形回内筋が損傷を受ける可能性はあるか．〔55PM024〕

3. ある

4. 上腕骨外科頸骨折で棘上筋が損傷を受ける可能性はあるか．〔55PM024〕

4. ある

5. 上腕骨骨幹部骨折で烏口腕筋が損傷を受ける可能性はあるか．〔55PM024〕

5. ある

でる **6.** 72歳の女性．転倒し，左手をついた．左手関節部に疼痛と腫脹が生じ，近くの病院を受診し徒手整復後ギプス固定を受けた．骨癒合後の画像を示す．手関節尺屈により尺骨頭部の疼痛とクリック音がする．手指の機能障害はない．生じている合併症で考えられるのは何か．

〔56PM008〕

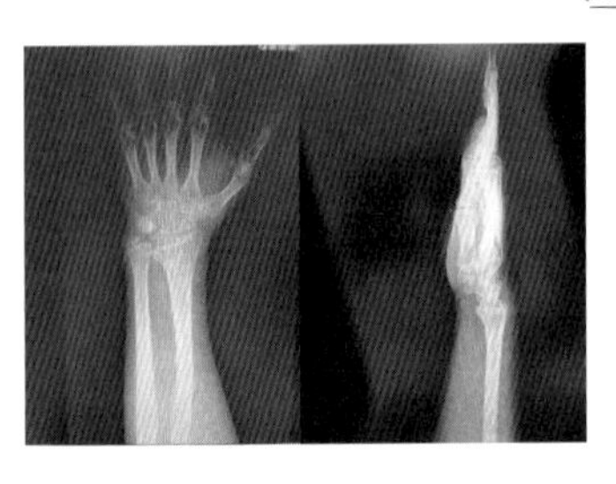

6. 尺骨突き上げ症候群

でる **7.** 尺骨の骨幹部骨折での固定範囲として図の誤りを指摘せよ．〔53AM010〕

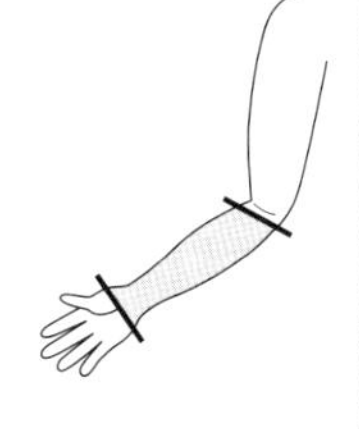

7. 尺骨の骨幹部骨折では，上腕から手関節までを固定する

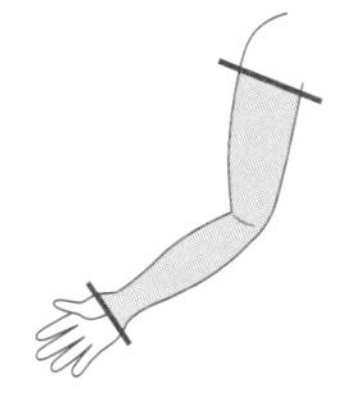

でる **8.** 35歳の男性．生来健康であったが，転倒し右肘頭骨折を受傷した．術後のX線写真A，Bを示す．骨折部や全身の状態は良好である．この患者の作業療法で最も注意すべき合併症は何か．〔48AM006〕

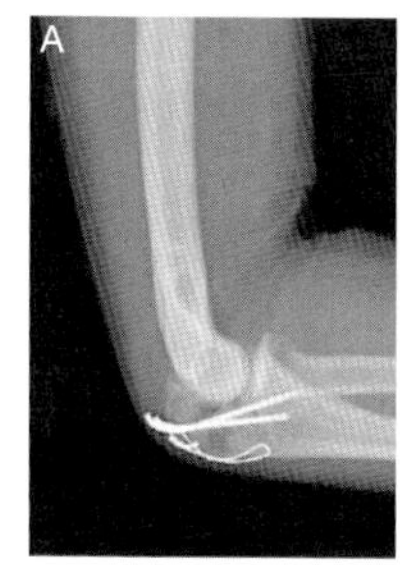

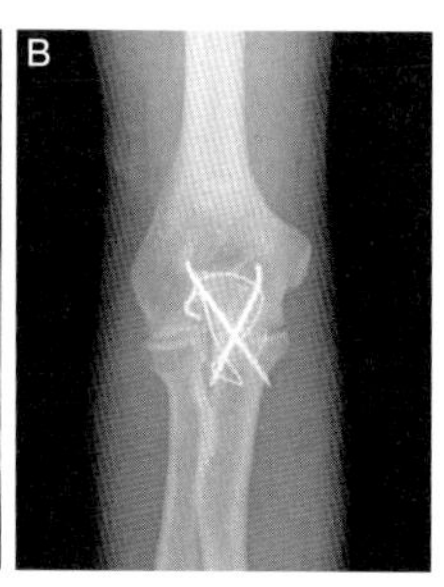

8. 異所性骨化

9. 左肩関節脱臼骨折後3か月の患者の両手の写真を示す．左手に，他動的に動かされると増強する強い疼痛がある．この患者への対応について答えよ．

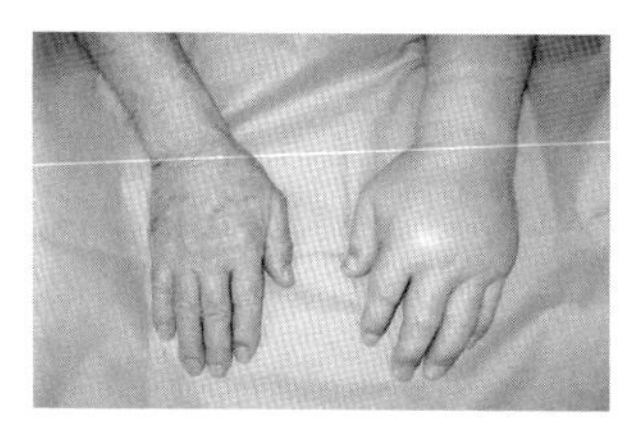

9-1. 低出力レーザー照射は適切か．〔47PM006〕

9-1. 適切

でる **9-2.** 間欠的機械的圧迫は適切か．〔47PM006〕 | 9-2. 不適切

解説 炎症が強い時期に行うと疼痛を助長しかねない．

9-3. 温冷交代浴は適切か．〔47PM006〕 | 9-3. 適切

9-4. 超短波照射は適切か．〔47PM006〕 | 9-4. 適切

9-5. 渦流浴は適切か．〔47PM006〕 | 9-5. 適切

10. Colles（コレス）骨折の合併症について答えよ．

10-1. 肘関節脱臼は起こりやすいか．〔52AM029〕 | 10-1. 起こりにくい

10-2. 腋窩神経麻痺は起こりやすいか．〔52AM029〕 | 10-2. 起こりにくい

10-3. 橈骨神経麻痺は起こりやすいか．〔52AM029〕 | 10-3. 起こりにくい

でる **10-4.** 正中神経麻痺は起こりやすいか．〔52AM029〕 | 10-4. 起こりやすい

10-5. 長母指屈筋腱断裂は起こりやすいか．〔52AM029〕 | 10-5. 起こりにくい

解説 Colles 骨折は，橈骨遠位端骨折の 1 つである．

11. 引き寄せ締結法(tension band wiring)による骨折治療と運動の開始時期について答えよ．

11-1. 上腕骨骨幹部骨折は手術直後から骨折部の運動が開始できるか．〔50PM033〕 | 11-1. できない

解説 通常，プレート固定や髄内釘で治療される．

でる **11-2.** 肘頭骨折は手術直後から骨折部の運動が開始できるか．〔50PM033〕 | 11-2. できる

11-3. 橈骨骨幹部骨折は手術直後から骨折部の運動が開始できるか．〔50PM033〕 | 11-3. できない

解説 通常，プレート固定や髄内釘で治療される．

11-4. Colles 骨折は手術直後から骨折部の運動が開始できるか．〔50PM033〕 | 11-4. できない

解説 徒手整復の後，プレート固定やキャスト固定で治療される．

11-5. 舟状骨骨折は手術直後から骨折部の運動が開始できるか．〔50PM033〕 | 11-5. できない

解説 キャスト固定で治療される．

12. 偽関節を起こしやすい骨折について答えよ．

12-1. Colles 骨折は偽関節を起こしやすいか．〔48AM026〕

12-1. 起こしにくい

12-2. Smith（スミス）骨折は偽関節を起こしやすいか．〔48AM026〕

12-2. 起こしにくい

12-3. 上腕骨顆上骨折は偽関節を起こしやすいか．〔48AM026〕

12-3. 起こしにくい

でる **12-4.** 手の舟状骨骨折は偽関節を起こしやすいか．〔48AM026〕

12-4. 起こしやすい

解説 偽関節は，大腿骨頸部骨折，手の舟状骨骨折，脛骨中下 1/3 骨折などで起こりやすい．

12-5. 上腕骨近位部骨折は偽関節を起こしやすいか．〔48AM026〕

12-5. 起こしにくい

でる **13.** 三角筋付着部よりも近位の上腕骨骨幹部骨折で，中枢骨片が転位する方向はどちらか．〔47AM026〕

13. 内転・内旋方向

14. 上腕骨顆上骨折後の作業療法について答えよ．

14-1. 固定期は，固定関節以外も安静に保つという考えは適切か．〔47PM032〕

14-1. 不適切

解説 固定関節以外を安静に保つ必要はない．

14-2. 固定期は，上肢下垂位のポジショニングに努めるという考えは適切か．〔47PM032〕

14-2. 不適切

解説 上肢下垂位とする必要はない．

でる **14-3.** 固定除去直後は，前腕の重さを利用して肘関節の可動域訓練を行うという考えは適切か．〔47PM032〕

14-3. 適切

14-4. 固定除去 2 週後から，2 kg の重錘を用いて肘関節の持続伸張を行うという考えは適切か．〔47PM032〕

14-4. 不適切

解説 関節周囲の組織を保護するため，重錘を用いた持続伸張はしない.

14-5. 固定除去4週目で肘関節拘縮が残存する場合は，強い矯正を加えるという考えは適切か.

〔47PM032〕

14-5. 不適切

解説 強い矯正を加える必要はなく，自動運動で改善できる.

2 大腿骨頸部骨折

1. 大腿骨頸部骨折に対して後方アプローチで人工骨頭置換術を施行した場合の関節肢位について答えよ.

1-1. 避けるべきは，股関節内旋か，外旋か.

〔55AM035〕

1-1. 内旋

1-2. 避けるべきは，股関節外転か，内転か.

〔55AM035〕

1-2. 内転

1-3. 避けるべきは，股関節屈曲か，伸展か.

〔55AM035〕

1-3. 屈曲

でる **2.** 大腿骨頸部骨折に対して後方アプローチにて人工骨頭置換術を施行した患者が靴下をはく時に望ましい座位は何か. 〔55AM035〕

2. あぐら座位

でる **3.** 80歳の女性．2年前に夫と死別し，平屋の持ち家に1人暮らし．3か月前に屋内で転倒し，右大腿骨頭部骨折で入院した．人工骨頭置換術後のADLは杖歩行で，入浴のみ見守りでその他は自立し自宅退院となった．退院時のHDS-Rは28点であった．要支援1と認定され，通所リハビリテーションを利用するにあたり，担当作業療法士が自宅訪問することとなった．初回訪問時の対応で，訪問作業療法を勧めることは適切か．〔56AM011〕

解説 運動量を増やすため，通所リハビリテーションを勧めたほうがよい．

3. 不適切

でる **4.** 75歳の女性．自宅の浴室で転倒し右大腿骨頸部を骨折したため人工股関節置換術(後外側アプローチ)が施行された．担当医からは患側への全荷重が許可されている．この患者に対するADL指導で，階段を下りるときは右足を先に下ろすことは適切か．〔52AM010〕

4. 適切

でる **5.** 76歳の女性．右大腿骨頸部骨折を受傷し，後方進入による人工骨頭置換術を受けた．術後3週に実施する動作として図が適切でない理由を答えよ．

〔48AM007〕

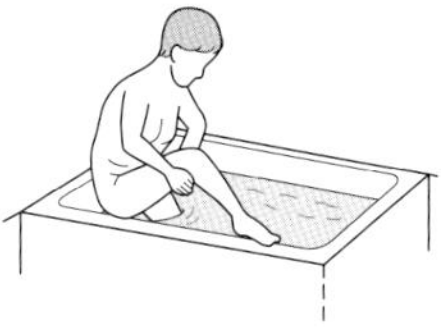

5. 図のように浴槽をまたぐ動作は，股関節が過屈曲しており，脱臼の危険がある

6. 88歳の女性．自営の商店や家事は息子夫婦に譲り，たまに店番をして過ごしていた．3か月前に転倒し，右大腿骨頸部骨折で入院した．人工骨頭置換術後のADLは，見守りによるT字杖歩行と入浴の介助以外は自立して自宅退院した．退院時のHDS-Rは22点と見当識と記憶障害を認めたが，日常の生活で問題行動はみられなかった．要支援と認定され，通所リハビリテーションを利用することとなった．興味チェックリスト(高齢者版)の結果を示す．この対象者の作業療法目標について答えよ．

日本版・興味チェックリスト(高齢者版)
やり方：以下にかかれている活動について，あなたがその活動に興味がある場合は空欄に○を付けて下さい．

活動名	興味あり 強い	興味あり 少し	興味なし
1. 園芸・野菜づくり			○
2. 裁縫	○		
3. ラジオ			○
4. 散歩	○		
5. 俳句・川柳			○
6. 踊り			○
7. 歌を聴く		○	
8. 歌を歌う			○
9. ペットや家畜			○
10. 講演会			○
11. テレビ・映画			○
12. 知人を訪問		○	
13. 読書			○
14. 旅行			○
15. 宴会			○

活動名	興味あり 強い	興味あり 少し	興味なし
16. 相撲			○
17. 掃除・洗濯		○	
18. 政治			○
19. 婦人会・老人会	○		
20. 服装・髪型・化粧			○
21. 山菜・キノコとり			○
22. 異性とのつき合い			○
23. ドライブ			○
14. ゲートボール			○
25. 料理	○		
26. 収集			○
27. 釣り			○
28. 買い物			○
29. グランドゴルフ			○

上に書かれていること以外で興味があることを下の欄に記入してください．

1. おしゃべり	6.
2.	7.
3.	8.
4.	9.
5.	10.

6-1. 園芸・野菜づくりを導入してできた野菜で料理を行うという目標は適切か. 〔48AM005〕

6-1. 不適切

でる **6-2.** グループの中で裁縫をしながら仲間づくりを促すという目標は適切か. 〔48AM005〕

解説 裁縫に強い興味があり, おしゃべりにも興味があることより判断する.

6-2. 適切

6-3. 掃除・洗濯を含めた主婦の役割を再獲得するという目標は適切か. 〔48AM005〕

6-3. 不適切

6-4. カラオケなどへの参加を促して趣味を広げるという目標は適切か. 〔48AM005〕

6-4. 不適切

6-5. 旅行などの外出で応用歩行を習得するという目標は適切か. 〔48AM005〕

6-5. 不適切

7. 後方アプローチによる人工股関節置換術後の動作について答えよ.

7-1. 低めのソファーに座るのは適切か. 〔53AM032〕

解説 脱臼肢位(股関節屈曲位)となってしまう.

7-1. 不適切

7-2. 健側を下にして横になるのは正しいか. 〔53AM032〕

解説 脱臼肢位(股関節内転, 内旋位)となってしまう.

7-2. 不適切

でる **7-3.** 椅子に座って床の物を拾うのは正しいか. 〔53AM032〕

7-3. 適切

7-4. 階段を降りるときは健側から先に下ろすのは正しいか. 〔53AM032〕

解説 脱臼肢位(股関節屈曲位)となってしまう.

7-4. 不適切

7-5. ベッドに這い上がるときは患側の膝を先につくのは適切か. 〔53AM032〕

解説 脱臼肢位(股関節屈曲位)となってしまう.

7-5. 不適切

8. 大腿骨頸部骨折に対して後方アプローチにて人工骨頭置換術を施行した患者のADL指導について答えよ.

8-1. 和式トイレで排泄するのは適切か. 〔50AM032〕 — 8-1. 不適切

8-2. 割り座で足の爪を切るのは適切か. 〔50AM032〕 — 8-2. 不適切

8-3. 患側下肢から階段を昇るのは適切か. 〔50AM032〕 — 8-3. 不適切

8-4. 椅子に座って床の物を拾うのは適切か. 〔50AM032〕 — 8-4. 不適切

ポイント 大腿骨頸部骨折に対する後方アプローチの禁忌肢位は, 股関節屈曲・内転・内旋である.

9. 人工股関節置換術後の深部静脈血栓症の予防について答えよ.

9-1. 弾性ストッキング着用は予防として適切か. 〔49PM035〕 — 9-1. 適切

9-2. 間欠的空気圧迫は予防として適切か. 〔49PM035〕 — 9-2. 適切

9-3. 足関節の底背屈は予防として適切か. 〔49PM035〕 — 9-3. 適切

9-4. マッサージは予防として適切か. 〔49PM035〕 — 9-4. 適切

でる **9-5.** 安静は予防として適切か. 〔49PM035〕 — 9-5. 不適切

解説 安静(長期臥床)は深部静脈血栓症の誘因となる.

3 腱損傷

1. 28歳の男性. 右環指の深指屈筋腱と浅指屈筋腱をZone Ⅱでガラスの破片により損傷し, 腱縫合術を受けた. この患者について答えよ.

1-1. 神経損傷の合併はあり得るか. 〔49PM007〕 — 1-1. あり得る

1-2. 受傷部位は腱の癒着は起きるか. 〔49PM007〕 — 1-2. 起こりやすい

1-3. 環指のMP関節の屈曲が不能となるか. 〔49PM007〕 — 1-3. 屈曲は可能である

1-4. 腱が癒合するまで環指の運動を控えるのは適切か. 〔49PM007〕 — 1-4. 不適切

解説 早期から他動屈曲運動と自動伸展運動を行う.

でる 1-5. 手術後は Kleinert 法による運動を行うのは適切か. 〔49PM007〕 — 1-5. 適切

2. 手の腱損傷後の運動機能評価について答えよ.

2-1. DAS28(disease activity score 28)は適切か. 〔50PM027〕 — 2-1. 不適切

解説 関節リウマチの疾患活動性の指標である.

2-2. Lansbury(ランズドリー)の活動性指数は適切か. 〔50PM027〕 — 2-2. 不適切

解説 関節リウマチの疾患活動性の指標である.

2-3. MFT(Manual Function Test)は適切か. 〔50PM027〕 — 2-3. 不適切

解説 脳卒中上肢機能の検査法である.

2-4. MODAPTS(Modular Arrangement of Predetermined Time Standards)は適切か. 〔50PM027〕 — 2-4. 不適切

解説 作業能力評価法である.

でる 2-5. TAM(Total Active Motion)は適切か. 〔50PM027〕 — 2-5. 適切

でる 3. Zone II の屈筋腱損傷の術直後は手関節を屈曲位に保つか, 伸展位に保つか. 〔48AM034〕 — 3. 屈曲位

4 骨粗鬆症

でる 1. 骨粗鬆症のある高齢者で起こりやすい骨折は何か. 〔49PM028〕 — 1. 大腿骨頸部骨折

5 変形性関節症

でる **1.** 66歳の女性．左変形性股関節症．後方アプローチによる人工股関節全置換術を受けた．全荷重で術後リハビリテーション中である．退院後の生活指導として，「端座位で靴にかかとを入れるときは外側から手を伸ばす」ように指導することは適切か．〔56AM007〕

解説 内側から手を伸ばすように指導する．

1. 不適切

でる **2.** 75歳の女性．頸椎症性神経根症．4年前から上肢のしびれ感がある．その領域を図に示す．障害を受けている神経根は何か．〔55AM002〕

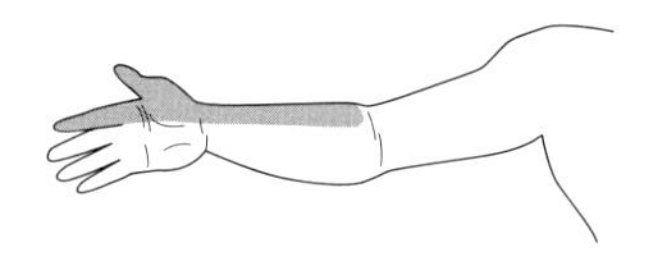

2. C6

でる **3.** 54歳の女性．左母指ばね指の術後，経過は良好であったが，術後3か月ころから些細な動作で母指にビリビリするような痛みが出現した．術後5か月目に自宅近くの病院を受診し，CRPS(複合性局所痛症候群)と診断され，投薬治療と外来作業療法が開始となった．開始時の左母指痛はNRS(numerical rating scale)で安静時1，動作時6．左上肢機能は総握りでは指尖手掌間距離が2～3 cm，肩・肘関節のROMに軽度制限を認め，手指のMMTは段階3，握力2 kgで，日常生活では左手をほとんど使用していない状態であった．実施する作業療法で，疼痛の完全除去を目標とするのは適切か．

〔55AM009〕

3. 不適切

解説 CRPSの痛みや浮腫はなかなか消失しない．疼痛の完全除去は困難である．

6 熱傷

でる **1.** 熱傷のリハビリテーションの基本は〔　　　〕伸張運動である．〔55AM033〕

1. 持続

2. 熱傷瘢痕部の圧迫は，行うか．〔55AM033〕

2. 行う

3. 熱傷による拘縮予防に装具は使用するか．〔55AM033〕

3. 使用する

4. 熱傷における慢性期のパラフィン浴の適温は何℃程度か．〔55AM033〕

4. 50～55℃程度

5. 陰部熱傷の急性期では下肢外旋肢位のポジショニングを行うか．〔55AM033〕

5. 行わない

6. 前頸部を熱傷した場合，背臥位時の適切な肢位は，頸部屈曲か，頸部伸展か．〔56PM031〕

6. 頸部伸展

でる **7.** 腋窩部を熱傷した場合，背臥位時の適切な肢位は，肩外転90°か，肩内転30°か．〔56PM031〕

7. 肩外転90°

8. 会陰部を熱傷した場合，背臥位時の適切な肢位は，両股関節外旋か，両股関節外転か．〔56PM031〕

8. 両股関節外転

9. 膝窩部を熱傷した場合，背臥位時の適切な肢位は，膝90°屈曲か，膝伸展位か．〔56PM031〕

9. 膝伸展位

10. 足背部を熱傷した場合，背臥位時の適切な肢位は，底屈位か，背屈位か．〔56PM031〕

10. 背屈位

11. 57歳の女性．右利き．火災により右前腕以遠にⅢ度の熱傷を受傷した．救命救急センターに搬送され，壊死組織のデブリードマンを施行され，植皮術が行われた．術後3日目にベッドサイドにて作業療法を開始した．この時点での受傷手への対応で，他動関節可動域訓練は適切か．〔54PM012〕

解説 まだ皮膚が生着していないため，不適切である．

11. 不適切

でる **12.** 図に示す斜線の部位にⅡ度深達性熱傷がある．
急性期に安静を保つためのスプリント肢位で正しいのはどれか．〔47PM012〕

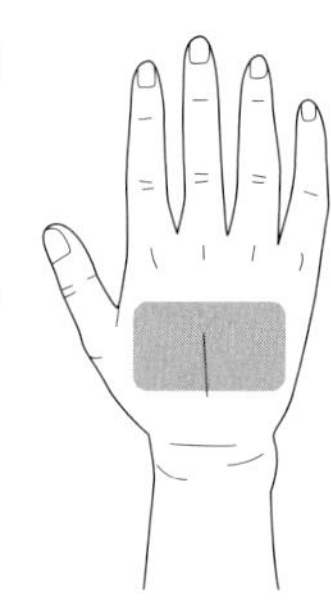

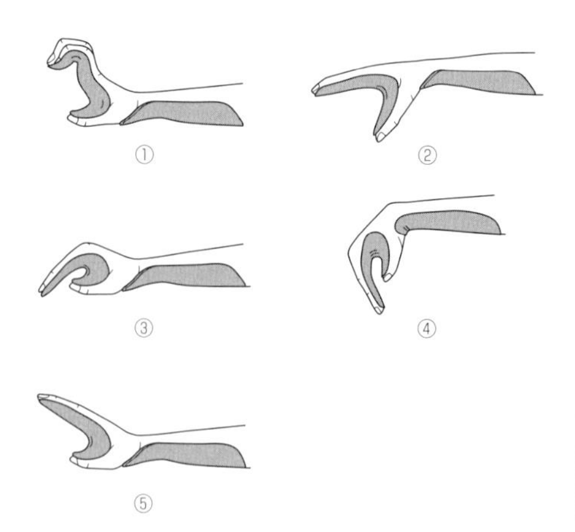

12. ③

13. 熱傷の分類について答えよ．

でる **13-1.** 真皮深層までの損傷は何度の熱傷か．〔51PM030〕

13-2. 表皮までの損傷は何度の熱傷か．〔51PM030〕

13-1. 深達性Ⅱ度

13-2. Ⅰ度

13-3. 真皮浅層までの損傷は何度の熱傷か．〔51PM030〕 13-3. 浅達性Ⅱ度

13-4. 皮下組織までの損傷は何度の熱傷か．〔51PM030〕 13-4. Ⅲ度

13-5. 筋肉までの損傷は何度の熱傷か．〔51PM030〕 13-5. Ⅲ度

14. 熱傷患者に対する作業療法について答えよ．

14-1. 肥厚性瘢痕部を圧迫するのは適切か．〔50PM036〕 14-1. 適切

14-2. 急性期から装具で良肢位に保持するのは適切か．〔50PM036〕 14-2. 適切

14-3. 急性期はゆっくりとした運動を行うのは適切か．〔50PM036〕 14-3. 適切

14-4. 皮膚移植部は生着してから伸張するのは適切か．〔50PM036〕 14-4. 適切

でる **14-5.** 体幹の熱傷では肩関節は内転位とするのは適切か．〔50PM036〕 14-5. 不適切

解説 体幹の熱傷では肩関節は外転位とする．

15. 手部のⅢ度熱傷における対応について答えよ．

15-1. 受傷直後に氷で冷却することは適切か．〔53PM037〕 15-1. 不適切

解説 皮膚に氷が貼り付いてしまう可能性があるため，受傷直後は氷で冷却しない．

15-2. 冷却時間は5分未満にすることは適切か．〔53PM037〕 15-2. 不適切

解説 冷却時間は15〜30分ほどである．

15-3. 壊死組織の除去は必要か．〔53PM037〕 15-3. 必要

でる **15-4.** 変形防止にスプリントを使用することは適切か．〔53PM037〕 15-4. 適切

15-5. 受傷時に手袋をしていたら直ちに抜去することは適切か．〔53PM037〕 15-5. 不適切

解説 皮膚がはがれる可能性がある．

7 その他の運動器疾患

問題	解答
1. 肩手症候群に対する治療介入について答えよ.	
1-1. 温熱療法を併用するのは適切か. 〔50AM033〕	1-1. 適切
1-2. 肩関節の可動域訓練を行うのは適切か. 〔50AM033〕	1-2. 適切
1-3. 手指と手関節との可動域訓練を行うのは適切か. 〔50AM033〕	1-3. 適切
1-4. 肩関節亜脱臼にアームスリングを使用するのは適切か. 〔50AM033〕	1-4. 適切
でる **1-5.** 手指に発赤を認めた場合は可動域訓練は禁忌であるという考えは適切か. 〔50AM033〕 解説 可動域訓練は禁忌ではない. 愛護的に行う.	1-5. 不適切
でる **2.** 槌指(mallet finger)で自動運動が困難なのは何関節の伸展か. 〔49PM029〕	2. DIP関節
でる **3.** de Quervain(ドケルバン)病で腱鞘炎を起こすのはどの腱か. 2つ挙げよ. 〔48PM027〕	3. 短母指伸筋腱, 長母指外転筋腱

15 呼吸器疾患

でる 1. 68歳の男性．慢性呼吸器疾患．「最近，入浴すると息切れがする」との訴えがある．入浴指導として，片手で髪を洗うことは適切か．〔52PM010〕

1. 適切

解説 両手をあげると呼吸機能への負荷が大きくなる．

でる 2. 呼吸法の1つで，呼気時に口をすぼめ，ゆっくり息を吐き出す方法は何か．〔52PM033〕

2. 口すぼめ呼吸

でる 3. リラクゼーション法の1つで，特定の筋肉の緊張と弛緩を繰り返し行わせる方法は何か．〔52PM033〕

3. Jakobson（ジェイコブソン）法

1 排痰

でる 1. 後上葉区の排痰体位は何か．〔54AM025〕

1. 前傾側臥位

2. 前上葉区の排痰体位は何か．〔54AM025〕

2. 背臥位

3. 前肺底区の排痰体位は何か．〔54AM025〕

3. 背臥位

4. 肺尖区の排痰体位は何か．〔54AM025〕

4. 背臥位

5. 上舌区の排痰体位は何か．〔54AM025〕

5. 後傾側臥位

6. 外側肺底区の排痰体位は何か．

6. 前傾側臥位

7. 右中葉区の排痰体位は何か．

7. 後傾側臥位

8. 後肺底区の排痰体位は何か．

8. 腹臥位

9. 上下葉区の排痰体位は何か．

9. 腹臥位

でる 10. 排痰法の1つで，気道分泌物の位置を特定し，その位置に応じた適切な体位を取らせて，重力を利用し排痰させる方法は何か．〔52PM033〕

10. 体位ドレナージ

11. 排痰法の1つで，呼気時に胸郭を圧迫することで痰の移動を促す方法は何か．〔52PM033〕

11. スクイージング

2 慢性閉塞性肺疾患(COPD)

1. 慢性閉塞性肺疾患患者の ADL 動作について答えよ.

1-1. 洗髪を両手で行うことは適切か.〔54PM036〕

1-1. 不適切

解説 洗髪は片手で行うよう指導する.

1-2. 靴下の着脱を床に座り行うことは適切か.〔54PM036〕

1-2. 不適切

1-3. ズボンの着脱を立位で行うことは適切か.〔54PM036〕

1-3. 不適切

解説 椅子に座って行う.

でる **1-4.** 和式トイレを使用することは適切か.〔54PM036〕

1-4. 不適切

解説 洋式トイレに変更する.

1-5. かぶり型シャツを使用することは適切か.〔54PM036〕

1-5. 不適切

解説 前開きのシャツのほうがよい.

でる **2.** 60歳の男性. COPDが進行し在宅酸素療法が導入された. 酸素流量は労作時2L/分である. 入浴動作の指導で, 入浴中は経鼻カニューレを外すように指導することは適切か.〔56PM002〕

2. 不適切

解説 経鼻カニューレは入浴中も装着したままにする.

3. 74歳の女性. 慢性閉塞性肺疾患. スパイログラムで1秒率は60%であった. 胸部X線写真を示す. 本症例について答えよ.

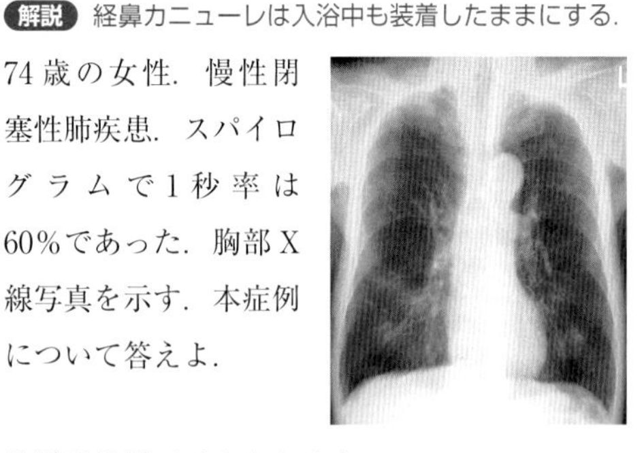

3-1. 肺透過性低下はみられるか.〔50PM006〕

3-1. みられない

でる **3-2.** 肺の過膨張はみられるか.〔50PM006〕

3-2. みられる

3-3. 胸水貯留はみられるか．〔50PM006〕

3-3. みられない

3-4. 肺水腫はみられるか．〔50PM006〕

3-4. みられない

3-5. 心拡大はみられるか．〔50PM006〕

3-5. みられない

でる **4.** 74歳の女性．慢性閉塞性肺疾患．スパイログラムで1秒率は60％であった．この患者1回換気量は500 mL，予備吸気量は1,700 mL，予備呼気量は800 mLであった．1秒量を求めよ．〔50PM007〕

解説 「1秒率＝1秒量÷努力性肺活量(予備吸気量＋1回換気量＋予備呼気量)×100」から計算する．

4. 1,800 mL

でる **5.** 70歳の男性．慢性閉塞性肺疾患による慢性呼吸不全．安静時も酸素吸入が必要である．処方に従って作業療法時に酸素流量を上げ，休息中に下げようとしたところ，呼吸が浅くなり意識障害が出現した．最も考えられる症状は何か．〔48AM004〕

5. CO_2ナルコーシス

6. 慢性閉塞性肺疾患の患者は，低脂肪食と高脂肪食，どちらがよいか．〔53AM037〕

6. 高脂肪食

でる **7.** 慢性閉塞性肺疾患の患者は，上肢の運動と下肢の運動，どちらがよいか．〔53AM037〕

7. 下肢の運動

8. 慢性閉塞性肺疾患の患者において，洗髪動作は，両手と片手，どちらで行うのがよいか．〔53AM037〕

8. 片手

9. 慢性閉塞性肺疾患の患者に対する指導として，インフルエンザワクチン接種を勧めることは正しいか．〔53AM037〕

9. 正しい

10. 慢性閉塞性肺疾患の患者に対するADL・IADLの指導について答えよ．

でる **10-1.** 「歩行：歩行開始前に呼気をし，吸気と同時に歩行を開始する」は適切か．〔49PM031〕

10-1. 不適切

解説 動作の開始にあわせて呼気を行う.

10-2.「更衣：椅子座位で開排位に足を組み靴下を着脱する」は適切か.〔49PM031〕
10-2. 適切

10-3.「洗濯：胸の高さに洗濯物を干す」は適切か.〔49PM031〕
10-3. 適切

10-4.「洗体：長めのタオルを使用する」は適切か.〔49PM031〕
10-4. 適切

10-5.「食事：軽い食器を使用する」は適切か.〔49PM031〕
10-5. 適切

3 呼吸不全

1. 慢性呼吸不全患者の在宅ADL・IADL指導について答えよ.

1-1. 整髪は，両手で結うのは適切か.〔47PM036〕
1-1. 不適切

1-2. 洗髪では，吸気のときに洗うのは適切か.〔47PM036〕
1-2. 不適切

解説 呼気のときに洗う.

でる 1-3. 上衣は，前開き服を選択するのは適切か.〔47PM036〕
1-3. 適切

1-4. 排便では，息を止めて腹圧をかけるのは適切か.〔47PM036〕
1-4. 不適切

解説 排便は息を止めず，呼気時に腹圧をかける.

でる 1-5. 物干しでは，さおを肩の高さに下ろして洗濯物をかけるのは適切か.〔47PM036〕
1-5. 適切

16 循環器疾患

1 心不全

1. 69 歳の男性．慢性心不全．心肺運動負荷試験の結果を受け，主治医から 3 METs までの運動制限の指示があった．本症例の活動について答えよ．

でる **1-1.** 屋内の掃除は適切か．〔55PM005〕

1-1. 適切

解説 屋内の掃除は 2～3 METs である．

1-2. 家具の運搬は適切か．〔55PM005〕

1-2. 不適切

1-3. ペンキ塗りは適切か．〔55PM005〕

1-3. 不適切

解説 家具の運搬やペンキ塗りは 4～5 METs である．

1-4. 階段を上がるのは適切か．〔55PM005〕

1-4. 不適切

1-5. 歩行(107 m/分)は適切か．〔55PM005〕

1-5. 不適切

解説 階段上がりや 107 m/分程度の歩行は 5～6 METs である．

2 心筋梗塞

でる **1.** 60 歳の男性．合併症のない急性心筋梗塞．厚生省「循環器疾患のリハビリテーションに関する研究班(平成 8 年度)」に基づいた心筋梗塞の急性期リハビリテーションプログラムが終了し，退院時指導を行っている．安静時心拍数が 70/分であった場合の Karvonen（カルボーネン）の方法による運動時の目標心拍数はいくつか．ただし，予測最大心拍数は 220－年齢とし，係数は 0.5 とする．〔48AM012〕

1. 115

解説 Karvonen法によって計算すると下記のようになる．
0.5×{(220−60)−70}+70＝115

2. 合併症のない急性心筋梗塞の患者における，厚生省「循環器疾患のリハビリテーションに関する研究班(平成8年度)」のリハビリテーションプログラムについて答えよ．

2-1. 動悸の出現の場合，次のステージへの進行が可能か．〔50PM034〕　2-1. 不可能

2-2. 心室細動の出現の場合，次のステージへの進行が可能か．〔50PM034〕　2-2. 不可能

2-3. 0.5 mVのST低下の場合，次のステージへの進行が可能か．〔50PM034〕　2-3. 不可能

2-4. 運動時心拍数150/分の場合，次のステージへの進行が可能か．〔50PM034〕　2-4. 不可能

でる **2-5.** 運動時収縮期血圧の10 mmHg上昇の場合，次のステージへの進行が可能か．〔50PM034〕　2-5. 可能

3 閉塞性動脈硬化症

1. 62歳の男性．閉塞性動脈硬化症．著しい感染を伴った下肢壊疽に対して大腿切断術が施行され短断端となった．糖尿病性末梢神経障害を合併している．この患者の術直後の断端管理について答えよ．

でる **1-1.** 断端の色調を観察するのは適切か．〔50AM013〕　1-1. 適切

でる **1-2.** 断端の自動運動を行うのは適切か．〔50AM013〕　1-2. 適切

1-3. 切断部の温熱療法を行うのは適切か．〔50AM013〕　1-3. 不適切

解説 切断部の温熱療法は禁忌である．

1-4. ギプスソケットを装着するのは適切か.

〔50AM013〕

解説 創部の観察の妨げになるため，ギプスソケットは装着しない.

1-4. 不適切

1-5. 切断側股関節を外転位に保持するのは適切か.

〔50AM013〕

解説 切断側股関節を外転位に保持するのは不良肢位である.

1-5. 不適切

17 代謝疾患

1 糖尿病

でる **1.** 54歳の女性．糖尿病性末梢神経障害．インスリンによる治療を受けている．低血糖発作の既往が指摘されている．作業療法中，この患者に発汗がみられた場合，可能性が高い症状は何か．〔48AM013〕

1. 初期の低血糖症状

2. 作業療法中の低血糖発作で注意すべき症状について答えよ．

2-1. 深い呼吸は注意すべき症状か．〔52AM030〕

解説 深い呼吸は高血糖時の症状である．

2-1. 症状ではない

2-2. 喉の渇きは注意すべき症状か．〔52AM030〕

2-2. 症状ではない

でる **2-3.** 手の震えは注意すべき症状か．〔52AM030〕

2-3. 症状である

2-4. 皮膚の乾燥は注意すべき症状か．〔52AM030〕

2-4. 症状ではない

2-5. 筋緊張の亢進は注意すべき症状か．〔52AM030〕

2-5. 症状ではない

2-6. 発汗は注意すべき症状か．

2-6. 症状である

2-7. 動悸は注意すべき症状か．

2-7. 症状である

2-8. 疲労感は注意すべき症状か．

2-8. 症状である

2-9. 集中困難は注意すべき症状か．

2-9. 症状である

2-10. けいれんは注意すべき症状か．

2-10. 症状である

3. 糖尿病患者にみられる病態と運動負荷について答えよ．

3-1. 高血圧症は運動負荷禁忌か．〔50PM035〕

3-1. 禁忌ではない

3-2. 感覚神経障害は運動負荷禁忌か．〔50PM035〕

3-2. 禁忌ではない

3-3. 脳梗塞後遺症は運動負荷禁忌か．〔50PM035〕

3-3. 禁忌ではない

よくでる **3-4.** ケトアシドーシスは運動負荷禁忌か．〔50PM035, 47AM030〕

3-4. 禁忌である

解説 ケトアシドーシスはインスリンの絶対的な不足に起因し，インスリン拮抗ホルモンの上昇や脱水と相まって発症する．この状態での運動負荷は禁忌である．

3-5. 閉塞性動脈硬化症は運動負荷禁忌か．〔50PM035〕

3-5. 禁忌ではない

でる **4.** 50歳の男性．糖尿病．1か月前からインスリンによる治療が開始されている．空腹時血糖150 mg/dL，HbA1cは7.5%であった．これまでに低血糖症状は認めていない．血糖コントロールの改善に向けた運動療法はどの程度行うよう指導するか．〔57AM006〕

4. 1回20〜60分の有酸素運動を週3〜5回実施する

2 腎臓病

でる **1.** 38歳の女性．性格は几帳面，完全主義．仕事仲間との関係性に悩んでいた．そうした中，浮腫を自覚したため内科を受診したところネフローゼ症候群と診断され，副腎皮質ステロイド薬の投与が開始された．投薬開始1か月後から蛋白尿は消失したが，「何事にも興味が湧かない」などの言葉が聞かれるようになり，趣味のコーラスもやめてしまった．今後検討すべき治療方針として，最も優先順位が高いのはどれか．

① 家族療法
② 音楽療法
③ 精神分析療法
④ 抗うつ薬による薬物療法
⑤ 副腎皮質ステロイド薬の調整 〔53PM013〕

1. ⑤

2. 上肢にシャントが造設されている人工透析患者に対する生活指導について答えよ.

でる **2-1.** 手指のしびれの出現に留意するのは適切か.
〔48AM036〕

2-1. 適切

2-2. 強い運動を透析日に実施するのは適切か.
〔48AM036〕

2-2. 不適切

解説 強い運動は非透析日に実施する.

2-3. シャント側上肢で荷物を持つのは適切か.
〔48AM036〕

2-3. 不適切

解説 荷物は非シャント側上肢で持つ.

2-4. 水分摂取をできるだけ増やすのは適切か.
〔48AM036〕

2-4. 不適切

でる **2-5.** 野菜をゆでこぼして摂取するのは適切か.
〔48AM036〕

2-5. 適切

解説 野菜をゆでこぼすことでカリウムを捨てることができる.

18 悪性腫瘍

	問題	解答
でる	**1.** KPS(Karnofsky Performance Scale)の適応疾患は何か.〔55AM032〕	1. がん
	2. 悪性腫瘍の緩和ケア主体の時期のリハビリテーションについて答えよ.	
	2-1. 呼吸困難の軽減は得られるか.〔55PM037〕	2-1. 得られる
でる	**2-2.** 運動療法をすることで心理面が改善が得られるか.〔55PM037〕	2-2. 得られる
	2-3. 運動療法をすることで倦怠感は改善するか.〔55PM037〕	2-3. 改善する
	2-4. 運動療法をすることで疼痛の改善が得られるか.〔55PM037〕	2-4. 得られる
	3. 乳癌患者のリハビリテーションについて答えよ.	
	3-1. 術後で倦怠感がある場合, 運動療法は行うか.〔54AM035〕	3-1. 行う
	3-2. 患側肩関節可動域訓練は, 術後何日目くらいから積極的に行うか.〔54AM035〕	3-2. 術後5〜7日目
	3-3. 遠隔転移がある進行した病期の場合, 運動療法は禁忌か.〔54AM035〕	3-3. 禁忌ではない
	3-4. 術後放射線治療中に不安感を認める場合, 運動療法は行うか.〔54AM035〕	3-4. 行う
でる	**3-5.** 術後放射線治療中の有酸素運動は貧血などの有害反応を軽減させるか.〔54AM035〕	3-5. 軽減させる

でる **4.** 32歳の女性．右利き．診断名は右乳癌(ステージⅡ)．右乳房切除術と腋窩リンパ節郭清術施行目的で入院となった．夫と2歳の子どもとの3人暮らし．職業は保育士．術前の右上肢機能は良好であり，セルフケアや家事動作は自立していた．術後作業療法について，重量物を持たないように指導することは適切か．〔56AM010〕

4. 適切

でる **5.** 43歳の女性．高校の美術教師．2年前に乏突起神経膠腫を発症した．現在緩和ケア病棟で疼痛緩和の治療を受けている．作業療法時に「死んだらどうなるのでしょうか」と問いかけられた．対応として最も適切なのはどれか．

①「よく分かりません」

②「あなたはどう思っていますか」

③「気持ちを切り替えて，作業をしましょう」

④「そんなことは心配しなくても大丈夫ですよ」

⑤「何か楽しくなるようなことを考えましょう」〔53PM011〕

5. ②

でる **6.** 72歳の男性．肺癌の末期．意識障害はなく見当識良好で在宅生活を行っている．骨転移があり左肩と背部の疼痛を訴え，痛みのため歩行困難と食欲低下がある．まず行うべき対応は何か．〔51AM011〕

6. 疼痛管理

でる **7.** 70歳の男性．肺癌末期だが意識は清明で四肢筋力も保たれている．感覚障害や四肢の浮腫もない．最近徐々に嗄声が出現した．原因として最も考えられるのは何か．〔51PM008〕

7. 反回神経麻痺

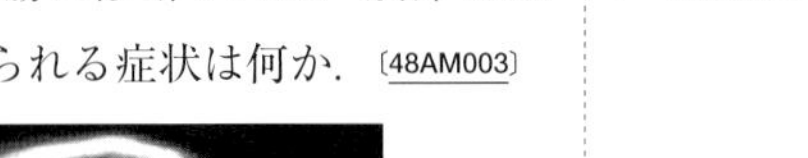

でる **8.** 58歳の男性．脳腫瘍と診断された．頭部MRIを示す．最も考えられる症状は何か．〔48AM003〕

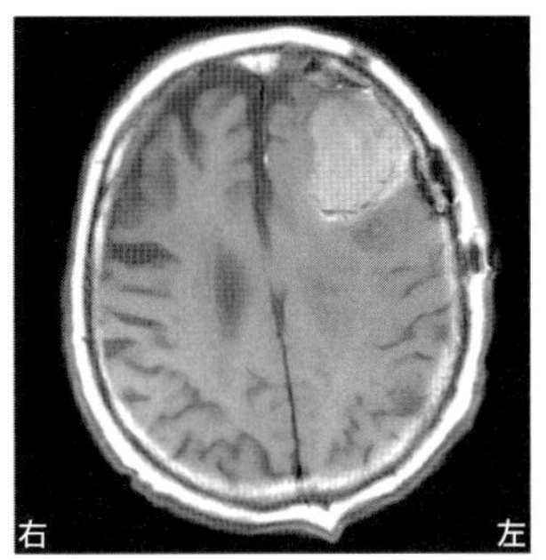

解説 左半球前頭葉に病変を認める．注意障害が最も考えられる．

8. 注意障害

9. 上肢にリンパ浮腫がある乳癌術後患者に対する指導について答えよ．

9-1. 日光浴をするよう指導することは適切か．〔52AM036, 47AM038〕

解説 日光浴は避けたほうがよい．

9-1. 不適切

9-2. 患肢の挙上を避けるよう指導することは適切か．〔52AM036, 47AM038〕

解説 リンパ還流を改善するうえでも患肢は挙上する．

9-2. 不適切

9-3. 高い温度で温浴するよう指導することは適切か．〔52AM036, 47AM038〕

解説 高い温度の温浴は浮腫の悪化を招く．

9-3. 不適切

9-4. アームスリングで保護するよう指導することは適切か．〔52AM036, 47AM038〕

解説 浮腫の悪化を招く．

9-4. 不適切

でる **9-5.** 正常なリンパ節へ向けてマッサージを行うよう指導することは適切か．〔52AM036〕

9-5. 適切

10. Assertion（アサーション）は，がん患者の遺族が行うことか．〔50PM037〕

10. 行うことではない

でる **11.** Grief work(グリーフワーク)は，がん患者の遺族が行うことか．〔50PM037〕

11. 行うことである

12. Validation(バリデーション)は，がん患者の遺族が行うことか．〔50PM037〕

12. 行うことではない

13. Living will(リビングウィル)は，がん患者の遺族が行うことか．〔50PM037〕

13. 行うことではない

14. Narrative approach(ナラティブアプローチ)は，がん患者の遺族が行うことか．〔50PM037〕

14. 行うことではない

でる **15.** 緩和ケア病棟で疼痛のある終末期癌患者に「痛みも強くなっているし，私はもう長くないのかなあ」と問いかけられた．共感的な対応で適切なのはどれか．

①「なぜそう思うのですか」
②「そんなことを言わず，頑張りましょう」
③「そんなことは心配しなくてもいいですよ」
④「すみませんが，時間ができたらあとで来ます」
⑤「これだけ痛みがあるとそんな気持ちになりますね」〔48AM037〕

15. ⑤

でる **16.** 上肢にリンパ浮腫がある乳癌術後患者に対して，自動介助運動をするよう指導することは適切か．〔47AM038〕

16. 適切

でる **17.** 咽頭癌患者が頸部リンパ節郭清術後に麻痺をきたしやすい筋は何か．〔47PM028〕

17. 僧帽筋

でる **18.** 腎癌，乳癌，肝癌，膵臓癌，胆嚢癌のうち，骨転移を最も生じやすい悪性腫瘍はどれか．〔53PM036〕

解説 男性では前立腺癌の骨転移頻度が高い．

18. 乳癌

統合失調症

問題	解答
1. 統合失調症の家族心理教育について答えよ.	
1-1. 家族を精神疾患の原因ととらえることは適切か. 〔55PM050〕	1-1. 不適切
1-2. 精神分析理論に基づいて行われることは適切か. 〔55PM050〕 **解説** 精神分析理論の主な対象は不安障害である.	1-2. 不適切
でる **1-3.** 家族の対処能力が向上することを目指すことは適切か. 〔55PM050〕	1-3. 適切
1-4. 再発防止の科学的根拠があるか. 〔55PM050〕	1-4. ある
1-5. EE(expressed emotion)を高める指導を行うことは適切か. 〔55PM050, 51PM049〕	1-5. 不適切
2. EE(expressed emotion)が高い場合, 家族の情緒的緊張レベルは高いか, 低いか.	2. 高い
でる **3.** 統合失調症患者で, 会話の内容がずれ, 自分の考えに偏った一方的な発言ばかりで, 相手の立場になって考えることができない場合, 何の障害が疑われるか. 〔54AM043〕	3. 社会的認知
4. 統合失調症患者が料理をする時, お湯の沸き加減を確認しながら野菜を切るなどのような2つの行為を同時にできない場合, 何の障害が疑われるか.	4. 遂行機能
でる **5.** 統合失調症の認知機能障害の改善に焦点を当てたプログラムとして, パソコン上の教育用ソフトウェア課題を用いるのは何か. 〔54AM044〕	5. NEAR(認知矯正療法)
6. 元気が回復するための行動計画を立て実行するのは何か. 〔54AM044〕	6. WRAP(元気回復行動プラン)

7. 統合失調症者の社会認知障害を治療標的とし，対人関係のグループワークトレーニングを行うのは何か．〔54AM044〕

7. SCIT（社会認知ならびに対人関係のトレーニング）

8. 統合失調症の予後を予測する因子について答えよ．

でる **8-1.** 病識は予後予測因子か．〔54PM043〕

8-1. 因子である

8-2. 身体的愁訴は予後予測因子か．〔54PM043〕

8-2. 因子でない

8-3. 低ナトリウム血症は予後予測因子か．〔54PM043〕

8-3. 因子でない

8-4. 初回入院時の処方薬の種類は，予後予測因子か．〔54PM043〕

8-4. 因子でない

でる **8-5.** 発病してから治療を開始するまでの期間は予後予測因子か．〔54PM043〕

8-5. 因子である

8-6. 結婚歴は予後予測因子か．

8-6. 因子である

8-7. 発病年齢は予後予測因子か．

8-7. 因子である

8-8. 初発症状は予後予測因子か．

8-8. 因子である

8-9. 性別は予後予測因子か．

8-9. 因子である

9. 統合失調症では症状寛解後も薬物治療を継続するか．〔56PM044〕

9. 継続する

でる **10.** 統合失調症では家族心理教育を行うことで再発率が低下するか．〔56PM044〕

10. 低下する

11. 統合失調症では精神病未治療期間の長短は予後と関係があるか．〔56PM044〕

解説 発病後，なるべく早く治療を受けたほうが予後が良い．

11. 関係ある

12. 統合失調症で服薬自己管理の練習はいつから開始するか．〔56PM044〕

12. 回復期

13. 統合失調症は障害者試行雇用（トライアル雇用）の対象になるか．〔56PM044〕

13. 対象になる

14. 地域で生活している精神障害者の家族支援で，EE(Expressed Emotion)が高い場合は患者との接触を増やすように勧めるか，減らすように勧めるか．〔56PM048〕

14. 減らすように勧める

でる **15.** 17歳の男子．子どもの頃から内向的な性格だが，乳幼児健診などで異常を指摘されたことはない．高校1年時から周囲の物音に敏感となり，「学校で同級生に嫌がらせをされる」と不登校になった．自宅では「向かいの家の住人が自分の行動に合わせて悪口を言う」，家族と外出した街中では「自分の考えたことが知れわたっている」と言うようになり，精神科を受診し，通院治療で状態がある程度改善した後に外来作業療法が導入された．この患者の症状で連合弛緩はみられやすいか．〔56AM015〕

15. みられやすい

16. 軽度または中等度の意識混濁に，不安，不穏，精神運動興奮，幻覚，妄想などが加わった意識障害は何か．〔56AM015〕

16. 意識変容

17. 躁状態の時に顕著な症状で，目的からずれた考えが次々に浮かぶ状態を何というか．〔56AM015〕

17. 観念奔逸

18. 自分でも不合理だとわかっている考えが浮かんでしまうことを何というか．〔56AM015〕

18. 強迫観念

19. 考えるスピードが極端に低下している状態を何というか．〔56AM015〕

19. 思考制止

でる **20.** 軽度の思考滅裂で，思考の流れに前後の関連性と統一性が欠けた状態を何というか．〔56AM015〕

20. 連合弛緩

よくでる **21.** 45 歳の男性．統合失調症．25 年間の入院の後，退院してグループホームに入居することになった．作業療法士は患者の強みとしての性格，才能，希望，環境について，日常生活，経済的事項，仕事などの項目に分けて本人と一緒に確認の上文章化し，患者の言葉を用いて退院後の目標を立てた．本アセスメントの根拠となるモデルは何か．〔56AM020, 52AM017〕

21. ストレングスモデル

でる **22.** 24 歳の女性．統合失調症．1 年前に職場の対人関係のストレスから発症した．現在は休職し，外来通院をしている．嫌がらせをされているという被害妄想は薬物療法により消失したが，ちょっとした周りの表情やしぐさを見て「周りの人が私のことを言っているような気がする」という猜疑的な言動はみられている．そこで主治医の判断により，認知機能の改善を目的に週 1 回，外来作業療法を利用したプログラムに参加することになった．この患者の治療目的に合ったプログラムとして，SCIT (social cognition and interaction training) は適切か．

〔55PM014〕

22. 適切

23. 20歳の男性．1年浪人した後に大学に入学し親元を離れた．夏休みに帰省した時に独語や空笑が目立ち始め，バイクに乗って信号無視したところを警察に捕まった．事情聴取の中で「逃げないと殺される」といった支離滅裂な言動がみられたため，連絡を受けた両親に付き添われ精神科を受診し入院となった．入院から1か月後，幻聴と妄想が減弱したところで作業療法が開始となった．この時点での作業療法の役割として自信の回復は適切か．〔54AM014〕

解説 自信の回復は回復期後期の役割である．

23. 不適切

24. 23歳の男性．高校卒業後，公務員として働いていた21歳時に統合失調症を発症したため退職し，入院した．退院後は家業を手伝っていたが，命令的内容の幻聴によって3日間放浪したため，2度目の入院となった．1か月後に退院し，実家からデイケアに通い始めた．この時点で把握すべき情報について答えよ．

24-1. 認知機能の把握はこの時期に適切か．〔53AM014〕

24-1. 不適切

24-2. 対人関係の把握はこの時期に適切か．〔53AM014〕

24-2. 不適切

24-3. 余暇の過ごし方の把握はこの時期に適切か．〔53AM014〕

24-3. 不適切

24-4. 就労に対する希望の把握はこの時期に適切か．〔53AM014〕

24-4. 不適切

でる **24-5.** 精神症状の生活への影響の把握はこの時期に適切か．〔53AM014〕

24-5. 適切

ポイント 最初に生活への影響を知ることが重要である．認知機能，対人関係，余暇の過ごし方，就労に対する希望は回復期後期から維持期に把握する．

25. 30歳の男性．統合失調症．3週前に工場で働き始めた．外来作業療法ではパソコンを使用した認知リハビリテーションを継続している．ある時，同じ作業療法に参加する2人の患者から同時に用事を頼まれ，混乱した様子で相談に来た．この患者の職場における行動について答えよ．

25-1. 挨拶ができない可能性は高いか．〔53PM020〕

25-1. 低い

25-2. 心気的な訴えが多い可能性は高いか．〔53PM020〕

25-2. 低い

25-3. 体力がなく疲れやすい可能性は高いか．〔53PM020〕

25-3. 低い

25-4. すぐに仕事に飽きてしまう可能性は高いか．〔53PM020〕

25-4. 低い

でる **25-5.** 仕事の段取りがつけられない可能性は高いか．〔53PM020〕

25-5. 高い

解説 複数課題の同時処理が難しいなど，仕事の段取りがつけられない可能性は高い．

でる **26.** 24歳の女性．統合失調症．2か月前からスーパーの惣菜コーナーで働いている．週1回，外来作業療法を利用しており，仕事や生活の様子を話題にしながら患者の体調の確認を行っている．作業療法士が気を付けるべき状態悪化のサインとして，睡眠時間が長くなることは適切か．〔52PM013〕

26. 不適切

解説 睡眠時間が短くなったり，不眠の訴えがある場合には注意が必要である．

27. 32歳の女性．統合失調症．デイケアに通所しているが，いつも人を避けるように過ごしていることが多い．スタッフが面談の中でその理由を尋ねると「会話をしていると，途中から何を話しているのか分からなくなります．それが恐くて人と話をする自信がないです」と訴えた．この患者の症状の評価について答えよ．

27-1. GAFは適切か．〔52PM015〕　27-1. 不適切

27-2. BADSは適切か．〔52PM015〕　27-2. 不適切

27-3. WCSTは適切か．〔52PM015〕　27-3. 不適切

27-4. Rehabは適切か．〔52PM015〕　27-4. 不適切

でる **27-5.** BACS-Jは適切か．〔52PM015〕　27-5. 適切

ポイント 「途中から何を話しているのか分からなくなる」との訴えがあることから，認知機能を評価するBACS-Jが適切である．

でる **28.** 19歳の男性．統合失調症．幻覚妄想がみられ，両親に付き添われて精神科病院を受診した．病識は曖昧であったが，外来医師と両親の説得で本人が入院に同意した．入院2日目の夜になって「こんなところにいては，お前はダメになる．薬を飲むと頭が変になってしまうぞという声が聞こえる．一刻も早く退院したい．入院時の同意は取り下げる」と強く訴え興奮したため，精神保健指定医の判断によって，両親の同意の下，非自発的な入院形態に変更された．この患者の変更後の入院形態は何か．〔52PM020〕　28. 医療保護入院

でる **29.** 45歳の男性．統合失調症．自宅で単身生活をしている．精神症状は安定しているが，買い物に行くときを除き自宅に引きこもっている．週3回のヘルパーによる食事のサービスと惣菜による食事摂取をしている．偏食と間食が多く，身長167 cm，体重92 kgと肥満である．最近の血液検査の結果，脂質異常症と診断された．訪問作業療法における健康管理支援として，散歩やストレッチなどの運動を取り入れることを提案することは適切か．〔51AM019〕

29. 適切

30. 35歳の女性．統合失調症．デイケアの就労準備プログラムに参加している．普段は生真面目で穏やかな性格であったが，3週前から些細なことでいら立ち怒り出すようになった．悪化の原因を理解することを目的とした面接について答えよ．

30-1. 食欲の確認は優先すべきか．〔51PM017〕

30-1. 優先的ではない

でる **30-2.** 服薬状況の確認は優先すべきか．〔51PM017〕

30-2. 優先すべきである

30-3. 家族の問題の確認は優先すべきか．〔51PM017〕

30-3. 優先的ではない

30-4. 就労に向けた不安の確認は優先すべきか．〔51PM017〕

30-4. 優先的ではない

30-5. デイケアの人間関係の確認は優先すべきか．〔51PM017〕

30-5. 優先的ではない

31. 16歳の女子．約6か月前から，壁に向かってぶつぶつと独りで話をしている．悪口が聞こえる，と周囲を怖がる様子がみられ，学校に行かず自宅に閉じこもることが多くなった．両親に説得されて病院を受診したが，自分は病気ではないと治療に抵抗するため，ACT(Assertive Community Treatment)による訪問が開始された．行うべき対応について答えよ．

31-1. SSTの実施は優先すべきか．〔51PM018〕

31-1. 優先的ではない

31-2. 復学に向けた検討は優先すべきか．〔51PM018〕

31-2. 優先的ではない

31-3. 治療の必要性を納得させることは優先すべきか．〔51PM018〕

31-3. 優先的ではない

31-4. 集団心理教育プログラムの実施は優先すべきか．〔51PM018〕

31-4. 優先的ではない

でる **31-5.** 患者の興味を話題にして関係性を築くことは優先すべきか．〔51PM018〕

31-5. 優先すべきである

ポイント SSTの実施，復学に向けた検討，集団心理教育プログラムの実施は回復期後期以降に行う．まずは関係性を築くことが重要である．

32. 20歳の男性．統合失調症．専門学校に通っていたが，いじめをきっかけに引きこもる生活となった．次第に容姿を批判される幻聴が生じ，不穏興奮状態となって精神科に入院した．3週後，不穏興奮は落ち着いたため作業療法が開始されたが，抑うつ気分の訴え，睡眠過剰および無力感などの状態がみられていた．この患者について答えよ．

でる **32-1.** 退屈感の訴えを回復指標と考えるのは適切か．〔50AM017〕

32-1. 適切

でる **32-2.** 作業療法を開始してまもなく「学校に戻れるだろうか」と不安を訴えた．作業療法士の対応で，「生活リズムから整えていきましょう」と伝えることは適切か．〔50AM018〕

32-2. 適切

でる **33.** 25歳の男性．統合失調症．大学卒業後，営業職に就いたものの，まもなく発症して入院となった．退院後，就労支援を受けたいという本人の希望があり，現在は配食サービスを行う事業所に通っている．事業所とは雇用契約を交わしており，職業指導員の指導のもとに調理と配達業務を担当し，業務以外の悩みについては生活支援員に相談している．この患者が利用している就労支援サービス事業所は何か．〔50PM019〕

33. 就労継続支援A型事業所

34. 21歳の女性．統合失調症．大学に進学後1人暮らしをしていたが，4年生になっても就職先が決まらず，不眠と焦燥感が出現した．その後，他の学生から悪口を言われている声も聴こえ始め，アパートに閉じこもるようになった．母親が患者の異変に気付き精神科を受診させ休学となった．外来受診を継続し1か月半が経過したところで，外来での作業療法が処方された．この患者について答えよ．

でる **34-1.** 作業療法導入時の面接内容として，「一日の過ごし方を確認する」ことを優先するのは適切か．〔49PM015〕

34-1. 適切

でる **34-2.** 作業療法計画の留意点として，「日常生活の行動目標を話し合う」ことは適切か．〔49PM016〕

34-2. 適切

35. 32歳の女性．統合失調症．大学卒業後，商社に勤務していた．28歳ころから「心身ともに疲れる」と言うようになり，このころから幻聴が出現した．定期的に受診し服薬を続けていたが，1か月前から職場で自分の悪口を言われているような幻聴が増加したため休職し，外来作業療法が処方された．この患者について答えよ．

でる **35-1.** 作業療法の評価で優先するのは何か．〔48AM017〕

35-1. 対人関係能力

でる **35-2.** セルフモニタリングを優先するのは適切か．〔48AM018〕

35-2. 適切

解説 セルフモニタリングは認知行動療法の一種で，対人関係能力を向上させるのに有効である．

36. 17歳の女子．統合失調症．授業中に突然叫び声をあげ，教科書と筆記用具を窓から投げ捨てた．両親が付き添い精神科病院に入院し，陽性症状の落ち着いた3週目に退院となり，精神科ショートケアに紹介された．この患者について答えよ．

でる **36-1.** この時期の精神科ショートケア利用の目的として，「基本的生活リズムの回復」は適切か．〔48PM013〕

36-1. 適切

でる **36-2.** 指導として特別支援学校に転校させることは適切か．〔48PM014〕

36-2. 不適切

解説 本症例には知的・身体的な問題はなく特別支援学校に転校させる必要はない．

37. 21歳の女性．統合失調症．大学でグループ課題の実習中に錯乱状態となり入院した．入院後2週からベッドサイドでの作業療法が開始され，入院7週で症状が落ち着いたため退院することになった．しかし，眠気やだるさ，疲労感があり，一方で復学への焦りが強い．この患者について答えよ．

でる **37-1.** この患者の回復状態は何期にあるか．〔47PM016〕

37-1. 回復期前期

でる **37-2.** この時期の作業療法士の対応で，デイケアでの集団活動を促すことは適切か．〔47PM017〕

解説 デイケアでの集団活動は回復期後期から維持期に促す．

37-2. 不適切

でる **38.** 52歳の男性．統合失調症．精神科病院に5年間入院している．作業療法が開始され，作業遂行の特徴と問題解決技能とを評価する目的で，箱づくり法を行うことになった．箱の作成過程で患者から見本提示の希望があった場合，見本を提示する正しい順序を答えよ．〔47PM020〕

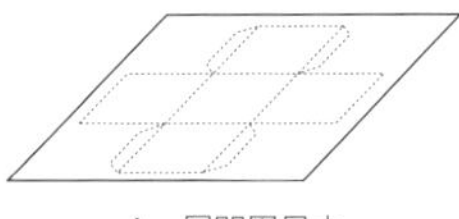

A. 展開図見本

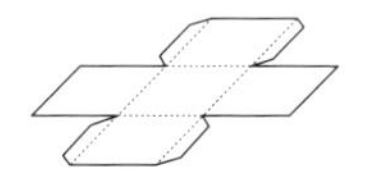

B. 展開図切りとり見本

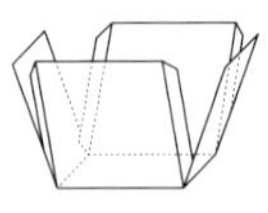

C. 仮組立て見本

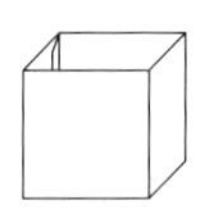

D. 完成見本

38. D→A→B→C

でる **39.** 作業療法中に「脳が溶けて流れ出す」と辛そうに訴える患者の症状として考えられるのは何か．〔53AM042〕

39. 体感幻覚

40. 自分の考えや行動が他人に操られていると感じる体験は何か．〔53AM042〕

40. 作為（さくい）体験

解説 作為体験は，させられ体験ともいう．

41. 他人から危害を加えられると信じる妄想は何か．〔53AM042〕

41. 被害妄想

42. 他人によって自分の考えが奪われたと考えることは何か．〔53AM042〕

42. 思考奪取

43. 思考を論理的にまとめられないことは何か．〔53AM042〕

43. 連合弛緩

でる **44.** 電気けいれん療法は，緊張型統合失調症の昏迷の治療として用いられるか．〔53AM045〕

44. 用いられる

45. 「作業の手順が分からない」「説明がよく分からない」と訴える統合失調症の患者の認知機能を精査する目的で検査を実施した．図版の一部を下に示す．このような図版が含まれる検査は何か．〔53PM042〕

45. BACS-J

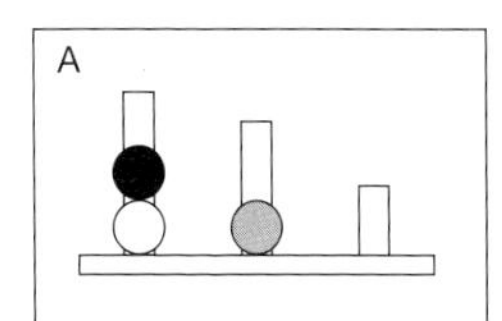

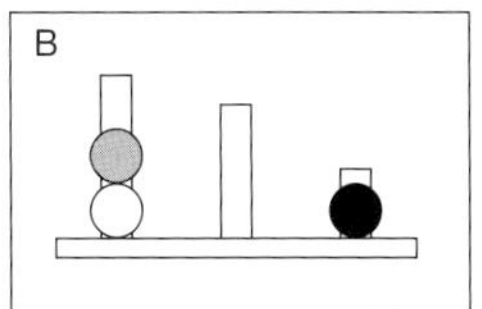

46. 社会生活技能訓練（SST）について答えよ．

46-1. ロールプレイは自由に行うか．〔53PM043〕

46-1. 自由に行わない

でる **46-2.** 正のフィードバックを行うか．〔53PM043〕

46-2. 行う

46-3. モデリングは最小限にとどめるか．〔53PM043〕

46-3. とどめない

46-4. ストレスがかからない技法であるか．〔53PM043〕

46-4. ストレスはかかる

46-5. モジュールは経験を積んでから行うか．〔53PM043〕

46-5. 経験を積む前から行う

解説 モジュールとは，課題ごとのプログラムのことである．服薬自己管理モジュール，症状自己管理モジュールなどがある．

47. 統合失調症の精神病後抑うつからの回復初期の指標について答えよ．

47-1. 億劫感は適切か．〔52AM041〕　47-1. 不適切

でる **47-2.** 空腹感は適切か．〔52AM041〕　47-2. 適切

でる **47-3.** 熟睡感は適切か．〔52AM041〕　47-3. 適切

47-4. 疲労感は適切か．〔52AM041〕　47-4. 不適切

47-5. 不安感は適切か．〔52AM041〕　47-5. 不適切

48. 急性期を脱した後，まだ外的刺激への敏感さが残る統合失調症患者の作業療法導入時の対応について答えよ．

48-1. 役割を付与することは適切か．〔52PM044〕　48-1. 不適切

解説 回復期後期以後の対応である．

48-2. 対人交流を促すことは適切か．〔52PM044〕　48-2. 不適切

解説 回復期後期以後の対応である．

でる **48-3.** 定期的な実施を心がけることは適切か．〔52PM044〕　48-3. 適切

48-4. 複数の作業療法士で対応することは適切か．〔52PM044〕　48-4. 不適切

解説 対人刺激は最小限にとどめるべき時期である．

48-5. 退行的行動に対して関与を控えることは適切か．〔52PM044〕　48-5. 不適切

解説 退行的行動に対しては回復過程の時期を問わず関与すべきである．

49. 急性の幻覚妄想状態が軽減してから1週間が経過した統合失調症患者に対して行う高校復学を目標とした外来作業療法導入時の目的について答えよ．

49-1. 余暇活動の促進は適切か．〔52PM049〕　49-1. 不適切

49-2. 社会参加の促進は適切か. 〔52PM049〕 | 49-2. 不適切

でる 49-3. 生活リズムの獲得は適切か. 〔52PM049〕 | 49-3. 適切

解説 急性期を過ぎたばかりの時期は生活リズムの獲得が優先される.

49-4. 対人スキルの向上は適切か. 〔52PM049〕 | 49-4. 不適切

49-5. デイケアへの移行練習は適切か. 〔52PM049〕 | 49-5. 不適切

50. SST の目的について答えよ.

50-1. 病識の獲得は適切か. 〔51AM044〕 | 50-1. 不適切

50-2. 精神症状の改善は適切か. 〔51AM044〕 | 50-2. 不適切

50-3. 自動思考の修正は適切か. 〔51AM044〕 | 50-3. 不適切

でる 50-4. ストレス対処技能の強化は適切か. 〔51AM044〕 | 50-4. 適切

50-5. 対人関係パターンの自己洞察は適切か. 〔51AM044〕 | 50-5. 不適切

でる 51. 統合失調症患者が「自分は不老不死の薬を開発して人類を救うと突然わかった」と述べた. この症状は何か, 2つ挙げよ. 〔51AM045〕 | 51. 誇大妄想, 妄想着想

52. 統合失調症の回復期前期での目標について答えよ.

でる 52-1. 現実生活への移行は適切か. 〔50AM044〕 | 52-1. 適切

52-2. 施設内生活の自立は適切か. 〔50AM044〕 | 52-2. 不適切

52-3. 生活の質の向上は適切か. 〔50AM044〕 | 52-3. 不適切

52-4. 生活技能の改善は適切か. 〔50AM044〕 | 52-4. 不適切

52-5. 社会への参加は適切か. 〔50AM044〕 | 52-5. 不適切

ポイント 回復期前期では現実生活への移行を進める.

53. 長期入院後の統合失調症患者の就労における作業内容について答えよ.

53-1. 対人交流が多いのは適切か. 〔50PM044〕 | 53-1. 不適切

53-2. 精密な作業を含むのは適切か. 〔50PM044〕 | 53-2. 不適切

53-3. 勤務時間の変更が多いのは適切か. 〔50PM044〕 | 53-3. 不適切

でる 53-4. スピードを求められないのは適切か. 〔50PM044〕 | 53-4. 適切

53-5. 自身の判断で手順を決められるのは適切か．〔50PM044〕 — 53-5. 不適切

54. 統合失調症の再発時にみられる前駆症状について答えよ．

でる **54-1.**「集中力が高まる」という訴えはみられるか．〔49AM040〕 — 54-1. みられない

54-2.「緊張感が強くなる」という訴えはみられるか．〔49AM040〕 — 54-2. みられる

54-3.「物音に過敏になる」という訴えはみられるか．〔49AM040〕 — 54-3. みられる

54-4.「身体に不調を感じる」という訴えはみられるか．〔49AM040〕 — 54-4. みられる

54-5.「些細なことでイライラする」という訴えはみられるか．〔49AM040〕 — 54-5. みられる

55. 統合失調症の回復期前期の患者の活動について答えよ．〔49AM043〕

55-1. 仲間作りは適切な活動か．〔49AM043〕 — 55-1. 不適切

55-2. 生活管理は適切な活動か．〔49AM043〕 — 55-2. 不適切

55-3. 欲求の充足は適切な活動か．〔49AM043〕 — 55-3. 不適切

55-4. 役割の体験は適切な活動か．〔49AM043〕 — 55-4. 不適切

でる **55-5.** 身体感覚の回復は適切な活動であるか．〔49AM043〕 — 55-5. 適切

56. 認知・思考障害の強い統合失調症患者に対する認知行動療法について答えよ．

でる **56-1.**「考えを文字にして表す」ことは適切か．〔49AM044〕 — 56-1. 適切

56-2.「一日の活動を記録して振り返る」ことは適切か．〔49AM044〕 — 56-2. 不適切

56-3.「コラム法を用いて状況を吟味する」ことは適切か．〔49AM044〕 — 56-3. 不適切

56-4.「問題行動を思い返して内省を深める」ことは適切か. 〔49AM044〕

56-4. 不適切

56-5.「相手の気持ちや状況の理解に焦点を当てて振り返る」ことは適切か. 〔49AM044〕

56-5. 不適切

ポイント 認知・思考障害の強い統合失調症患者に考えを文字にして表す認知行動療法を行うことは, 自身の考えを明確にできるため有効である.

57. 統合失調症で入院している急性期の患者への心理教育について答えよ.

57-1.「不安に関する話題は避ける」ことは適切か. 〔49PM043〕

57-1. 不適切

解説 不安に関する話題には傾聴する.

57-2.「主に本人の病状から参加を判断する」ことは適切か. 〔49PM043〕

57-2. 不適切

解説 本人の参加の意思を重視する.

でる **57-3.**「治療により回復していくことを伝える」ことは適切か. 〔49PM043〕

57-3. 適切

57-4.「精神運動興奮が残存していても開始する」ことは適切か. 〔49PM043〕

57-4. 不適切

解説 病状が不安定な場合は無理をさせる必要はない.

57-5.「話がまとまらないときは発言を打ち切る」ことは適切か. 〔49PM043〕

57-5. 不適切

解説 話がまとまらなくても発言を打ち切らず, 治療者が要約するなどして発言を続けさせる.

58. 統合失調症の回復期後期に行う作業療法の目的について答えよ.

58-1. 休息援助は作業療法の目的として適切か. 〔48AM043〕

58-1. 不適切

でる **58-2.** 対人交流は作業療法の目的として適切か. 〔48AM043〕

58-2. 適切

58-3. 衝動発散は作業療法の目的として適切か. 〔48AM043〕

58-3. 不適切

58-4. 欲求充足は作業療法の目的として適切か. 〔48AM043〕

58-4. 不適切

58-5. 鎮静と賦活は作業療法の目的として適切か. 〔48AM043〕

58-5. 不適切

ポイント 休息援助，衝動発散，鎮静と賦活は急性期の作業療法であり，欲求充足は亜急性期の作業療法である.

59. 統合失調症患者の特徴について答えよ.

59-1.「合理的な理由付け」は特徴的か. 〔48AM044〕

59-1. 特徴的ではない

でる **59-2.**「作業能率の低下」は特徴的か. 〔48AM044〕

59-2. 特徴的である

59-3.「持続性の維持」は特徴的か. 〔48AM044〕

59-3. 特徴的ではない

59-4.「社交性の高さ」は特徴的か. 〔48AM044〕

59-4. 特徴的ではない

でる **59-5.**「認知のゆがみ」は特徴的か. 〔48AM044〕

59-5. 特徴的である

60. 統合失調症の回復期前期の患者の活動について答えよ.

60-1.「SST」は適切な活動か. 〔48PM043〕

解説 回復期前期では早過ぎる.

60-1. 不適切

でる **60-2.**「軽い運動」は適切な活動か. 〔48PM043〕

60-2. 適切

60-3.「趣味の開発」は適切な活動か. 〔48PM043〕

解説 維持期以後の活動である.

60-3. 不適切

60-4.「作業所見学」は適切な活動か. 〔48PM043〕

解説 維持期以後の活動である.

60-4. 不適切

60-5.「買い物訓練」は適切な活動か. 〔48PM043〕

解説 維持期以後の活動である.

60-5. 不適切

61. 統合失調症患者の退院時指導について答えよ.

でる **61-1.** 再入院しないよう約束するのは適切か. 〔47AM044〕

解説 患者にとって負担となる約束である.

61-1. 不適切

61-2. ストレスへの対処法を再確認することは適切か.〔47AM044〕 | 61-2. 適切

61-3. 利用する施設の担当者に情報を提供することは適切か.〔47AM044〕 | 61-3. 適切

61-4. 困ったときの援助の求め方について確認することは適切か.〔47AM044〕 | 61-4. 適切

61-5. 再燃のサインを見つけたときの行動について確認することは適切か.〔47AM044〕 | 61-5. 適切

62. 認知機能障害の強い統合失調症患者に対する作業指導で工夫について答えよ.

62-1. 言語説明を増やすことは適切か.〔47AM045〕 | 62-1. 不適切

でる **62-2.** 工程見本を増やすことは適切か.〔47AM045〕 | 62-2. 適切

解説 作業手順や工程を明確にすることは適切である.

62-3. 作業工程を増やすことは適切か.〔47AM045〕 | 62-3. 不適切

62-4. 作業時間を増やすことは適切か.〔47AM045〕 | 62-4. 不適切

62-5. 道具の種類を増やすことは適切か.〔47AM045〕 | 62-5. 不適切

63. 統合失調症の亜急性期と回復期とに共通する作業療法の目的について答えよ.

63-1. 役割行動は適切か.〔47AM046〕 | 63-1. 不適切

解説 役割行動は回復期後期の目的である.

63-2. 欲求の充足は適切か.〔47AM046〕 | 63-2. 不適切

解説 欲求の充足は亜急性期の目的である.

63-3. 自信の回復は適切か.〔47AM046〕 | 63-3. 不適切

63-4. 達成感の獲得は適切か.〔47AM046〕 | 63-4. 不適切

解説 自信の回復，達成感の獲得は回復期後期以降の目的である.

でる **63-5.** 生活リズムの回復は適切か.〔47AM046〕 | 63-5. 適切

64. 32歳の男性．統合失調症．これまで院内の外来作業療法に参加していたが，友人の就労を契機に本人も就労希望を口にするようになった．この患者の就労移行支援事業所利用について答えよ．

64-1. 罹患期間の把握は優先すべきか．〔56PM020〕

64-1. 優先的ではない

64-2. 幻聴の頻度の把握は優先すべきか．〔56PM020〕

64-2. 優先的ではない

64-3. 病識の程度の把握は優先すべきか．〔56PM020〕

64-3. 優先的ではない

でる **64-4.** 就労への意欲の把握は優先すべきか．〔56PM020〕

64-4. 優先すべきである

64-5. 統合失調症の病型の把握は優先すべきか．〔56PM020〕

64-5. 優先的ではない

でる **65.** 28歳の男性．統合失調症．持続性の幻聴や被害妄想のため，21歳から入退院を繰り返していたが「働きたい」という本人の希望を尊重して，一般就労をめざして支援することになった．作業療法士を含めた多職種によって生活を支援する一方，地域障害者職業センターやハローワークと協力して，マッチングを図りながら24か月を限度に支援を行っている．この患者が受けている就労支援サービスは何か．〔51PM020〕

65. 就労移行支援

20 うつ病・双極性障害

1 うつ病

問題	解答
1. うつ病患者に提供する作業活動について答えよ.	
1-1. 疲労感を自覚しにくいものは適切か. 〔52PM045〕 **解説** うつ病者は疲労を自覚しにくいという特徴をもつ.	1-1. 不適切
1-2. 他者との優劣が分かりやすいものは適切か. 〔52PM045〕 **解説** 他者との比較が生じ, 自信喪失につながりやすい.	1-2. 不適切
1-3. 複雑で完成すると達成感が得られるものは適切か. 〔52PM045〕 **解説** 複雑な作業活動は疲労につながる.	1-3. 不適切
1-4. 病前に到達していた水準と現在を比較できるものは適切か. 〔52PM045〕 **解説** 以前との比較により, 自信喪失につながりやすい.	1-4. 不適切
2. 重症うつ病者などの頭部に通電し, 脳に人工的なけいれんを起こすことにより治療効果を得る療法は何か. 〔55AM044〕	2. 修正型電気けいれん療法
3. うつ病において, 電気けいれん療法は自殺の危険度が高い時に行うか, 低い時に行うか. 〔55PM045〕	3. 高い時
4. うつ病において, 気晴らしに旅行に出かけることを積極的に促すのは適切か. 〔55PM045〕 **解説** うつ病者にとって旅行は気晴らしにはならず,	4. 不適切

負担になるだけである.

5. 抗うつ薬使用開始後，数日経っても効果が出なければ速やかに薬剤を変更することは適切か. 〔55PM045〕

解説 抗うつ薬の効果が出るのには2〜4週かかる.

5. 不適切

6. 患者の負担を減らすため，人生における重大な決定は速やかに行うように指導することは適切か. 〔55PM045〕

解説 重大な決断は回復後に行うようにする.

6. 不適切

でる **7.** 自殺予防のため，希死念慮の確認は急性期だけでなく回復期にも行うことは適切か. 〔55PM045〕

7. 適切

8. うつ病の回復期の作業療法について答えよ.

でる **8-1.** 適度な運動を活動に取り入れることは適切か. 〔54AM045〕

8-1. 適切

8-2. メモは使わず記憶するよう促すことは適切か. 〔54AM045〕

解説 記憶機能は低下しているので，メモは活用させる.

8-2. 不適切

8-3. 休憩は最小限にして持久力をつけることは適切か. 〔54AM045〕

解説 十分な休憩と休息をとる必要がある.

8-3. 不適切

8-4. あらかじめ決めた活動は全て行うようにすることは適切か. 〔54AM045〕

8-4. 不適切

8-5. 自信を取り戻すため高めの負荷量を設定することは適切か. 〔54AM045〕

8-5. 不適切

でる **9.** うつ病患者を対象とした認知行動療法の1つで，思い込みにしばられず，現実に目を向けて客観的に考えるための方法は何か. 〔56AM042〕

9. コラム法（認知再構成法）

10. うつ病患者を対象とした，習得したい考え方，獲得したい行動習慣などに関する教示を自分で自分自身に与える方法は何か．〔56AM042〕

10. 自己教示法

11. うつ病患者を対象とした，楽しみや達成感を感じる行動の種類や頻度を日常生活の中で増やすことをめざす方法は何か．〔56AM042〕

11. 行動活性化法

12. うつ病患者を対象とした，その日にあった良かったこと，楽しかったことなどを日誌に書く方法は何か．〔56AM042〕

12. ポジティブ日誌

13. うつ病患者を対象とした，自分の気持ちを素直に表現することを目指す方法は何か．〔56AM042〕

13. アサーショントレーニング

でる **14.** 65歳の女性．約1年前から抑うつ気分，意欲低下，判断力低下，不眠，食思不振などがあり，約9か月前に精神科外来を初めて受診した．希死念慮や貧困妄想も加わり，約8か月前に医療保護入院となっている．抗うつ剤投与により不眠，食思不振はある程度改善されたが，悲観的な思考内容は遷延化した．促してかろうじて病棟外への散歩に応じるようになり，数か月が経過したところで，主治医から作業療法の依頼があった．この時点での作業療法として，長時間をかけて完成する課題を採用することは適切か．〔56AM017〕

解説 短時間で結果が出る課題を選択する．

14. 不適切

15. 50 歳の男性．妻と二人暮らし．1 年前に支店長に昇進してから仕事量が増え，持ち前の几帳面さと責任感から人一倍の仕事をこなしていた．半年前に本社から計画通りの業績が出ていないことを指摘され，それ以来仕事が頭から離れなくなり，休日も出勤して仕事をしていた．2 か月前から気分が沈んで夜も眠れなくなり，1 か月前からは仕事の能率は極端に低下し，部下たちへの指揮も滞りがちとなった．ある朝，「自分のせいで会社が潰れる，会社を辞めたい，もう死んで楽になりたい」と繰り返しつぶやいて布団にうずくまっていた．心配した妻が本人を連れて精神科病院を受診し，同日入院となった．入院後 1 週間が経過した時に気分を聞くと，返答までに長い時間がかかり，小さな声で「そうですねえ」と答えるのみであった．作業療法士の対応として気晴らしを勧めるのは適切か．〔56PM017〕

解説 気晴らしよりも十分な休息を勧める．

15. 不適切

16. 53歳の男性．うつ病の診断で10年前に精神科通院治療を受けて寛解した．1か月前から抑うつ気分，食思不振，希死念慮があり，入院して抗うつ薬の投与を受けていた．1週前からパラレルの作業療法に参加していたが，本日から他患者に話しかけることが増え，複数の作業療法スタッフに携帯電話番号など個人情報を尋ねてまわるようになった．「食欲も出てきた」と大声を出している．この時点での作業療法士の対応として，行動的となったことを本人にポジティブ・フィードバックするのは適切か．

〔55AM014〕

解説 そう状態になったため引き起こされた行動である．

16. 不適切

でる **17.** 34歳の女性．掃除と整理整頓が趣味というほど几帳面な性格である．職場での昇進によって仕事量が増え，そのため夜遅くまで残り，懸命にこなすように努力していた．しばらくして，抑うつ状態になり，早朝覚醒，体重減少などの身体症状も出現し，精神科を受診した．抑うつ気分は朝方に強く，夕方に軽くなる傾向が認められる．この患者で他人からの依頼を断れないことはみられやすいか．〔55PM017〕

解説 うつ病者の性格特性は几帳面であること，責任感が強いこと，疲れても休めないこと，過剰に気を遣うことなどが挙げられる．

17. みられやすい

でる **18.** 65歳の女性．元来，几帳面な性格だが友人も多く活動的に過ごしていた．3か月前に，自宅のリフォームを契機に，早期覚醒，食思不振，抑うつ気分や意欲低下が生じ，友人とも会わないようになった．自宅で自殺を企図したが未遂に終わり，1か月前に家族が精神科を受診させ，即日医療保護入院となった．単独散歩はまだ許可されていないが，抗うつ薬による治療で抑うつ気分は改善傾向にあり，病棟での軽い体操プログラムへの参加を看護師から勧められて，初めて参加した．この時点での患者に対する作業療法士の関わりで，参加各回の達成目標を明確にして本人と共有することは適切か．

〔54PM015〕

解説「参加各回の達成目標を明確にして本人と共有する」は，几帳面な本事例には心理的負担になる．

18. 不適切

でる **19.** 28歳の女性．産後うつ病．育児休暇中である．元来，何事にも手を抜けない性格．出産から4か月経過したころから，子どもの成長が気になり始め，夫に不安をぶつけるようになった．次第に「母親失格」と言ってはふさぎ込むようになったため，夫に連れられて精神科を受診し入院となった．1か月半後，個別的作業療法が開始となったが，手芸中に「私は怠け者」とつぶやく様子がみられた．この患者に対する作業療法士の対応として，患者の不安な気持ちに寄り添うことは適切か．〔53AM017〕

19. 適切

でる **20.** 57歳の女性．夫と寝たきりの母親との3人暮らし．編み物を趣味としていた．患者は手の抜けない真面目な性格で，介護が2年続いたころから「体が動かない．死んでしまいたい」と寝込むようになった．夫に連れられ精神科病院を受診し入院．1か月後に作業療法が導入となった．しかし，作業療法士に「母のことが気になるんです．ここにいる自分が情けない」と訴えた．この患者への対応として，休むことも大切であることを説明することは適切か．〔52AM018〕

20. 適切

でる **21.** 35歳の女性．現在，6か月児の子育て中であるが，1か月前からテレビも新聞も見る気が起こらないほど周囲への興味と関心が低下し，子と触れ合うこともおっくうになった．物事の判断が鈍くなり，子育てに自信をなくし，自分を責め，ささいなことから不安になりやすくなったため，子を祖母に預けて精神科病院に入院した．入院翌日から不安の軽減を目的に作業療法が開始された．この患者に対する作業療法士の対応で，ゆとりがもてるような日中の過ごし方を話し合うことは適切か．〔51AM018〕

21. 適切

22. 55歳の男性．うつ病．3か月前に昇格し研修部門の責任者となった．最近になり睡眠障害と気分の落ち込みとが出現した．職場では研修予定が立てられない，報告書の提出が遅れるなど仕事がこなせなくなった．心配した上司に勧められて精神科を受診し，休職することになった．この時点の作業療法について答えよ．

22-1. 楽しい体験を勧めるのは適切か．〔50AM016〕

解説 負担になるだけである．

22-1. 不適切

でる 22-2. 休息の重要性を伝えるのは適切か．〔50AM016〕

22-2. 適切

でる 22-3. 作業活動時間は短くするのは適切か．〔50AM016〕

22-3. 適切

22-4. 生活課題への取り組みを始めるのは適切か．〔50AM016〕

22-4. 不適切

解説 回復期の課題である．

22-5. 能力向上のための課題を提供するのは適切か．〔50AM016〕

22-5. 不適切

解説 負担が大きく逆効果である．

23. 38歳の女性．1年前から夫が単身赴任．中学2年生の息子のことで心労が重なっていた．1か月前から眠れなくなり食欲も低下した．その後，気分が落ちこみ口数が減り，もともと好きであったテレビドラマも楽しめなくなった．母として妻としての自分を責め，涙をこぼすようになり，夫に付き添われ精神科を受診し，入院となった．本症例について答えよ．

でる 23-1. 患者は「料理の作り方が分からなくなりました」と訴えた．この訴えに該当する障害は何か．〔49AM019〕

23-1. 遂行機能障害

でる 23-2. その後，薬物療法と休息によって症状に軽快傾向がみられた．入院7日目に作業療法が処方された．導入時の作業種目で，短時間のストレッチは適切か．〔49AM020〕

23-2. 適切

24. 40歳の男性．うつ病．意欲低下と睡眠障害が出現し会社を休職した．アパートで1人暮らしをしながらデイケア通所していたが，この1週間，デイケアも休みがちになり訪問の指示が出た．本症例について答えよ．

でる 24-1. 訪問時の評価で症状の再燃の確認を優先するのは適切か．〔48PM015〕

24-1. 適切

でる 24-2. その後，訪問が継続されることになった．訪問時の対応で，心配事を聞くのは適切か．〔48PM016〕

24-2. 適切

25. 35 歳の女性．現在，6 か月児の子育て中であるが，1 か月前からテレビも新聞も見る気が起こらないほど周囲への興味・関心が低下し，子と触れ合うこともおっくうになった．物事の判断が鈍くなり，子育てに自信をなくし，自分を責め，ささいなことから不安になりやすくなったため，子を祖母に預けて精神科病院に入院した．入院翌日から不安の軽減を目的に作業療法が開始された．本症例について答えよ．

25-1. 体力の増強を図るのは適切か．〔47PM018〕

25-1. 不適切

25-2. 趣味をみつけるよう促すのは適切か．〔47PM018〕

25-2. 不適切

25-3. 子育てへの関心を高めるのは適切か．〔47PM018〕

25-3. 不適切

でる 25-4. 日中の過ごし方を話し合うのは適切か．〔47PM018〕

25-4. 適切

解説 生活リズムの獲得が最優先されるべきである．

25-5. 共同作業で他者と役割を分担させるのは適切か．〔47PM018〕

25-5. 不適切

でる 25-6. この患者に用いる作業活動で，短時間で完結する活動は適切か．〔47PM019〕

25-6. 適切

26. うつ状態の患者にみられる症状について答えよ．

26-1.「考えが次々に浮かんできます」という訴えはみられるか．〔50PM040〕

26-1. みられない

解説 そう状態の症状である．

26-2.「考えが声になって聴こえます」という訴えはみられるか．〔50PM040〕

26-2. みられない

26-3.「考えが他人に知られます」という訴えはみられるか．〔50PM040〕　26-3. みられない

でる 26-4.「考えが全く浮かびません」という訴えはみられるか．〔50PM040〕　26-4. みられる

26-5.「考えが急に止められます」という訴えはみられるか．〔50PM040〕　26-5. みられない

27. うつ病の回復初期の患者への対応について答えよ．

27-1. 就労を勧めることは適切か．〔53AM046〕　27-1. 不適切

27-2. チームでのスポーツを勧めることは適切か．〔53AM046〕　27-2. 不適切

でる 27-3. 休憩を早めにとるように勧めることは適切か．〔53AM046〕　27-3. 適切

27-4. 物事は自分で判断するように促すことは適切か．〔53AM046〕　27-4. 不適切

27-5. 行動の結果の良し悪しを明確に伝えることは適切か．〔53AM046〕　27-5. 不適切

28. うつ病による仮性認知症患者の作業療法場面での特徴について答えよ．

28-1. 多幸的であることは特徴的か．〔53PM045〕　28-1. 特徴的ではない

28-2. 社交的に振る舞うことは特徴的か．〔53PM045〕　28-2. 特徴的ではない

でる 28-3. 物忘れがみられることは特徴的か．〔53PM045〕　28-3. 特徴的である

28-4. 精神運動抑制がみられることは特徴的か．〔53PM045〕　28-4. 特徴的である

解説 精神運動抑制とは，思考や決断力などの精神活動が停滞することである．

28-5. 能力低下に無関心であることは特徴的か．〔53PM045〕　28-5. 特徴的ではない

29. 発病後間もないうつ病患者への対応について答えよ．

29-1. 気分転換になる活動を勧めることは適切か.　〔52AM045〕

29-1. 不適切

29-2. 自殺についての話題を避けることは適切か.　〔52AM045〕

29-2. 不適切

解説 希死念慮の確認をすべきであり, 自殺の話題を避ける必要はない.

でる **29-3.** 回復の可能性は高いことを強調することは適切か.　〔52AM045〕

29-3. 適切

29-4. 心構えに問題があることを説明することは適切か.　〔52AM045〕

29-4. 不適切

29-5. 重大な決断は早く済ませるように促すことは適切か.　〔52AM045〕

29-5. 不適切

ポイント 患者を不必要に追い込まないように配慮する.

30. うつ病患者に提供する作業活動で, 中断が容易なものは適切か.　〔52PM045〕

30. 適切

31. うつ病の急性期における対応について答えよ.

31-1. 未解決の重要事項の処理を勧めることは適切か.　〔51AM046〕

31-1. 不適切

でる **31-2.** うつ病の診断であることを説明することは適切か.　〔51AM046〕

31-2. 適切

31-3. 自殺のリスクがあるので自殺を話題にしないことは適切か.　〔51AM046〕

31-3. 不適切

31-4. 修正型電気けいれん療法(m-ECT)は禁忌か.　〔51AM046〕

31-4. 禁忌ではない

解説 難治性のうつ病や慢性うつ病に適応がある治療法である.

31-5. 器質的疾患が原因の場合には抗うつ薬による治療を行わないことは適切か.　〔51AM046〕

31-5. 不適切

解説 器質的疾患が原因のうつ病も抗うつ薬による治療を行う.

32. うつ病患者の作業療法での留意点について答えよ.

32-1. 経験のある課題を選ぶことは適切か. 〔50AM045〕 — 32-1. 不適切

32-2. 選択する課題を増やすことは適切か. 〔50AM045〕 — 32-2. 不適切

でる **32-3.** 自己決定場面を減らすことは適切か. 〔50AM045〕 — 32-3. 適切

32-4. 規則的な参加を促すことは適切か. 〔50AM045〕 — 32-4. 不適切

32-5. 意欲を引き出すことは適切か. 〔50AM045〕 — 32-5. 不適切

33. 復職を目指すうつ病患者の作業療法開始時の指導内容について答えよ.

33-1. 仕事環境と同じ環境にすることは適切か. 〔50PM041〕 — 33-1. 不適切

でる **33-2.** 体力の回復を目指すことは適切か. 〔50PM041〕 — 33-2. 適切

33-3. 関心の拡大を目指すことは適切か. 〔50PM041〕 — 33-3. 不適切

解説 回復期後期に行う.

33-4. 時間厳守を目指すことは適切か. 〔50PM041〕 — 33-4. 不適切

解説 心理的負担が大きくなってしまう.

33-5. 能力限界を試すことは適切か. 〔50PM041〕 — 33-5. 不適切

解説 うつ病患者は頑張りすぎてしまう傾向があり, 疲労感を高めてしまう可能性がある.

34. うつ病に特徴的な考え方について答えよ.

34-1. 何でも自分のせいにすることは特徴的か. 〔50PM045〕 — 34-1. 特徴的である

34-2. 白か黒かはっきりさせたがることは特徴的か. 〔50PM045〕 — 34-2. 特徴的である

34-3. 物事の悪い側面に注目してしまうことは特徴的か. 〔50PM045〕 — 34-3. 特徴的である

34-4. 予測を悪い方に増長させてしまうことは特徴的か. 〔50PM045〕 — 34-4. 特徴的である

でる **34-5.** 他人の言動の意図を悪い方にとらえることは特徴的か. 〔50PM045〕 — 34-5. 特徴的ではない

35. うつ病患者の作業療法の注意点について答えよ.

35-1. 長い工程を選ぶのは適切か.〔49AM045〕

35-1. 不適切

35-2. 積極的に努力を促すのは適切か.〔49AM045〕

35-2. 不適切

35-3. なじみの活動を選ぶのは適切か.〔49AM045〕

35-3. 不適切

でる **35-4.** 自発性意欲を支援するのは適切か.〔49AM045〕

35-4. 適切

解説 回復が進んで自発性意欲がでてきた場合はそれを尊重し，支援する.

35-5. リーダー役を割り振るのは適切か.〔49AM045〕

35-5. 不適切

36. うつ病患者への復職支援について答えよ.

36-1. 薬物療法が終了してから復職させるのは適切か.〔49PM044〕

36-1. 不適切

36-2. 配置転換を希望しないように指示するのは適切か.〔49PM044〕

36-2. 不適切

36-3. 発症前の勤務時間で復職するよう促すのは適切か.〔49PM044〕

36-3. 不適切

36-4. 体力づくり活動に休まず参加するよう促すのは適切か.〔49PM044〕

36-4. 不適切

でる **36-5.** ストレスへの対処法について心理教育を行うのは適切か.〔49PM044〕

36-5. 適切

ポイント うつ病患者の復職支援では服薬の継続，ストレスの対処法を身につけさせる，職場との環境調整，職場内の協力を得るなどが大切である.

37. 認知行動療法の主な対象疾患を2つ挙げよ.〔48AM040〕

37. うつ病，不安障害

でる **38.** 「考え方の癖に気付く練習をする」は，認知行動療法の説明として正しいか.〔48AM040〕

38. 正しい

39. うつ病患者の作業療法でみられやすい特徴について答えよ.

39-1. 頻回の休息は特徴的か.〔48AM045〕

39-1. 特徴的ではない

39-2. 手順の省略は特徴的か.〔48AM045〕

39-2. 特徴的ではない

でる **39-3.** 約束の遵守は特徴的か．〔48AM045〕 — 39-3. 特徴的である

39-4. 他者への依存は特徴的か．〔48AM045〕 — 39-4. 特徴的ではない

40. 認知行動療法において重視されることについて答えよ．

40-1. 無意識の葛藤は重視されるか．〔48PM039〕 — 40-1. 重視されない

40-2. 全身の弛緩状態は重視されるか．〔48PM039〕 — 40-2. 重視されない

40-3. あるがままの生活態度は重視されるか．〔48PM039〕 — 40-3. 重視されない

40-4. 幼少期の養育者との関係は重視されるか．〔48PM039〕 — 40-4. 重視されない

でる **40-5.** 認知が感情に与える影響は重視されるか．〔48PM039〕 — 40-5. 重視される

41. 産褥期発症の大うつ病（産褥期うつ病）について答えよ．

41-1. 妄想は生じないか．〔48PM044〕 — 41-1. 生じる

41-2. 難産の後に発病しやすいか．〔48PM044〕 — 41-2. 難産との関係はない

41-3. 発病後1週間程度で回復するか．〔48PM044〕 — 41-3. 回復しない

でる **41-4.** 乳児に対する攻撃性が出現するか．〔48PM044〕 — 41-4. 出現する

41-5. 出産後2～3か月後に生じることが多いか．〔48PM044〕 — 41-5. 多くない

解説 産後1か月以内に発症することが多い．

42. うつ病患者への対応について答えよ．

でる **42-1.**「必ず回復します」と言うことは適切か．〔48PM045〕 — 42-1. 適切

42-2.「職場を変えてみましょう」ということは適切か．〔48PM045〕 — 42-2. 不適切

解説 うつ病患者には重要な決定を促さないことが必要である．

42-3.「仕事はためずに早めにこなしましょう」ということは適切か．〔48PM045〕

解説 患者にとって無用な心理的負荷となる可能性がある．

42-3. 不適切

42-4.「自殺のことは考えないようにしましょう」ということは適切か．〔48PM045〕

解説 うつ病患者には共感的な態度で接することが大切であり，特に希死念慮には細心の注意を払う必要がある．

42-4. 不適切

42-5.「あなたなしでは職場はうまくいきませんね」ということは，適切か．〔48PM045〕

解説 患者にとって無用な心理的負荷となる可能性がある．

42-5. 不適切

43. うつ病の作業療法について答えよ．

43-1. 活発な言語的交流を促すのは適切か．〔47AM047〕

43-1. 不適切

43-2. 作品を完成させるよう励ますのは適切か．〔47AM047〕

43-2. 不適切

43-3. 自己判断が多い種目を選択するのは適切か．〔47AM047〕

43-3. 不適切

でる **43-4.** 休憩を取りやすいよう配慮するのは適切か．〔47AM047〕

43-4. 適切

43-5. 病前の状態と比較しやすくするのは適切か．〔47AM047〕

43-5. 不適切

44. うつ病が多いのは男性か，女性か．〔47AM048〕

44. 女性

でる **45.** 季節性感情障害が再燃しやすいのは，日照時間が長くなったときか，短くなったときか．〔47AM048〕

45. 短くなったとき

46. 大うつ病の生涯有病率は何％程度か．〔47AM048〕

46. 6.5％程度

47. 気分変調性障害はうつ病よりも短期間で治癒するか.〔47AM048〕

47. 治癒しない

48. うつ病の発症に関係しているのは脳内セロトニンの増加か, 減少か.〔47AM048〕

48. 減少

49. うつ病患者の作業療法において病状の悪化を示唆する所見について答えよ.

でる **49-1.** 作業の停滞は病状悪化の所見として適切か.〔47AM050〕

49-1. 適切

49-2. 作業時間の遵守は病状悪化の所見として適切か.〔47AM050〕

解説 回復を示す所見である.

49-2. 不適切

49-3. 新しい課題の要求は病状悪化の所見として適切か.〔47AM050〕

解説 回復を示す所見である.

49-3. 不適切

でる **49-4.** 身体症状への高い関心は病状悪化の所見として適切か.〔47AM050〕

49-4. 適切

49-5. 他の患者とのトラブルの増加は病状悪化の所見として適切か.〔47AM050〕

解説 トラブルの増加は双極性障害の特徴である.

49-5. 不適切

2 双極性障害

1. 双極性障害の躁状態の特徴について答えよ.

1-1. 自尊心の肥大は特徴的か.〔54PM044〕

解説 自尊心の肥大は, 誇大妄想につながることもある.

1-1. 特徴的である

でる **1-2.** 注意力の増強は特徴的か.〔54PM044〕

1-2. 特徴的ではない

1-3. 睡眠欲求の減少は特徴的か.〔54PM044〕

1-3. 特徴的である

1-4. 快楽的活動への没頭は特徴的か.〔54PM044〕

1-4. 特徴的である

1-5. 目標志向性の活動亢進は特徴的か. 〔54PM044〕

1-5. 特徴的である

2. 軽躁状態の患者に対する作業療法の目的について答えよ.

2-1. 関心の拡大は作業療法の目的として適切か. 〔49AM046〕

2-1. 不適切

でる 2-2. 病感の獲得は作業療法の目的として適切か. 〔49AM046〕

解説 病感を獲得し, 自己抑制できることが大切である.

2-2. 適切

2-3. 対人交流の改善は作業療法の目的として適切か. 〔49AM046〕

2-3. 不適切

2-4. 自己評価の向上は作業療法の目的として適切か. 〔49AM046〕

解説 自己の過大評価を助長する可能性がある.

2-4. 不適切

2-5. 自己決断能力の向上は作業療法の目的として適切か. 〔49AM046〕

解説 よく考えずに決断し, 行動に移してしまう可能性がある.

2-5. 不適切

でる 3. 気分障害でみられやすい妄想を2つ挙げよ. 〔47AM049〕

3. 心気妄想, 誇大妄想

4. 双極性障害患者の作業療法について答えよ.

4-1. 多幸はみられやすいか. 〔49PM045〕

4-1. みられにくい

でる 4-2. 過活動はみられやすいか. 〔49PM045〕

4-2. みられやすい

4-3. せん妄はみられやすいか. 〔49PM045〕

4-3. みられにくい

4-4. 両価性はみられやすいか. 〔49PM045〕

4-4. みられにくい

4-5. 感情失禁はみられやすいか. 〔49PM045〕

4-5. みられにくい

21 不安障害・パニック障害

1. 不安障害などに適応となる治療法について答えよ．

1-1. 自己暗示によって心身をリラックスさせる治療法は何か．〔55AM047〕

1-1. 自律訓練法

1-2. 不安を感じる刺激を徐々に与えて慣れさせる治療法は何か．〔55AM047〕

1-2. 系統的脱感作法

1-3. 弱い不安が生じる場面から患者を直面させる治療法は何か．〔55AM047〕

1-3. 持続エクスポージャー法

1-4. 恐怖症や強迫性障害に適応となり，最初から強い不安を生じる場面に患者をさらす治療法は何か．〔55AM047〕

1-4. フラッディング

でる **2.** 20歳の女性．高校卒業後，コンビニエンスストアの仕事についた．2年が経過した頃，人手不足もあり業務に追われる状態が続いた．次第に集中困難，頭が回らない感覚，不眠，動悸や呼吸困難感が現れ始め，休職するに至った．約1か月の自宅療養で呼吸困難感は軽減したが，頭痛，めまいによる歩行のふらつき，不眠が出現し，たえず漠然とした不安に襲われ外に出られなくなった．その様子を心配した家族が本人を連れて精神科を受診し，外来作業療法が導入された．導入時の作業療法で全身のストレッチは適切か．〔56PM014〕

解説 導入時には身体活動を用いる場合が多い．心理的負担が少なく，身体を動かす気持ちの良さを体験できるためである．

2. 適切

でる **3.** 23歳の男性．中学生のころから対人緊張が強く，人前での食事で発汗や赤面，緊張が強まることがあった．大学進学後も実習の発表時に緊張が強く，動悸や発汗を苦にしていた．卒業後に病院で作業療法士として働いていたが，通勤中のバスに停留所から同僚が数人乗り込んでくると，動悸，振戦，発汗が生じるようになった．車内に知り合いがいなければ不安や自律神経症状を生じることはない．考えられる障害は何か．〔56PM018〕

3. 社交(社会)不安障害

でる **4.** 24歳の女性．高校生のころ，授業で教科書を音読する際に声が震えて読めなくなり，それ以降，人前で発表することに恐怖感を抱くようになった．就職後，会議のたびに動悸や手の震え，発汗が生じるようになり「変だと思われていないだろうか」「声が出るだろうか」と強い不安を感じるようになった．最近になり「人の視線が怖い」「会議に出席するのがつらい」と言うようになり，精神科を受診し外来作業療法が開始された．この患者の障害は何か．

〔55AM015〕

4. 社交(社会)不安障害

5. 32歳の男性．通勤途中に突然激しい動悸や息苦しさ，めまいとともに，このまま死んでしまうのではないかという強い不安に襲われた．これらの症状は数分で消失したが，その後もたびたび同様の状況に陥った．また同じような強い不安に襲われるのではないかという恐れから，列車や飛行機の1人での利用ができなくなっている．本症例について答えよ．

5-1. 本症例は適応障害と考えられるか．〔54AM015〕

5-1. 適応障害ではない

でる **5-2.** 本症例は広場恐怖と考えられるか．〔54AM015〕

5-2. 考えられる

5-3. 本症例は社交恐怖と考えられるか．〔54AM015〕

5-3. 社交恐怖ではない

でる **5-4.** 本症例はパニック障害が考えられるか．〔54AM015〕

5-4. 考えられる

5-5. 本症例は急性ストレス反応と考えられるか．〔54AM015〕

5-5. 急性ストレス反応ではない

でる **6.** 51歳の女性．パート勤務．職場で突然，動悸がして息苦しくなり口をパクパク開けて過呼吸となった．「出勤するとまた発作が起こりそうだ」と言って自宅で閉じこもっている．
この患者の症状は何か．〔52AM015〕

6. パニック障害

7. 24歳の女性．高校の授業で教科書を音読する際に声が震えて読めなくなり，それ以降，人前で発表することに恐怖感を抱くようになった．就職後，会議のたびに動悸や手の震え，発汗が生じるようになり，「変だと思われていないだろうか」「声が出るだろうか」と強い不安を感じるようになった．最近になり「人の視線が怖い」「会議に出席するのがつらい」と言うようになり，精神科を受診し外来作業療法が開始された．本症例について答えよ．

でる **7-1.** この患者の障害は何か．〔50PM016〕

7-1. 社交（社会）不安障害

でる **7-2.** この患者に対する作業療法士の初期の対応でリラクセーションを指導することは適切か．〔50PM017〕

7-2. 適切

8. 28歳の女性．電車を待つホームで突然動悸が激しくなり，死ぬのではないかという恐怖と息苦しさに襲われ，しゃがみこんでしまった．後日精神科を受診し，外来作業療法が開始された．本症例について答えよ．

でる **8-1.** この患者の疾患は何か．〔49PM017〕

8-1. パニック障害

でる **8-2.** この患者への作業療法で内省を促すことは適切か．〔49PM018〕

8-2. 適切

9. 21歳の男性．大学入学後，クラスの中で強い緊張を感じ，身体のふるえや手掌の発汗が止まらなくなった．その後，自宅に引きこもるようになったため家族に伴われて精神科外来を受診した．本症例について答えよ．

でる **9-1.** この疾患の特徴として「回避傾向がみられる」は適切か．〔47AM014〕

9-1. 適切

でる **9-2.** この患者の作業療法で，個室を使用するのは適切か．〔47AM015〕

9-2. 適切

10. 神経症性障害患者の作業療法導入時の評価について答えよ．

10-1. 就労関連技能の評価は優先すべきか．〔52PM041〕

10-1. 優先的ではない

10-2. 身辺処理能力の評価は優先すべきか．〔52PM041〕

10-2. 優先的ではない

10-3. 精神内界の葛藤の評価は優先すべきか．〔52PM041〕

10-3. 優先的ではない

10-4. 基本的な心身機能の評価は優先すべきか．〔52PM041〕

10-4. 優先的ではない

でる **10-5.** 症状への対処方法の評価は優先すべきか．〔52PM041〕

10-5. 優先すべきである

11. 胸が締めつけられる感じ，死んでしまうのではないかという強い不安，動悸，息苦しさなどが突然起こると訴える患者に対する症状軽減を目的としたプログラムについて答えよ．

11-1. SST は適切か．〔51AM042〕

11-1. 不適切

解説 パニック障害では用いない．

11-2. 散歩は適切か．〔51AM042〕

11-2. 不適切

11-3. 絵画は適切か．〔51AM042〕

11-3. 不適切

11-4. レクリエーションは適切か．〔51AM042〕

11-4. 不適切

でる **11-5.** リラクセーションは適切か．〔51AM042〕

11-5. 適切

12. パニック障害の患者に対する作業療法の目的について答えよ．

12-1. 病識の獲得は適切か．〔50PM046〕

12-1. 不適切

解説 病識は保たれている．

12-2. 身辺処理能力の向上は適切か．〔50PM046〕

12-2. 不適切

12-3. 対人交流技能の向上は適切か．〔50PM046〕

12-3. 不適切

でる **12-4.** 不安対処能力の向上は適切か．〔50PM046〕

12-4. 適切

12-5. 現実感喪失からの回復は適切か．〔50PM046〕

12-5. 不適切

解説 現実感の喪失は解離性障害の症状である．

13. 神経症性障害の作業療法について答えよ．

13-1. 集団行動を優先するのは適切か．〔48AM047〕

13-1. 不適切

でる **13-2.** 感情表現の機会をもつことは適切か．〔48AM047〕

13-2. 適切

13-3. 症状出現の理由を言語化させるのは適切か．〔48AM047〕

13-3. 不適切

解説 症状にとらわれない時間をつくるように促す．

13-4. アンビバレンツな言動を指摘することは適切か．〔48AM047〕

13-4. 不適切

解説 アンビバレンツな言動に対しても共感的に対応する．

13-5. 身体化症状が増える場合には中止することは適切か. 〔48AM047〕

解説 中止はせず，種目の変更や作業量の軽減などで対応する.

13-5. 不適切

22 強迫性障害

でる **1.** 曝露反応妨害法が適応となる主たる疾患は何か．〔55AM047, 53AM045〕

1. 強迫性障害

解説 曝露反応妨害法では，不安を起こさせる刺激にさらし，その不安を抑える行動を禁止することで，時間とともに不安が軽減されることを体験させる．

2. 強迫性障害の患者に対する作業について答えよ．

よくでる **2-1.** 自由度の高い作業を提供することは適切か．〔55PM047, 49AM047〕

2-1. 適切

2-2. 正確さを必要とする作業を提供することは適切か．〔55PM047, 49AM047〕

2-2. 不適切

解説 確認行為を誘発してしまう．

2-3. 強迫行為が始まれば作業を中止させることは適切か．〔55PM047, 49AM047〕

2-3. 不適切

解説 強迫行為がありながらも今の課題を遂行する体験が重要である．

2-4. 強迫行為の原因について洞察を促すことは適切か．〔55PM047, 49AM047〕

2-4. 不適切

解説 原因について洞察させることは無意味である．

2-5. 作業工程の確認は作業療法士が本人に代わって行うことは適切か．〔55PM047, 49AM047〕

2-5. 不適切

解説 本人ができる範囲で行うよう促す．

でる **3.** 26 歳の女性．結婚後に転居したアパートが古く汚れが目立っていた．食事の後片付け，掃除および手洗いをいくらやっても汚れが落ちていないのではないかと不安を感じるようになった．これらに長時間を要するようになり，生活に支障が出始めたため，夫に勧められて精神科を受診した．作業療法での対応として，自由度の高い作業を提供することは適切か．〔53PM016〕

3. 適切

解説 自由度の低い作業は強迫行為を誘発するため，自由度の高い作業を提供する．

4. 16 歳の女子．6 か月前から特にきっかけはないのに次第に手洗いと入浴の時間が長くなった．1 か月前から手洗いに 1 時間半以上を使う状況となり，自分でもおかしいと感じるようになった．母親が途中でやめさせると余計に不安になり，最近ではやめさせようとすると反発して暴言を吐くようになった．そのため父親が本人を説得して精神科を受診した．本症例について答えよ．

でる **4-1.** この患者が示す症状は何か．〔51PM014〕

4-1. 強迫行為

でる **4-2.** 作業療法中にたびたび手洗いを続けている．対応として，手洗い行動を見守りながら作業復帰を待つことは適切か．〔51PM015〕

4-2. 適切

でる **5.** 強迫性障害患者に認知行動療法を行う際，患者の確認行為に対して治療者が「確かめたい気持ちはそのままにしておきましょう」と声をかけた．この言葉かけの技法は何か．〔49PM046〕

5. 教示

解説 教示：言葉で適切な方法を説明・指示すること．

でる 6. 厳粛な場所で「バカヤロー」と叫んでしまわないか，繰り返し気にしている患者の病態は何か．〔49PM047〕

6. 強迫性障害

でる 7. 作業療法中に「隣の人に触れるのが汚い」と言い，プログラムを中断してしまった．この患者にみられる障害は何か．〔48AM046〕

7. 強迫性障害

23 パーソナリティ障害

1. 境界性パーソナリティ障害の治療について答えよ.

でる 1-1. 崩してはいけない枠組みは何か. 〔55AM041〕

1-1. 治療的枠組み

1-2. 治療者への依存は促すか. 〔55AM041〕

解説 治療者に依存させない.

1-2. 促さない

1-3. 薬物療法は行うか. 〔55AM041〕

1-3. 行う

1-4. 他の患者との交流はさせないか. 〔55AM041〕

解説 初期には個人作業療法が基本だが, その後状態に合わせて集団作業療法を活用する.

1-4. 交流させる

2. 境界性パーソナリティ障害の患者が自傷行為をほのめかしたときの対応について答えよ.

2-1. 緊急入院を勧めることは, 適切か. 〔54PM045〕

2-1. 不適切

でる 2-2. 死にたい気持ちの有無を確認することは適切か. 〔54PM045〕

2-2. 適切

2-3. 作業療法を延長し関わる時間を増やすことは適切か. 〔54PM045〕

解説 治療的枠組みを崩さないよう接する.

2-3. 不適切

2-4. 過去の自傷行為の回数について詳しく聴取することは, 適切か. 〔54PM045〕

解説 自分に目を向けさせようとする行動に乗ってしまうことになる.

2-4. 不適切

2-5. 自傷行為をしたら作業療法は続けられないと伝えることは適切か. 〔54PM045〕

解説 見捨てられ恐怖を誘発しかねない.

2-5. 不適切

3. 境界性パーソナリティ障害患者の作業療法について答えよ.

3-1. 退行を許容することは適切か. 〔56AM045〕

3-1. 不適切

3-2. 逸脱行動を静観することは適切か．〔56AM045〕

3-2. 不適切

でる **3-3.** 自力で達成できるような作業を行わせることは適切か．〔56AM045〕

3-3. 適切

3-4. 作業より面談などの言語的な関わりを中心とすることは適切か．〔56AM045〕

解説 作業を中心とする．

3-4. 不適切

3-5. 取り決め次項の変更について患者の要求のまま応じることは適切か．〔56AM045〕

解説 治療的枠組みを崩さないよう接する．

3-5. 不適切

でる **4.** 45歳の女性．20歳前後から，心理的負荷がかかるとリストカットを行うようになり縫合を必要とすることが多かった．また，自分の思い通りにいかないと易怒的となり，周囲に暴言を吐くこともあった．25歳時に精神科を初めて受診し，以後，過量服薬時に数回の入院歴があるが，現在は調理の仕事に就いて3年目となる．最近，職場の人間関係で正論を吐きすぎて孤立し，結果として焦燥感が強まり，主治医の勧めで仕事のシフトのない平日の日中に外来作業療法を開始することになった．この時点での作業療法士の関わりとして，チームでの統一した対応をこころがけることは適切か．〔56AM018〕

4. 適切

でる **5.** 26歳の女性．衝動的な浪費や奔放な異性交遊の後に抑うつ状態となり，リストカットを繰り返していた．常に感情が不安定で，空虚感や見捨てられることへの不安を訴える．職場での対人関係の悪化をきっかけに自殺企図が認められたため入院となった．この患者に対する作業療法で，治療目標や治療上の契約を繰り返し確認することは適切か．〔53AM019〕

5. 適切

でる **6.** 21歳の女性．衝動的に食器を割ったり，自身の手首を切ったりするなどの行為が続いたため精神科病院へ入院となった．夜になると両親に電話し，自分を見捨てるのではないかと脅迫的に責めたてた．また主治医を罵倒し，椅子を投げつけるなどの暴力を振るった後すぐに「先生はすばらしいお医者さんですからどうか治してください」と泣きながら懇願することもあった．この患者の作業療法を行う上で，患者の退行的な言動を受け入れるのは適切か．〔55PM018〕

解説 境界性パーソナリティ障害と考えられる．退行的な言動を受け入れると医療者への依存が増える．

6. 不適切

でる **7.** 47歳の男性．幼少期からクラスメートとの喧嘩が絶えず，しばしば担任から注意を受けていた．中学校卒業後，暴行と傷害とで少年院に2回の入院歴，刑務所に4回の服役歴がある．最後の出所後，クリーニング工場に勤めたが，同僚への暴言によるトラブルをきっかけに飲酒量が増加し，飲食店で他の客と口論になって刃物を持ち出して逮捕された．その後，連続飲酒状態を繰り返すようになり，アルコール依存症と肝障害との診断を受けて入院した．作業療法では他の患者の発言に反応して威圧的な態度をとることが多く，指摘しても問題を感じている様子がない．合併するパーソナリティ障害として考えられるのは何か．〔53PM014〕

7. 反社会性パーソナリティ障害

8. 20歳の女性．幼少時に両親が離婚した後，友人関係が不安定となりトラブルが絶えなかった．中学入学後から些細なことでリストカットするようになり，精神科を受診し，その後，入退院を繰り返していた．男女関係のもつれをきっかけに過量服薬し，救急車で搬送された．入院後は，医療者に対して依存的だが，要求が通らないと激しく責める状態である．本症例について答えよ．

でる **8-1.** 最も考えられる障害は何か．〔50AM014〕

8-1. 境界性パーソナリティ障害

でる **8-2.** この患者に作業療法を導入する際の対応で，作業療法に参加するうえでの枠組みを明示することは適切か．〔50AM015〕

8-2. 適切

9. 26歳の女性．異性問題でリストカットを繰り返し入院となった．その後も病棟看護師に甘えたかと思えば暴言を吐く状態が続いている．入院後2週が経過して作業療法が処方された．本症例について答えよ．

でる **9-1.** 見捨てられ恐怖はこの患者にみられやすいか．〔49PM019〕

9-1. みられやすい

でる **9-2.** この患者への対応として自分で考えて行動するよう働きかけることは適切か．〔49PM020〕

9-2. 適切

10. 24歳の女性．自己愛性パーソナリティ障害．大学院を修了しサービス業に就いたが，自分より学歴の低い社員と同じ職場に配置されたことに腹を立て，上司に配置換えを要求した．客に尊大な態度を批判され，「なぜ自分が批判されるのか，配置換えの希望を無視した上司が悪い」と言い，怒りをあらわにした．その後，抑うつ感が強まり，自宅に引きこもるようになったため両親が精神科を受診させ，作業療法に通うことになった．本症例について答えよ．

でる **10-1.** この患者の特徴として特権意識はみられやすいか．〔48AM019〕

10-1. みられやすい

でる **10-2.** 作業療法士の対応で役割行動を促すことは適切か．〔48AM020〕

10-2. 適切

11. 26歳の女性．感情が不安定でリストカットを繰り返している．これまでいくつも職歴があるが，いずれも対人的なトラブルが原因で辞めている．大量服薬をしたため精神科病院に入院となった．本症例について答えよ．〔47AM016〕

でる **11-1.** 実施時間を明確に決めることは適切か．

〔47AM016〕

11-1. 適切

解説 治療的枠組みを作ることが重要である．

でる **11-2.** 判断を引き受けることは適切か．〔47AM017〕

11-2. 不適切

でる **12.** 他罰的であり「病状がよくならないのは，親の接し方が悪いため」と攻撃的になる境界性パーソナリティ障害の患者への作業療法士の対応として，単独で患者と関わることは適切か．

〔53AM047〕

12. 不適切

でる 13. 「自分は劣っている」と自信がもてず，他人からの批判や拒絶に敏感で対人関係や社会参加が損なわれている．最も考えられるパーソナリティ障害は何か．〔52AM042〕

13. 不安性（回避性）パーソナリティ障害

14. 境界性パーソナリティ障害の患者に対する作業療法について答えよ．

14-1. 退行を許容することは適切か．〔52PM046〕

14-1. 不適切

14-2. 集団作業への参加を促すことは適切か．〔52PM046〕

解説 初期段階では個人作業療法が基本である．

14-2. 不適切

14-3. 柔軟な枠組みを提供することは適切か．〔52PM046〕

14-3. 不適切

でる 14-4. 攻撃衝動の適応的発散を促すことは適切か．〔52PM046〕

14-4. 適切

でる 14-5. 主観的な苦悩を共感的に理解することは適切か．〔52PM046〕

14-5. 適切

15. 回避性パーソナリティ障害患者の作業療法導入期の対応について答えよ．

15-1. 共同作業を促すことは適切か．〔50AM048〕

解説 周囲の拒絶や恥をかくことへの恐れを助長する可能性がある．

15-1. 不適切

15-2. 衝動発散を促すことは適切か．〔50AM048〕

解説 回避性パーソナリティ障害は衝動性が高いわけではない．

15-2. 不適切

15-3. 種目選択は患者に任せることは適切か．〔50AM048〕

解説 自己決定が難しいケースが多い．

15-3. 不適切

15-4. 作業の誤りを修正させることは適切か．〔50AM048〕

解説 誤りがあっても主体性をもてるように見守る．

15-4. 不適切

でる **15-5.** 枠組みの明確な作業を提供することは適切か. 〔50AM048〕 | 15-5. 適切

でる **16.** 依存性パーソナリティ障害の患者は，作業療法中に簡単な作業であっても頻回に助言を求める傾向にあるか. 〔50PM047〕 | 16. ある

17. 依存性パーソナリティ障害患者の作業療法場面での特徴について答えよ.

でる **17-1.** 他者の意見に反対できないという特徴はあるか. 〔49PM040〕 | 17-1. ある

17-2. 他者の感情に無関心であるという特徴はあるか. 〔49PM040〕 | 17-2. ない

17-3. 他者を信じることが難しいという特徴はあるか. 〔49PM040〕 | 17-3. ない

17-4. 他者の注目の的になることを求めるという特徴はあるか. 〔49PM040〕 | 17-4. ない

17-5. 他者に仕事を任せることができないという特徴はあるか. 〔49PM040〕 | 17-5. ない

18. 境界性パーソナリティ障害の特徴について答えよ.

18-1. 女性より男性に多いという特徴はあるか. 〔48AM048〕 | 18-1. ない

でる **18-2.** 自己像が不安定であるという特徴はあるか. 〔48AM048〕 | 18-2. ある

18-3. 完全主義の傾向がみられるといった特徴はあるか. 〔48AM048〕 | 18-3. ない

でる **18-4.** 慢性の空虚感が支配しているという特徴はあるか. 〔48AM048〕 | 18-4. ある

18-5. 有病率は統合失調症より高いか，低いか. 〔48AM048〕 | 18-5. 高い

19. 境界性パーソナリティ障害の作業療法の目的について答えよ.

19-1. 枠組みの提供という目的は適切か. 〔47PM041〕 — 19-1. 適切

でる **19-2.** 行動化の促進という目的は適切か. 〔47PM041〕 — 19-2. 不適切

解説 行動化とは, 反社会的行動などをしてしまうことである.

19-3. 依存欲求の充足という目的は適切か. 〔47PM041〕 — 19-3. 適切

19-4. 探索行動の促進という目的は適切か. 〔47PM041〕 — 19-4. 適切

19-5. 対象恒常性の改善という目的は適切か. 〔47PM041〕 — 19-5. 適切

20. 37 歳の女性. 境界性パーソナリティ障害. 高校卒業後, アルバイトをしていたが, 気に入らないことがあると急に家出することを繰り返すため仕事は長続きしなかった. 薬物療法と同時に外来作業療法が開始となった. 本症例への作業療法の目的について答えよ.

でる **20-1.** 居場所をつくるという目的は適切か. 〔51AM016〕 — 20-1. 適切

でる **20-2.** 情緒の安定を図るという目的は適切か. 〔51AM016〕 — 20-2. 適切

20-3. 治療者への依存を促すという目的は適切か. 〔51AM016〕 — 20-3. 不適切

20-4. 衝動性の行動化を促すという目的は適切か. 〔51AM016〕 — 20-4. 不適切

20-5. 治療者への理想化を促すという目的は適切か. 〔51AM016〕 — 20-5. 不適切

ポイント 治療者は適度な距離感を保ちつつ, 受容的・支持的な態度で治療に臨む.

24 解離性(転換性)障害

1. 心因性偽発作について答えよ.

1-1. 発作中に泣くことは典型的な発作症候か. 〔55PM042〕
1-1. 典型的症候である

でる **1-2.** 流涙は発作症状の観察の際に重要か. 〔55PM042〕
1-2. 重要ではない

1-3. 咬舌は発作症状の観察の際に重要か. 〔55PM042〕
1-3. 重要である

1-4. 尿失禁は発作症状の観察の際に重要か. 〔55PM042〕
1-4. 重要である

1-5. 四肢の外傷は発作症状の観察の際に重要か. 〔55PM042〕
1-5. 重要である

1-6. チアノーゼは発作症状の観察の際に重要か. 〔55PM042〕
1-6. 重要である

ポイント 心因性偽発作は突発的に生じるてんかん発生に似た精神・身体症状で，身体的・生理学的発症機序がないものを指す.

2. 29歳の女性. 歩行困難を主訴に整形外科外来を受診したが器質的問題が認められなかったため，紹介によって精神科外来を受診し入院することとなった. 手足が震え，軽い麻痺のような脱力があり，自立歩行ができないため車椅子を使用している. 立位保持や移乗に介助を必要とし，ADLはほぼ全介助である. この時点の患者に対する作業療法について答えよ.

2-1. 自己洞察を促すのは適切か. 〔53AM018〕
2-1. 不適切

解説 症状の原因を探索することが身体症状を悪化させる可能性がある.

でる **2-2.** 自己表現の機会を増やすのは適切か. 〔53AM018〕
2-2. 適切

2-3. 集団活動で役割を担わせるのは適切か. 〔53AM018〕
2-3. 不適切

2-4. 自己中心的な依存を受け入れないのは適切か．〔53AM018〕

解説 介入初期にはある程度の依存の受け入れは必要な場合もある．

2-4. 不適切

でる **2-5.** 身体機能に対する治療的な介入を行うのは適切か．〔53AM018〕

2-5. 適切

でる **3.** 50歳の女性．10年前に義母の介護に際して突然の視力障害を訴えたが，眼科的異常はみられなかった．1か月前に夫の単身赴任が決まってから，下肢の冷感，疼痛を主訴として，整形外科，血管外科などを受診するも異常所見は指摘されなかった．次第に食事もとれなくなり，心配した夫が精神科外来を受診させ，本人はしぶしぶ同意して任意入院となった．主治医が，身体以外のことに目を向けるようにと作業療法導入を検討し，作業療法士が病室にいる本人を訪問することになった．本人は着座すると疼痛が増強するからと立位のままベッドの傍らに立ち続けて，他科受診できるよう主治医に伝えてほしいと同じ発言を繰り返す．この患者に対する病室での作業療法士の対応で，他のスタッフの発言との食い違いが生じないよう，聞き役に徹することは適切か．〔54AM018〕

解説 本症例は身体症状症および関連症候群を呈しており，全スタッフの対応を同じにすることが重要である．

3. 適切

4. 作業療法中に腹痛を訴える身体表現性障害の患者への対応について答えよ．

でる **4-1.** 軽い身体活動を勧めることは適切か．〔53AM043〕

4-1. 適切

4-2. 身体的所見に異常がないことを説明することは適切か. 〔53AM043〕

解説 言語的に説得するのは困難である.

4-2. 不適切

4-3. 現実検討能力を高めることは適切か. 〔51PM042〕

4-3. 不適切

4-4. 不安な気持ちを解釈することは適切か. 〔51PM042〕

4-4. 不適切

4-5. 集団作業療法を基本とすることは適切か. 〔51PM042〕

解説 最初は個人的対応を基本とする.

4-5. 不適切

4-6. 対人関係能力の向上を図ることは適切か. 〔51PM042〕

4-6. 不適切

でる **4-7.** 感情表現を促す活動を提供することは適切か. 〔51PM042〕

解説 自己の症状にとらわれることを軽減するのに有効である.

4-7. 適切

5. 転換性障害のため歩行障害がみられる患者への作業療法について答えよ.

5-1. 住宅環境の整備を進めることは優先すべきか. 〔51PM046〕

5-1. 優先的ではない

でる **5-2.** 廃用性機能障害を予防することは優先すべきか. 〔51PM046〕

5-2. 優先すべきである

5-3. 無意識の葛藤についての洞察を促すことは優先すべきか. 〔51PM046〕

5-3. 優先的ではない

5-4. 難易度の高い作業への挑戦を勧めることは優先すべきか. 〔51PM046〕

5-4. 優先的ではない

5-5. 器質的な原因との矛盾点に直面させることは優先すべきか. 〔51PM046〕

5-5. 優先的ではない

5-6. 希死念慮に注意することは適切か. 〔50AM046〕

解説 希死念慮はうつ病患者でみられる症状である.

5-6. 不適切

でる **5-7.** 感情の言語化を促すことは適切か. 〔50AM046〕

5-7. 適切

5-8. 歩行障害の受容を促すことは適切か. 〔50AM046〕

解説 心理的葛藤が解消すれば歩行障害は消失するため, 受容を促す必要はない.

5-8. 不適切

5-9. 歩行機能への介入を行うことは適切か. 〔50AM046〕

5-9. 適切

5-10. 葛藤と症状との関係を洞察させることは適切か. 〔50AM046〕

解説 かえって症状への意識を強めてしまうおそれがある.

5-10. 不適切

6. 心因性のけいれん発作を繰り返す患者への対応について答えよ.

6-1. 叱咤激励するのは適切か. 〔50PM049〕

6-1. 不適切

6-2. 心理検査を提案するのは適切か. 〔50PM049〕

6-2. 不適切

6-3. 作業療法への参加を中止するのは適切か. 〔50PM049〕

6-3. 不適切

6-4. その都度プログラムを変更するのは適切か. 〔50PM049〕

6-4. 不適切

でる **6-5.** ストレス状況について話し合うのは適切か. 〔50PM049〕

解説 何がストレスになってけいれん発作を繰り返すのか, 一緒に考えてみるのは重要である.

6-5. 適切

でる **7.** 転換性障害の性格傾向を2つ挙げよ. 〔48PM046〕

7. 依存性, 演技性

8. 転換性障害患者の作業療法の特徴について答えよ.

8-1. 集団活動は適しているか. 〔47PM039〕

8-1. 適していない

でる **8-2.** 依存関係が形成されやすいか. 〔47PM039〕

8-2. 形成されやすい

8-3. 症状の心理的意味を解釈するのは適切か. 〔47PM039〕

解説 症状にはできるだけ触れず, 生産的な活動に誘導することが望ましい.

8-3. 不適切

8-4. 要求が増えた場合は休止するのは適切か.

〔47PM039〕

解説 要求が増えた場合でも休止はせず一定の対応を心がける.

8-4. 不適切

でる **8-5.** 身体化症状に対して対症療法を併用するのは適切か. 〔47PM039〕

8-5. 適切

9. 作業療法中に腹痛を訴える身体表現性障害の患者への対応について答えよ.

9-1. 痛みの原因について話し合うことは適切か.

〔53AM043〕

解説 かえって腹痛に意識を向かわせてしまう.

9-1. 不適切

9-2. 積極的に話しかけて注意をそらすことは適切か. 〔53AM043〕

解説 心理的負担になってしまう.

9-2. 不適切

9-3. 痛みが完全に治まるまで安静を促すことは適切か. 〔53AM043〕

解説 かえって腹痛に意識を向かわせてしまう.

9-3. 不適切

25 摂食障害

でる **1.** 19歳の女性．大学1年生．小学生の時より，水泳に秀でていて競技大会では常に優勝を競うほどであった．しかし，高校時代にスランプに陥り当時身長160 cm，体重58 kgであったが体重を落とせば記録が伸びると思い込み，ダイエットをしているうちに無月経になり，気づくと体重32 kgになっていた．心配した母親が本人を説得し病院の精神科外来を受診したところ低栄養で危機的状況にあると医師が判断し精神科病棟への入院を勧めたが，病識のない本人は納得せず，母親の同意による医療保護入院となった．その後作業療法に参加するようになり，1週間が経過した．患者に対する作業療法士の関わり方で，集団作業療法を勧めることは適切か．〔56AM016〕

解説 集団作業療法を勧める段階にない．

1. 不適切

2. 22歳の女性．幼少期から聞き分けの良い子だと両親に評価されてきた．完全主義であり，社交的ではないものの仲の良い友人はいた．中学生の時に自己主張をして仲間はずれにされ，一時的に保健室登校になったことがある．その後は優秀な成績で高校，大学を卒業したが，就職してからは過剰適応によるストレスで過食傾向になった．体重増加を同僚に指摘されてから食事を制限し，身長は170 cmだが体重を45 kg未満に抑えることにこだわるようになった．この患者への外来での作業療法士の関わりとして，本人の作業療法での作品の背景にあるものを分析して伝えることは適切か．〔55AM018〕

2. 不適切

解説 本症例には精神分析的なアプローチは適応とならない．

3. 14歳の女子．生来健康で活発であった．6か月前からダイエットを契機に拒食や過食嘔吐をするようになり，体重が58 kg(身長158 cm)から41 kgまで減少した．心配した母親に連れられて精神科を受診し，入院となった．3週後，体重は47 kgを超えて作業療法が開始となったが，部屋にある料理の本をずっと眺めており「したいことに集中できない」と訴えた．この患者に対する作業療法士の声かけについて答えよ．

3-1.「休養が大事な時期です．何もせずゆっくり過ごすことを目標にしましょう」は適切か．

〔54PM018〕

3-1. 不適切

解説 何もしないでいると，食べ物ばかりへ考え・関心が向いてしまう．

でる　**3-2.**「気分転換できる作業を探しましょう」は適切か．〔51PM016〕

解説 食べ物以外のことに関心を向けさせる必要がある．

3-2. 適切

でる　**4.** 21歳の女性．大学生で単身生活．日中は講義に出席しているが，帰宅すると過食と自己誘発性嘔吐に時間を費やし，睡眠時間がとれず，遅刻するなど日常生活に支障をきたしている．心配した母親に連れられて精神科を受診した．過食後の自己嫌悪感も強く，抗うつ薬を処方されたが，最近ではリストカットなどの自傷行為もみられるようになった．ある日作業療法室で本人が近況について報告をしてきた．そのときの作業療法士の本人への対応として，心配している気持ちを伝えることは適切か．〔53PM017〕

解説 受容的な態度をとり関係性を築くことは必要である．

4. 適切

でる　**5.** 18歳の女子．身長160 cm，体重35 kg．交際していた相手から太っていると言われ，51 kgだった体重を1年半で現在の体重まで減量した．月経は停止している．「まだまだ太っているのに私は意志が弱くてやせられない」と言い，体重減少が著明となったため，精神科を受診し，入院した．患者の評価として，「ボディイメージが障害されている」は適切か．

〔51AM014〕

5. 適切

6. 16歳の女子．摂食障害．身長168 cm，体重61 kg．責任感が強く真面目な性格で，陸上部の活動にも熱心に取り組んでいた．大柄で体重が多いことを不満に思い，食事制限と過度な部活動の練習を始めた．体重が37 kgにまで減少し「太っているから誰にも会いたくない」と不登校気味になったため，見かねた両親に連れられ入院し，作業療法が開始された．この患者について答えよ．

でる **6-1.** この患者にみられる症状は何か．〔49PM013〕

6-1. ボディイメージの障害

でる **6-2.** この患者に対する導入時の作業活動として，リラクセーションなどゆったりした活動を取り入れることは適切か．〔49PM014〕

解説 導入時はストレスを解消できるようなゆったりとした活動が有効である．

6-2. 適切

7. 19歳の女性．大学入学後，ファッションモデルに憧れてダイエットを始めた．身長は162 cm，体重は半年間で52 kgから33 kgに減少した．ランニング中に意識を失って救急搬送された．その後，精神科に入院し，作業療法が開始された．この疾患の特徴について答えよ．

7-1. 活動性は低いか．〔48PM017〕

7-1. 活動性は低くない

7-2. 病識を有するか．〔48PM017〕

7-2. 病識はない

7-3. 躁状態になりやすいか．〔48PM017〕

7-3. 躁状態になりやすいわけではない

でる **7-4.** 自分の感情に鈍感であるか．〔48PM017〕

7-4. 鈍感である

7-5. 人からの評価を気にしないか．〔48PM017〕

7-5. 評価を気にする

でる **7-6.** この患者の作業療法開始時の方針として，「自己主張の仕方を学ぶ」は適切か．〔48PM018〕 | 7-6. 適切

8. 神経性無食欲症患者の入院治療について答えよ．

でる **8-1.** 活動量は目標体重に達してから増やすことは適切か．〔52AM047〕 | 8-1. 適切

解説 神経性無食欲症患者は肥満への恐怖により過活動になりやすい．

8-2. 早期から高カロリーの栄養補給を行うことは適切か．〔52AM047〕 | 8-2. 不適切

8-3. 全身状態の安定より先に行動療法を行うことは適切か．〔52AM047〕 | 8-3. 不適切

解説 全身状態の安定を優先させる．

8-4. 食行動の問題が改善するまで入院は継続することは適切か．〔52AM047〕 | 8-4. 不適切

解説 必ずしも入院を継続する必要はなく，外来治療に移行してもよい．

8-5. 入院中に自己誘発性嘔吐がみられたときは退院させることは適切か．〔52AM047〕 | 8-5. 不適切

9. 摂食障害患者の作業療法について答えよ．

でる **9-1.** 周囲に対する過剰適応は特徴的か．〔50AM047〕 | 9-1. 特徴的である

9-2. 課題の頻回な変更を訴えることは特徴的か．〔50AM047〕 | 9-2. 特徴的ではない

9-3. 中途での投出しは特徴的か．〔50AM047〕 | 9-3. 特徴的ではない

9-4. 集中力の低下は特徴的か．〔50AM047〕 | 9-4. 特徴的ではない

9-5. 意欲の低さは特徴的か．〔50AM047〕 | 9-5. 特徴的ではない

でる **9-6.** 強迫性は特徴的か．〔49AM048〕 | 9-6. 特徴的である

9-7. 過大評価は特徴的か．〔49AM048〕 | 9-7. 特徴的ではない

9-8. 自己満足は特徴的か．〔49AM048〕 | 9-8. 特徴的ではない

9-9. 自己肯定は特徴的か．〔49AM048〕 | 9-9. 特徴的ではない

問題	解答
9-10. 自己主張は特徴的か．〔49AM048〕	9-10. 特徴的ではない
でる **9-11.** 表面的対応は特徴的か．〔48PM047〕	9-11. みられる

10. 回復期の摂食障害患者に対する作業療法について答えよ．

問題	解答
10-1. 他者との関わりを促すことは適切か．〔47PM040〕	10-1. 適切
10-2. 活動を楽しむ機会を作るのは適切か．〔47PM040〕	10-2. 適切
でる **10-3.** 作業では細部への注意を促すのは適切か．〔47PM040〕 **解説** 摂食障害患者の几帳面でこだわりが強い性格傾向を助長する可能性がある．	10-3. 不適切
10-4. 失敗から学ぶ経験を重視するのは適切か．〔47PM040〕	10-4. 適切
10-5. 道具の準備や片付けを行わせるのは適切か．〔47PM040〕	10-5. 適切

11. 17歳の女子．高校2年生．高校入学時，身長158 cm，体重55 kgであったが，同級生に「太っている」と言われ，食事を制限して半年間に12 kgやせた．高校1年生の秋ごろから月経が不順となり，半年前から無月経となった．このため無月経と体重減少とを主訴に入院治療が開始されたが各種検査を受けることに抵抗感が強い．母親は「もともと太ってなどいなかったと説得して欲しい」と希望する．作業療法士の患者に対する治療的態度について答えよ．

問題	解答
11-1. 心理的な問題に触れないのは適切か．〔52PM017〕 **解説** 作業療法導入時には心理的な問題に触れずに関わることが多いが，徐々に心理的な問題にも介入していく．	11-1. 不適切
11-2. 食事については，本人の判断に任せるのは適切か．〔52PM017〕	11-2. 不適切

解説 食事ついては主治医の医学的指示に従う．

でる 11-3. 受容的態度で，健康状態についての本人の考え方を尋ねるのは適切か．〔52PM017〕

11-3. 適切

11-4. 母親の希望を受け入れて元の体重でも肥満でなかったことを説明するのは適切か．〔52PM017〕

11-4. 不適切

解説 言語的説明で納得する可能性は低い．

でる 11-5. 全身的な健康状態を確認する必要性を伝え，臨床検査を受けることを勧めるのは適切か．〔52PM017〕

11-5. 適切

26 依存症

問題	解答
1. アルコール幻覚症に適応となる薬物は何か．〔55AM044〕	1. 抗精神病薬
2. 不足することによりWernicke（ウェルニッケ）脳症を発症させるビタミンは何か．〔55AM044〕	2. ビタミン B_1（チアミン）
でる **3.** アルコール依存症者の自助グループを何というか．〔55AM044〕	3. 断酒会
4. アルコール離脱症状の１つである振戦せん妄に適応となる薬物は何か．〔55AM044〕	4. 抗精神病薬
でる **5.** モルヒネは身体依存を生じるか．〔55PM040〕	5. 生じる
6. 精神作用物質使用による精神障害で，幻覚は必発するか．〔55PM040〕	6. しない
7. アルコールは耐性を生じるか．〔55PM040〕	7. 生じる
8. 精神作用物質使用による精神障害に，医薬品によるものは含まれるか．〔55PM040〕	8. 含まれる
9. 大麻には重篤な離脱症状がみられるか．〔54AM042〕 解説 大麻，コカインには身体依存，耐性がない．しかし精神依存がある．	9. みられない
10. 覚醒剤には重篤な離脱症状がみられるか．〔54AM042〕	10. みられない
11. コカインには重篤な離脱症状がみられるか．〔54AM042〕	11. みられない
でる **12.** モルヒネには重篤な離脱症状がみられるか．〔54AM042〕	12. みられる
でる **13.** ベンゾジアゼピン系薬剤には重篤な離脱症状がみられるか．〔54AM042〕	13. みられる

14. アルコール依存症の作業療法について答えよ.

14-1. 酒害教育と並行して行うことは適切か. 〔56AM044〕

14-1. 適切

14-2. 退薬症候群が遷延しているか把握することは適切か. 〔56AM044〕

14-2. 適切

14-3. 家族が健康になるよう支援する視点をもつことは適切か. 〔56AM044〕

14-3. 適切

でる **14-4.** 本人の飲酒問題の否認について初期から積極的に介入することは適切か. 〔56AM044〕

解説 初期から積極的に介入すると作業療法を拒む可能性が高くなる.

14-4. 不適切

14-5. 回復初期には過剰な言動に振り回されないよう対応することは適切か. 〔56AM044〕

14-5. 適切

でる **15.** 50歳の男性. アルコール依存症. 大学を卒業後, 就職したころから飲酒が始まる. 転勤で一人暮らしになってから飲酒量が増加し, 仕事もやめ昼夜問わずに飲み続けるようになった. その後, 精神科病院を受診し入退院を繰り返す. 主治医には「酒はもうやめます」と言いながらも退院後に再飲酒していた. 作業療法士には「酒をやめたいのは本当だが, 退院しても仕事が見つからないのでつい飲んでしまう. 何とかしてほしい」と話す. この患者にみられる心理状態は何か. 〔56AM014〕

15. 両価性

でる 16. 40歳の男性．20歳から飲酒を始め，就職後はストレスを解消するために自宅で習慣的に飲酒していた．その後，毎晩の飲酒量が増え，遅刻や無断欠勤をし，休みの日は朝から飲酒するようになった．連続飲酒状態になり，リビングで泥酔し尿便を失禁していた．心配した妻に連れられて精神科を受診し，そのまま入院となった．離脱症状が治まり，体調が比較的安定したところで主治医から作業療法の指示が出された．初回面接時には「自分は病気ではない」と話した．初期の対応で心理教育により依存症の理解を促すのは適切か．〔55AM017〕

16. 適切

でる 17. 37歳の男性．日頃から職場での待遇に不満を感じており，たまたま入ったパチンコ店で大勝してから，パチンコを繰り返すようになった．負けを繰り返す中，妻に黙って娘の学資保険を解約するなどしてお金をつぎ込んでいた．その後も借金を繰り返すがやめられず，借金に気づいた妻から「このままだと離婚する」と言われ，妻の勧めで精神科を受診し，病的賭博(ギャンブル障害)の診断を受けた．この障害の特徴として，アルコール・薬物依存症を合併しやすいか．〔55PM016〕

17. 合併しやすい

18. 病的賭博(ギャンブル障害)が多いのは男性か，女性か．〔55PM016〕

18. 男性

19. 45歳の男性．アルコール依存症．家で飲酒し酔って妻を怒鳴ってしまい，翌日に強い罪悪感を覚えることが増えている．反省して飲酒を減らそうとしたがうまくいかなかった．このままではいけないと思い，精神科を受診した．患者は妻の強い希望を受け入れて，しぶしぶ入院治療を受けることにした．治療プログラムの1つとして作業療法が処方された．初回の面接で，患者は，断酒しなければならないのはわかるが，コントロールして飲みたいという気持ちもあると述べた．治療への動機付けを目的とした面接の中で取り上げるべき話題について答えよ．

19-1. 妻との関係について話題とするのは適切か．〔54PM014〕

19-1. 不適切

19-2. 作業療法の必要性について話題とするのは適切か．〔54PM014〕

19-2. 不適切

19-3. 飲酒による身体的な問題について話題とするのは適切か．〔54PM014〕

19-3. 不適切

でる **19-4.** 断酒について迷っている気持ちについて話題とするのは適切か．〔54PM014〕

19-4. 適切

19-5. ストレス発散のための飲酒の必要性について話題とするのは適切か．〔54PM014〕

19-5. 不適切

ポイント 依存症の治療に最も重要なのは，本人の治療への意欲や意志である．「しぶしぶ入院治療を受けることにした」「コントロールして飲みたいという気持ちもある」のが大きな問題である．よって現時点では断酒について迷っている気持ちを話題とすることが最も適切である．

20. 39歳の男性．アルコール依存症．前回退院後に連続飲酒状態となり，妻からの依頼で2回目の入院となった．入院の際，妻からお酒をやめないと離婚すると告げられた．離脱症状が治まるのを待って作業療法が開始された．用意されたプログラムには自ら欠かさず参加し，特に運動プログラムでは休むことなく身体を動かしていた．妻には「飲酒による問題はもう起こさないので大丈夫」と話している．この患者に対する作業療法士の対応として，過去の飲酒が引き起こした問題には触れないでおくことは適切か．〔53PM015〕

解説 きちんと問題について考える機会を与えることが大切である．

20. 不適切

21. 32歳の女性．アルコール依存症．美容師として働く兼業主婦．25歳ごろから飲酒量が増えた．現時点では，仕事や家事に大きな支障はない．このまま飲酒を続けていると大変なことになると思い，飲酒量を減らそうと努力しているが，飲み始めるといつも深酒してしまう．1人の力では断酒できないと悩み，自ら精神科病院を受診し入院治療を受けることになった．回復を目的とした作業療法の評価について答えよ．

21-1. 見当識の評価は優先すべきか．〔52AM014〕

21-1. 優先的ではない

21-2. 基礎体力の評価は優先すべきか．〔52AM014〕

21-2. 優先的ではない

21-3. 金銭管理の評価は優先すべきか．〔52AM014〕

21-3. 優先的ではない

でる **21-4.** 自己評価の把握は優先すべきか．〔52AM014〕

21-4. 優先すべきである

21-5. 日常生活能力の評価は優先すべきか．〔52AM014〕

21-5. 優先的ではない

でる **22.** 40歳の女性．長年のアルコール摂取による肝硬変，膵炎および二次性糖尿病の合併症がある．飲酒を継続し家事ができなくなったことにより夫婦間の口論が多くなり，夫に連れられて精神科を受診し，入院となった．離脱症状が治まり，作業療法が開始された．作業療法士の支援で，酒害に関する心理教育を行うことは適切か．〔51AM017〕

22. 適切

でる **23.** 27歳の女性．20歳頃に友人に勧められて覚醒剤を使用した．その後，常用するようになり，逮捕および服役を経験した．釈放後に民間のリハビリ施設を利用しながらアルバイトをしていた．1か月前から同僚とのトラブルが続き，最近になり幻覚妄想様の発言が出現したため，父親に連れられて精神科を受診し，入院となった．入院後3週目に作業療法が処方された．導入初期のプログラムとして，グループリーダーを体験するのは適切か．〔51PM013〕

解説 導入初期にグループリーダーを体験することは，心理的負担が大きすぎる．

23. 不適切

でる **24.** 48歳の男性．アルコール依存症．30歳ころから仕事上のストレスにより飲酒量が増えてきた．40歳ころから遅刻や欠勤を繰り返すようになり2年前に会社をやめた．2か月前から連続飲酒状態となったため妻に付き添われて精神科を受診し，入院した．入院後2週経過し，離脱症状が落ち着いたため作業療法が開始された．この時期の作業療法でプログラムでの頑張りを促すことは適切か．〔50PM015〕

解説 アルコール依存症者特有の防衛的反応である過

24. 不適切

剰な頑張りを助長しかねない.

でる 25. 52歳の男性. アルコール依存症. 45歳ころから入退院を繰り返し離婚した. 単身生活になって飲酒が一層激しくなり, 食事も摂らず泥酔状態が続くところを保護されて入院した. 離脱症状が消失した時点で作業療法が開始されたが, 落ち込んだ様子や自己中心的な行動がみられたり, 理由なく作業療法を欠席したりすることがある. この時点での作業種目として散歩は適切か. 〔49AM018〕

解説 生活リズムを整え, 体力をつける意味でも散歩から導入するのは適切である.

25. 適切

でる 26. 53歳の男性. アルコール依存症. 34歳から頻回の入院を繰り返し, 仕事も失い, 妻とも離婚した. 1週前から終日飲酒して, 食事も摂らない状態が続くため入院となった. 入院後は振戦せん妄がみられたが, 3週後には状態が安定し, 体力強化を目的に作業療法が処方された. 作業療法場面で「高い目標設定」はこの患者にみられやすいか. 〔48AM016〕

26. みられやすい

でる 27. 46歳の男性. アルコール依存症. 以前から大酒家で, 糖尿病, 高脂血症(脂質異常症)および肝機能障害を指摘されていた. 出張先で連続飲酒状態になり, 家族と会社嘱託医師の勧めでアルコール専門病棟に初めて入院した. 離脱症状が治まって1週後, 作業療法を開始することになった. 作業療法参加時の観察事項としてフラッシュバックによる幻覚は適切か. 〔47PM015〕

解説 アルコール依存症患者ではフラッシュバックによる幻覚はみられない.

27. 不適切

28. 成人の飲酒者の割合は，男性より女性が多いか．〔53AM048〕

28. 少ない

でる **29.** アルコール依存症は自殺のリスクを高めるか．〔53AM048〕

29. 高める

30. 女性のアルコール依存症の有病率は減少傾向にあるか．〔53AM048〕

30. 増加傾向にある

でる **31.** 妊娠している女性の飲酒は胎児性アルコール症候群の危険因子であるか．〔53AM048〕

31. 危険因子である

32. 未成年者への学校でのアルコール教育は，何次予防としての取り組みであるか．〔53AM048〕

32. 一次予防

33. 離脱症状が消退して間もないアルコール依存症の患者に対する作業療法で，最も優先される目標として家族関係の改善は適切か．〔53PM044〕

解説 アルコール依存症回復初期は，基礎体力の回復が目標となる．

33. 不適切

34. 離脱症状が消退して間もないアルコール依存症の患者に対する作業療法で，最も優先される目標について答えよ．

でる **34-1.** 基礎体力の回復は適切か．〔53PM044〕

34-1. 適切

34-2. 対人技能の獲得は適切か．〔53PM044〕

34-2. 不適切

34-3. 自助グループへの参加は適切か．〔53PM044〕

34-3. 不適切

34-4. ストレス対処行動の獲得は適切か．〔53PM044〕

34-4. 不適切

35. アルコール離脱直後の作業療法について答えよ．

でる **35-1.** 体力づくりは優先すべきか．〔52AM044〕

35-1. 優先すべきである

35-2. 内省は優先すべきか．〔52AM044〕

35-2. 優先的ではない

35-3. 仲間づくりは優先すべきか．〔52AM044〕

35-3. 優先的ではない

35-4. 治療への動機付けは優先すべきか．〔52AM044〕

35-4. 優先的ではない

35-5. 生活設計の立て直しは優先すべきか．〔52AM044〕

35-5. 優先的ではない

問題	解答
36. アルコール依存症の患者が「飲酒した晩の翌朝，迎え酒をすると汗がおさまる」と発言した．これは何を示すか．〔52PM040〕 **解説** 発汗は離脱症状の１つである．	36. 離脱症状
37. アルコール依存症患者への抗酒薬に期待できる効果について答えよ．	
37-1. 不眠の改善は期待できるか．〔51PM045〕	37-1. 期待できない
37-2. 不安感の軽減は期待できるか．〔51PM045〕	37-2. 期待できない
37-3. 離脱症状の緩和は期待できるか．〔51PM045〕	37-3. 期待できない
でる **37-4.** 飲酒に対する嫌悪は期待できるか．〔51PM045〕	37-4. 期待できる
37-5. 幻覚妄想状態の改善は期待できるか．〔51PM045〕	37-5. 期待できない
38. 解離はアルコールによる精神障害と関連が強いか．〔50PM043〕	38. 弱い
39. 過食はアルコールによる精神障害と関連が強いか．〔50PM043〕	39. 弱い
でる **40.** 健忘はアルコールによる精神障害と関連が強いか．〔50PM043〕	40. 強い
41. 強迫はアルコールによる精神障害と関連が強いか．〔50PM043〕	41. 弱い
42. 離人はアルコールによる精神障害と関連が強いか．〔50PM043〕	42. 弱い
でる **43.** アルコール依存症の患者が，作業療法の際に「お酒の飲み方以外は何も問題はない」と主張した．この防衛機制は何か．〔49AM041〕	43. 否認
でる **44.** 「協調性を体験させる」は，アルコール依存症患者の作業療法で重要であるか．〔48PM042〕	44. 重要である
45. アルコール依存症患者の自助グループ活動について答えよ．	
でる **45-1.** 体験を共有するのは適切か．〔47AM042〕	45-1. 適切
45-2. 半年間で終了するのは適切か．〔47AM042〕	45-2. 不適切

解説 アルコール依存症患者は，長年，時には一生の参加が必要である．

45-3. 身体機能訓練に主眼を置くのは適切か．〔47AM042〕

45-3. 不適切

解説 断酒サポートに主眼を置く．

45-4. 医師の指導の下で行われるのは適切か．〔47AM042〕

45-4. 不適切

45-5. 週 1 回の参加が決められているのは適切か．〔47AM042〕

45-5. 不適切

46. 薬物依存の患者に対する作業療法の目的について答えよ．

でる **46-1.** 退行の促進は適切か．〔47AM043〕

46-1. 不適切

解説 退行の促進は作業療法の目的にならない．

46-2. 身体機能の改善は適切か．〔47AM043〕

46-2. 適切

46-3. 衝動のコントロールは適切か．〔47AM043〕

46-3. 適切

46-4. 日常生活能力の改善は適切か．〔47AM043〕

46-4. 適切

46-5. 心理的耐久力の向上は適切か．〔47AM043〕

46-5. 適切

でる **47.** 55 歳の男性．アルコール依存症に肝機能障害を合併．仕事上のトラブルから連続飲酒状態となり入院治療に至った．退院後，依存症専門デイケアを利用することになったが，少しくらいなら飲んでも大丈夫と思っている様子であった．妻同伴で担当作業療法士と面接を行った際に再発予防のための助言を受けることとなった．作業療法士の対応として，Alcoholics Anonymous（A.A.）への参加を患者に勧めることは適切か．〔52PM016〕

47. 適切

27 PTSD

1. PTSD（心的外傷後ストレス障害）に関する対応について答えよ.

1-1. 曝露療法を短期間に留めることは適切か.〔54PM047〕

1-1. 不適切

解説 曝露療法は時間をかけて行う.

1-2. 外傷体験の直後に詳しく体験を語らせることは適切か.〔54PM047〕

1-2. 不適切

解説 外傷体験の直後には避けるべきである.

1-3. 集団の中で体験を語り合うようにすることは適切か.〔54PM047〕

1-3. 適切

でる **1-4.** 心的外傷体験の一般的な心理反応を説明することは適切か.〔54PM047〕

1-4. 適切

1-5. 心理的動揺がある程度収まってから心理的応急処置を実施することは適切か.〔54PM047〕

1-5. 不適切

解説 心理的応急処置は心理的動揺が認められればただちに実施する.

でる **2.** 26歳の女性．通勤途中に2人が亡くなる交通事故を目撃した．数日後から睡眠障害，集中力の低下，現実感の変化などの症状が生じ，また，交通事故の起きた場所を避け，事故の夢を繰り返しみるようになった．これらの症状は3週後には消退した．考えられる障害は何か.〔55PM015〕

2. 急性ストレス障害

でる **3.** 31歳の女性．2か月前に地元が大規模な災害に遭い，親が死亡したものの看護師として救助隊に加わり1か月活動した．通常の勤務に復帰後1週頃から不眠や中途覚醒が続くようになり，災害発生時の情景を夢で見るようになった．夫が様子を聞いても詳細を語ろうとせず，その後，自ら精神科を受診し外来作業療法が処方された．考えられる疾患は何か．〔51AM015〕

3. PTSD

4. EMDR(Eye Movement Desensitization and Reprocessing)の適応疾患は何か．〔53AM045〕

4. PTSD

5. PTSD(外傷後ストレス障害)への作業療法場面での対応について答えよ．

5-1. 外傷体験後数か月以降は，その体験について触れないようにすることは適切か．〔53PM046〕

解説 外傷体験後数か月以降は体験について触れる．

5-1. 不適切

5-2. 外傷体験直後は，予防のためにその体験を詳しく話してもらうことは適切か．〔53PM046〕

解説 外傷体験直後は体験については触れない．

5-2. 不適切

でる **5-3.** 外傷体験後に起こる一般的な反応について患者に説明することは適切か．〔53PM046〕

5-3. 適切

5-4. 外傷体験への馴れが生じないようにすることは適切か．〔53PM046〕

解説 馴れは生じたほうがよい．

5-4. 不適切

5-5. 治療を短時間で完結させることは適切か．〔53PM046〕

解説 治療には時間をかけてもよい．

5-5. 不適切

6. PTSD(外傷後ストレス障害)に関する支援方法について答えよ．

でる **6-1.** 体験に伴う認知の再構成を促すことは適切か．〔52AM046〕

6-1. 適切

解説 認知の再構成とは，体験に対する考え方，捉え方をつくり直すことである．

6-2. 集団の中で体験を語ることを避けさせることは適切か．〔52AM046〕

6-2. 不適切

6-3. トラウマ体験は想起させないようにすることは適切か．〔52AM046〕

6-3. 不適切

6-4. 巧緻性を必要とする作業を用いて集中を促すことは適切か．〔52AM046〕

解説 PTSD の支援方法ではない．

6-4. 不適切

6-5. フラッシュバックは短期間で治まる可能性が高いことを説明することは適切か．〔52AM046〕

解説 回復にはある程度の時間を要する．

6-5. 不適切

7. 心理的な外傷体験後の早期介入法について答えよ．

7-1. デブリーフィングは適切か．〔55PM046〕

解説 急性期(体験後 2，3 日～数週間)の支援方法である．

7-1. 不適切

でる **7-2.** 心理的応急処置は適切か．〔55PM046〕

7-2. 適切

7-3. 集団精神療法は適切か．〔55PM046〕

解説 早期介入に適した支援方法ではない．

7-3. 不適切

7-4. 生活技能訓練は適切か．〔55PM046〕

解説 早期介入に適した支援方法ではない．

7-4. 不適切

7-5. 精神分析療法は適切か．〔55PM046〕

解説 PTSD ではなく不安症群/不安障害群，身体症状症などに適応される．

7-5. 不適切

28 その他の精神障害

でる **1.** 23歳の男性．2か月前から職場の業務がシフト勤務になり夜勤が入るようになった．1か月前から日中の眠気を取るために，カフェイン入りの栄養ドリンクを1日4本以上飲むようになった．妄想や抑うつ感などは特に訴えてはいないが，不眠といらだちを主訴に精神科を受診した．この患者に対して初期にすべき介入は何か．〔53AM015〕

1. 栄養ドリンクの減量

2. 選択性緘黙児に対する作業療法導入時のコミュニケーションの方法について答えよ．

2-1. 表情は適切か．〔52PM047〕

2-1. 適切

2-2. 筆談は適切か．〔52PM047〕

2-2. 適切

でる **2-3.** 会話は適切か．〔52PM047〕

2-3. 不適切

2-4. ジェスチャーは適切か．〔52PM047〕

2-4. 適切

2-5. アイコンタクトは適切か．〔52PM047〕

2-5. 適切

ポイント 緘黙児とのコミュニケーションは非言語的な方法をとる．

認知症

1. 認知症患者とのコミュニケーションについて答えよ.

1-1. にぎやかな環境でコミュニケーションを取るのは適切か.〔55AM043〕

1-1. 不適切

解説 静かな環境で話すことが望ましい.

1-2. 詳細な指示をすることは適切か.〔55AM043〕

1-2. 不適切

解説 情報過多となるため不適切である.

でる **1-3.** 身振り手振りを使うことは適切か.〔55AM043〕

1-3. 適切

1-4. 患者が沈黙した場合に話題を変えることは適切か.〔55AM043〕

1-4. 不適切

解説 話題を変えずに患者の反応を待つべきである.

1-5. 話題は本人と関係のあるものにすることは適切か.〔55AM043〕

1-5. 適切

2. 認知症患者に対する作業プログラムを作成するうえでの留意点について答えよ.

でる **2-1.** 活動の時間帯は覚醒水準に応じて設定することは適切か.〔54AM048〕

2-1. 適切

2-2. 新しいことに挑戦していくような活動を用いることは適切か.〔54AM048〕

2-2. 不適切

解説 新しいことを試行錯誤しながら学び, 行っていくことは難しい.

2-3. 活動は多少幼稚になっても可能な限り単純化することは適切か.〔54AM048〕

2-3. 不適切

2-4. 生活史よりも, 現在の状態を重視して活動を選択することは適切か.〔54AM048〕

2-4. 不適切

解説 馴染みや興味がある活動を選択するために生活史を重視する.

2-5. 患者同士で作品への感想を述べ合う場面は作らないようにすることは適切か．〔54AM048〕

解説 感想を述べ合う場面はよいコミュニケーションの場となる．

2-5. 不適切

でる **3.** 正しい日時や場所などの情報を繰り返し提示する認知症患者への介入法は何か．〔56PM046〕

3. リアリティオリエンテーション

4. 認知症者のケア技術の1つで，話しかけ方，言葉や身振り，触れ方などに留意する技法は何か．〔56PM046〕

4. ユマニチュード

5. 認知症者を対象に昔行った作業をしながら思い出などを語り合う介入法は何か．〔56PM046〕

5. 作業回想法

6. 前頭側頭型認知症者の常同行動を適切な行動に置き換えようとする療法は何か．〔56PM046〕

6. ルーティン化療法

7. 認知症者とのコミュニケーション技法の一つで，傾聴や共感の態度によって会話を進めていこうとする方法は何か．〔56PM046〕

7. バリデーション療法

8. 80歳の女性．重度の認知症患者．訪問作業療法を実施した際の足の写真を示す．対処方法について答えよ．

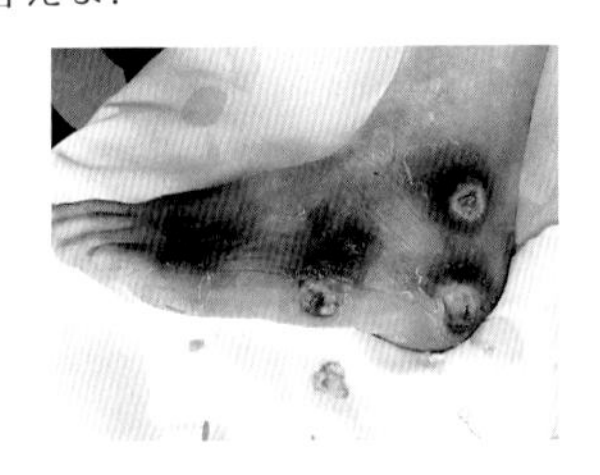

8-1. 入浴を禁止するのは適切か．〔55AM012〕

解説 入浴は必要である．

8-1. 不適切

でる **8-2.** 摂食状況を確認するのは適切か．〔55AM012〕

8-2. 適切

8-3. 足部装具を装着させるのは適切か．〔55AM012〕

解説 皮膚病変の改善に足部装具は寄与しない．

8-3. 不適切

8-4. 足関節の可動域訓練は禁忌であるとの考えは適切か．〔55AM012〕

解説 足関節の可動域訓練は必要である．

8-4. 不適切

8-5. 踵部にドーナツ型クッションを使用するのは適切か．〔55AM012〕

解説 必要ない．

8-5. 不適切

9. 82歳の女性．認知症．会社員の娘と認知症初期の夫との3人暮らしで，家族に介護されている．患者は興奮すると夫に暴言を吐き，物を投げつけ，不安が強くなると仕事中の娘に十数回電話する状況である．集団を嫌いデイサービスの利用は拒否していたため，訪問作業療法の指示が出た．本症例への対応について答えよ．

9-1. 服薬指導は優先すべきか．〔50PM018〕

解説 本人ではなく家族などに服薬の方法を伝える．

9-1. 優先的ではない

でる **9-2.** 家族への助言は優先すべきか．〔50PM018〕

9-2. 優先すべきである

9-3. 身体機能の維持は優先すべきか．〔50PM018〕

9-3. 優先的ではない

9-4. 趣味活動の拡大は優先すべきか．〔50PM018〕

9-4. 優先的ではない

9-5. 記憶障害の改善は優先すべきか．〔50PM018〕

解説 記憶障害は本症例の中核症状であり改善は難しい．

9-5. 優先的ではない

10. NEAR(Neuropsychological Educational Approach to Cognitive Remediation)は，何機能の改善を目的とするか．〔53AM045〕

10. 認知機能

11. 認知症患者の周囲を困らせる行動への対応について答えよ．

11-1. すぐに制止することは適切か．〔52AM049〕

解説 危険でなければすぐには制止せず，その行動を観察し，誘因を探す．

11-1. 不適切

11-2. 論理的に説得することは適切か．〔52AM049〕

11-2. 不適切

11-3. 単独での行動を勧めることは適切か．〔52AM049〕

11-3. 不適切

解説 孤独感を増してしまう可能性がある．

11-4. 新たな住環境を用意することは適切か．〔52AM049〕

11-4. 不適切

解説 環境の変化によって症状の悪化や混乱を招く可能性がある．

でる **11-5.** 行動パターンから原因を探ることは適切か．〔52AM049〕

11-5. 適切

12. 認知症のBPSD(behavioral and psychological symptoms of dementia)について答えよ．

でる **12-1.** 徘徊はBPSDか．〔52PM042〕

12-1. BPSDである

12-2. 失語はBPSDか．〔52PM042〕

12-2. BPSDではない

12-3. 失認はBPSDか．〔52PM042, 49PM025〕

12-3. BPSDではない

12-4. 記憶障害はBPSDか．〔52PM042, 49PM025〕

12-4. BPSDではない

12-5. 判断力低下はBPSDか．〔52PM042, 49PM025〕

12-5. BPSDではない

でる **12-6.** 暴言はBPSDか．〔49PM025〕

12-6. BPSDである

12-7. 見当識障害はBPSDか．〔49PM025〕

12-7. BPSDではない

ポイント BPSDは認知症の周辺症状のことを指し，徘徊や攻撃的行動，うつ状態，不安，幻覚，妄想，睡眠障害などの症状が挙げられる．

13. 軽度認知障害(MCI)と診断された患者に対し外来作業療法を開始する際の対応について答えよ．

13-1. 身辺動作の改善は優先すべきか．〔51AM033〕

13-1. 優先的ではない

13-2. 攻撃性の軽減は優先すべきか．〔51AM033〕

13-2. 優先的ではない

13-3. 徘徊の軽減は優先すべきか．〔51AM033〕

13-3. 優先的ではない

でる **13-4.** 記憶低下に対する不安の軽減は優先すべきか．〔51AM033〕

13-4. 優先すべきである

13-5. 記憶障害の改善は優先すべきか．〔51AM033〕

13-5. 優先的ではない

ポイント 記憶低下に対する不安の軽減を優先的に行うべきである．

14. わが国の認知症対策について答えよ.

14-1. 介護者への支援は適切か. 〔51PM041〕 — 14-1. 適切

でる **14-2.** 施設入所の促進は適切か. 〔51PM041〕 — 14-2. 不適切

14-3. 若年性認知症施策の強化は適切か. 〔51PM041〕 — 14-3. 適切

14-4. 認知症に関する知識の普及は適切か. 〔51PM041〕 — 14-4. 適切

14-5. リハビリテーションモデルの研究開発は適切か. 〔51PM041〕 — 14-5. 適切

15. 認知症患者のケアにおける環境調整について答えよ.

15-1. 見守りがしやすい環境を整えることは適切か. 〔51PM044〕 — 15-1. 適切

15-2. 居室のプライバシーを確保することは適切か. 〔51PM044〕 — 15-2. 適切

15-3. 自室の場所を分かりやすく掲示することは適切か. 〔51PM044〕 — 15-3. 適切

15-4. 親しみやすい家庭的な環境作りをすることは適切か. 〔51PM044〕 — 15-4. 適切

でる **15-5.** 生活の道具を新しいものに入れ替えることは適切か. 〔51PM044〕 — 15-5. 不適切

解説 混乱を招く原因となる.

16. 「過干渉」は, 認知症患者の作業療法中にみられやすいか. 〔49AM042〕 — 16. みられにくい

17. 「誇大性」は, 認知症患者の作業療法中にみられやすいか. 〔49AM042〕 — 17. みられにくい

18. 「集中性」は, 認知症患者の作業療法中にみられやすいか. 〔49AM042〕 — 18. みられにくい

でる **19.** 「立ち去り」は, 認知症患者の作業療法中にみられやすいか. 〔49AM042〕 — 19. みられやすい

20. 「綿密性」は, 認知症患者の作業療法中にみられやすいか. 〔49AM042〕 — 20. みられにくい

21. 認知症患者への作業療法について答えよ.

21-1. 徘徊するため，着席を求めたのは適切か. 〔49PM026〕

21-1. 不適切

解説 行動を制止されると不安や不満を増強させる.

21-2. 食べ物がわかりやすいよう，模様のある皿を使用したのは適切か. 〔49PM026〕

21-2. 不適切

解説 模様のある皿は食べ物の判断をしにくくさせる.

21-3. 患者の趣味開発のために体験のない生け花を取り入れたのは適切か. 〔49PM026〕

21-3. 不適切

21-4. 日付の見当識障害に対し，文字の大きなカレンダーに変えたのは適切か. 〔49PM026〕

21-4. 不適切

解説 カレンダーの文字を大きくしても見当識障害は改善しない.

でる **21-5.** ガスの消し忘れでボヤを起こしたので，介助者とともに調理させたのは適切か. 〔49PM026〕

21-5. 適切

22. 認知症の症状とその作業特徴について答えよ.

22-1. 手順に固執するのは失行の症状か. 〔49PM041〕

22-1. 誤っている

解説 手順に固執するのは，自閉スペクトラム症の特徴である.

22-2. 聞いてないことを始めるのは失語の症状か. 〔49PM041〕

22-2. 誤っている

解説 注意欠如・多動症(ADHD)の症状である.

でる **22-3.** 作業対象を取り違えるのは失認の症状か. 〔49PM041〕

22-3. 正しい

22-4. 作業の指示に泣き出すのは見当識障害の症状か. 〔49PM041〕

22-4. 誤っている

解説 感情失禁の症状である.

22-5. 他人の作品を持ち帰るのは遂行機能障害の症状か. 〔49PM041〕

22-5. 誤っている

解説 認知症の周辺症状である可能性がある.

23. 認知症患者への作業療法で，異常感情は改善されやすいか．〔49PM042〕	23. 改善されやすい
でる **24.** Alzheimer（アルツハイマー）型認知症と Lewy（レビー）小体型認知症とに共通する初期症状は何か．〔47AM039〕	24. 見当識障害
25. MMSE（Mini-Mental State Examination）10 点の認知症患者の作業療法について答えよ．	
25-1. 聴覚の刺激は適切か．〔47AM040〕	25-1. 不適切
でる **25-2.** 生活習慣の形成は適切か．〔47AM040〕	25-2. 適切
25-3. 抽象概念の形成は適切か．〔47AM040〕	25-3. 不適切
25-4. 新しい課題の提供は適切か．〔47AM040〕	25-4. 不適切
25-5. 記憶のトレーニングは適切か．〔47AM040〕	25-5. 不適切

ポイント MMSE 10 点は認知症が中等度以上に進行した状態である．この場合，日常生活能力の維持が主な目的となる．

1 Alzheimer（アルツハイマー）型認知症

でる **1.** 70 代の女性．Alzheimer 型認知症の診断を受けデイケアを利用しながら自宅で生活を続けている．独歩での移動は可能であるが，屋外では道に迷う．IADL は全介助である．感情のコントロールができなくなり，デイケア施設職員に文句を言ったり介護に抵抗することもある．この患者に対するデイケアプログラムで優先すべき目標は何か．〔48AM015〕	1. 気分の安定
でる **2.** Alzheimer 型認知症で，認知症症状は老人斑の形成より遅れて出現するか，前に出現するか．〔55PM049〕	2. 遅れて出現する

3. Alzheimer 型認知症で，神経原線維変化を引き起こすのは，タウ蛋白の細胞内沈着か，細胞外沈着か．〔55PM049〕

3. 細胞内沈着

4. 治療薬による Alzheimer 型認知症の根本的治療は望めるか．〔55PM049〕

4. 望めない

5. 67 歳の女性．Alzheimer 型認知症．HDS-R（改訂長谷川式簡易知能評価スケール）は 18 点で特に見当識と遅延再生とに低下を認めた．自宅から 1 人で外出する際に迷って保護されることが多くなり，送迎によって通所リハビリテーションに通っている．作業療法では認知機能のリハビリテーションを実施している．記憶障害を踏まえた対応で，「訓練室に行きましょう」と声をかけて訓練室まで先導してもらうことは適切か．〔53PM019〕

解説 先導してもらうのは道順について試行錯誤させてしまうため避ける．

5. 不適切

でる **6.** 79 歳の女性．Alzheimer 型認知症．趣味の詩吟や洋裁をして過ごしていたが，75 歳ごろから物忘れが目立ち始めた．最近，夫が入院して独居となったが，洋裁や家事ができなくなり自信を喪失して介護老人保健施設に入所となった．HDS-R 10 点で，日付，減算，遅延再生，および野菜の想起に失点を認めた．問題行動は特に認めない．この患者に対する自己効力感の向上を目的とした作業療法導入時の作業として，詩吟は適切か．〔52PM019〕

6. 適切

でる **7.** 80代の女性．息子の家族と同居．孫の名前を忘れる，日付がわからない，居眠りする，洗濯や掃除を完了せず放置するなどのエピソードが頻繁にあり受診したところ，Alzheimer型認知症と診断され作業療法の指示が出た．介入で，家事を複数同時に行わないよう指導することは適切か．〔50PM010〕

7. 適切

8. 76歳の女性，HDS-Rが19点のAlzheimer型認知症．グループホームで異食や他の入居者への暴力がみられるようになり，対応困難で精神科病院に入院となった．本症例について答えよ．

でる **8-1.** この時期の作業療法で優先する目的として，「施設環境への適応」は適切か．〔50PM013〕

解説 慣れない環境は問題行動を引き起こす．

8-1. 適切

でる **8-2.** 作業療法中にみられる行動障害への対応で，患者に理由を尋ねることは適切か．〔50PM014〕

8-2. 適切

9. 78歳の女性．Alzheimer型認知症．物忘れが激しくなるに従い，何をするにも介護者である夫に頼り，そばを離れない状態となった．そのため，主治医にデイケアを勧められ，通所を開始した．本症例について答えよ．

でる **9-1.** デイケア導入時に行う知的機能検査で適切なのは何か．〔49AM014〕

9-1. MMSE

でる **9-2.** 在宅での生活を継続させるために作業療法で「不安の軽減」を優先するのは適切か．〔49AM015〕

9-2. 適切

10. 70代の女性．Alzheimer型認知症の診断を受けデイケアを利用しながら自宅で生活を続けている．独歩での移動は可能であるが，屋外では道に迷う．IADLは全介助である．感情のコントロールができなくなり，デイケア施設職員に文句を言ったり介護に抵抗することもある．本症例について答えよ．

でる **10-1.** この患者に特徴的にみられる症状や障害は何か．〔48AM014〕

10-1. 視空間認知の障害

でる **10-2.** この時期の患者に対する作業療法の目的として，精神的混乱の軽減は適切か．〔47PM013〕

10-2. 適切

でる **11.** 70歳の女性．買い物での計算や自宅への道順を間違えるようになり，心配した家族に伴われて物忘れ外来を受診した．Alzheimer型認知症と診断され外来作業療法を開始した．患者は「どうして私がここへ来ないといけないの？」，「だまされた．帰りたい」と訴えて興奮することが多い．その後，興奮が落ち着き，作業療法室に定期的に通うようになった．今後の作業療法の留意点で，作業手順を1工程ずつ説明することは適切か．〔47PM014〕

11. 適切

でる **12.** 成功体験は，Alzheimer型認知症患者の自尊心の回復を目指した作業療法の目標として優先すべきか．〔52PM043〕

12. 優先すべきである

13. 前頭側頭型認知症に比べAlzheimer型認知症でみられやすい生活上の特徴について答えよ．

13-1. 万引きしても悪びれないのはAlzheimer型認知症の特徴か．〔51AM043〕

13-1. 特徴ではない

13-2. 同じものばかり食べ続けるのはAlzheimer型認知症の特徴か．〔51AM043〕

13-2. 特徴ではない

でる 13-3. 物を盗られたと家族を疑うのはAlzheimer型認知症の特徴か.〔51AM043〕 | 13-3. 特徴である

13-4. 挨拶もなくふっと去っていくのはAlzheimer型認知症の特徴か.〔51AM043〕 | 13-4. 特徴ではない

13-5. 眼についた文字を次々読み上げるのはAlzheimer型認知症の特徴か.〔51AM043〕 | 13-5. 特徴ではない

14. Alzheimer型認知症の作業療法場面における特徴について答えよ.

14-1. 多動傾向は特徴的か.〔48AM042〕 | 14-1. 特徴的ではない

14-2. 固執傾向は特徴的か.〔48AM042〕 | 14-2. 特徴的ではない

14-3. 模倣行動は特徴的か.〔48AM042〕 | 14-3. 特徴的ではない

14-4. 感情失禁は特徴的か.〔48AM042〕 | 14-4. 特徴的ではない

でる 14-5. 構成失行は特徴的か.〔48AM042〕 | 14-5. 特徴的である

ポイント Alzheimer型認知症では視空間認知の障害がみられ，構成失行も合併する.

でる 15. Alzheimer型認知症で汚言症はみられるか.〔47AM041〕 | 15. みられる

16. Alzheimer型認知症患者の自尊心の回復を目指した作業療法の目標について答えよ.

でる 16-1. 成功体験は優先すべきか.〔52PM043〕 | 16-1. 優先すべきである

16-2. 見当識の改善は優先すべきか.〔52PM043〕 | 16-2. 優先的ではない

16-3. 遂行機能の改善は優先すべきか.〔52PM043〕 | 16-3. 優先的ではない

16-4. 空間認知力の改善は優先すべきか.〔52PM043〕 | 16-4. 優先的ではない

16-5. 短期記憶力の向上は優先すべきか.〔52PM043〕 | 16-5. 優先的ではない

2 脳血管性認知症

1. まだら認知症の特徴を示す疾患は何か.〔55PM049〕 | 1. 脳血管性認知症

2. 認知症をきたす疾患のうち，症状の経過が階段状の増悪を示す疾患は何か．〔55PM049〕

2. 脳血管性認知症

3 前頭側頭型認知症(FTD)

でる **1.** 55歳の男性．営業部の部長職に就いていたが，物や人の名前が出てこないことを自覚し，その後は部下を同伴して仕事を継続していた．好きな日曜大工で使用していた工具を目の前にしてもそれを呼称できなくなり妻同伴で物忘れ外来を受診した．WAIS-Ⅲでは言語性IQが79，動作性IQは131，全検査IQは103であった．その後も徐々に言いたいことが言葉にならず，仕事で著しく疲弊するようになり退職した．徐々に誰に対してもなれなれしくなり，節度を失うような人格変化も認められるようになった．この患者の受診当時のMRI画像で予想される脳の萎縮部位はどこか．〔56PM016〕

解説 本事例は，物や人の名前が出てこない(語想起障害)，言語性IQ低下，人格変化などから前頭側頭型認知症と判断できる．前頭側頭型認知では，前頭葉，側頭葉前部が萎縮する．

1. 側頭葉前部

2. 66歳の女性．歌が好きでカラオケをよく楽しんでいたが，1年前から言葉数が少なくなり夫が心配して精神科を初めて受診した．MMSEは正常範囲内であった．MRIでは前頭葉優位の限局性脳萎縮があり，SPECTでは両側の前頭葉から側頭葉に血流低下が認められた．現在は定年退職した夫と2人暮らしをしており，家事は夫が行っている．デイケアに週1回通所しており，好きだった塗り絵や和紙工芸などの作業活動に参加するが，落ち着きがなく途中で立ち去ろうとする行動が頻回にみられる．作業活動の持続を促す対応として，立ち去ってはいけないとはっきり伝えることは適切か．〔55AM019〕

解説 状況理解が不十分なため，言葉による説得・説明は効果がない．

2. 不適切

でる **3.** 61歳の男性．BMI 27.5．前頭葉および側頭葉に著明な萎縮を認めて入院加療中．発語は発症前より減少しているが，エピソード記憶や手続き記憶は比較的残存している．自分の昼食を食べ終えた後も他人の食事や配膳車の残飯を勝手に取って食べる行為があり，取り戻そうとすると激しく怒り出す．午後の集団体操プログラムではすぐに立ち去ろうとする一方，カラオケには興味を示し，集中して数曲を歌う．食行動に対する作業療法士の対応で，毎回の昼食が終了次第，カラオケのプログラムを導入することは適切か．〔54PM020〕

3. 適切

でる **4.** 67歳の女性．認知症．2年前ごろから身だしなみに気を遣わずに出かけるようになった．次第に同じ食事メニューを繰り返し作る，日常会話で相手の言葉をオウム返しにする，買い物をしても代金を払わず，とがめられても気にしないといったことが多くなったため，家族に付き添われて精神科を受診し入院した．作業療法が開始された．この患者にみられる特徴は何か．

〔53AM016〕

解説 時刻表的生活パターンは，前頭側頭型認知症（FTD）の特徴である．

4. 時刻表的生活パターンがみられる

5. 前頭側頭型認知症患者の作業療法でみられる特徴について答えよ．

5-1. 同内容の言葉を繰り返すことは特徴的か．

〔50AM043〕

5-1. 特徴的である

5-2. 横道にそれることは特徴的か．〔50AM043〕

5-2. 特徴的である

5-3. 約束が守れないことは特徴的か．〔50AM043〕

5-3. 特徴的である

でる **5-4.** 我慢ができることは特徴的か．〔50AM043〕

5-4. 特徴的ではない

でる **6.** 前頭側頭型認知症患者への作業療法士の対応として，食べることが止められない場合は食材を見えない場所に移動させるのは適切か．

〔57PM046〕

解説 前頭側頭型認知症患者は，外的刺激に対して反射的に反応する．例えば，目でみた物にすぐに反応してしまうなどである．これを被影響性の亢進という．よって，食べることが止められない場合は食材を見えない場所に移動させる．

6. 適切

4 Lewy（レビー）小体型認知症

でる **1.** 80歳の女性．77歳頃から物忘れが目立ち始め，今では歩行時のつまずきやすさ，書字の震えなどがある．日によって程度は異なるものの，自宅のテレビや窓，棚のガラス戸など，光沢のあるところに知らない人が映って見えるようになった．「テレビに知らない人の顔が見える」「変なおじいさんが裸でいる」などと家族に訴え，ガラス戸に向かって怒鳴る様子もみられた．家族と物忘れ外来を受診した．PETでは頭頂葉から後頭葉の一部に糖代謝の低下が認められた．作業療法士から家族へ「見えている内容を否定しないで気持ちを受け止めるように」とアドバイスすることは適切か．〔56AM006〕

1. 適切

でる **2.** 66歳の男性．要介護1となり介護老人保健施設に入所した．入所1週後，作業療法士によるリハビリテーションを行うために機能訓練室に来室した際，動作の緩慢さと手指の振戦が観察された．妻は本人が中空に向かって「体操服姿の小学生がそこにいる」と言うのを心配していた．本人に尋ねると，見えた内容について具体的に語っていた．疾患として考えられるのは何か．〔55AM013〕

解説 幻視はLewy小体型認知症の特徴である．

2. Lewy小体型認知症

でる **3.** 76歳の男性．誰もいないのに「自分の布団に知らない子どもが寝ている」と訴え，妻に連れられて受診した．妻の話では，数年前から些細な物忘れが増え，日中ぼう然としていることも多いという．歩行中に転倒することも増えてきているという．作業療法室でみられるこの患者の特徴で，日によって意識レベルの低下度合いが異なるのは適切か．〔54AM013〕

解説 本事例はLewy小体型認知症と推察できる．意識レベルの変動はLewy小体型認知症の特徴である．

3. 適切

でる **4.** 67歳の女性．作業療法中に傾眠傾向が続いた日があるかと思えば，声かけにはきはきと受け答えをする日もある．部屋の間違いや道に迷うことも多い．あるとき突然「カーテンの陰に人がいる」と話し怯えだした．この患者の原因疾患として最も可能性が高いのは何か．〔52AM016〕

4. Lewy小体型認知症

5. Lewy小体型認知症患者の作業療法でみられる特徴について答えよ．

でる **5-1.** 活動にむらがあることは特徴か．〔50PM042〕

解説 Lewy小体型認知症は気分や態度の変動が大きく活動にむらが生じる．

5-1. 特徴的である

5-2. 姿勢保持が良いことは特徴か．〔50PM042〕

5-2. 特徴的ではない

5-3. 多幸的であることは特徴か．〔50PM042〕

5-3. 特徴的ではない

5-4. 作話が多いことは特徴か．〔50PM042〕

5-4. 特徴的ではない

5-5. 歩き回ることは特徴か．〔50PM042〕

5-5. 特徴的ではない

6. Lewy小体型認知症患者の特徴について答えよ．

6-1. 失認は特徴的か．〔48PM041〕

6-1. 特徴的ではない

6-2. 易怒性は特徴的か．〔48PM041〕

6-2. 特徴的ではない

6-3. 記憶障害は特徴的か．〔48PM041〕

6-3. 特徴的ではない

でる 6-4. 小刻み歩行は特徴的か. 〔48PM041〕

6-4. 特徴的である

6-5. 見当識障害は特徴的か. 〔48PM041〕

6-5. 特徴的ではない

ポイント Lewy 小体型認知症では早期から小刻み歩行などのパーキンソン症状を伴う.

でる 7. 67 歳の男性. Lewy 小体型認知症. 退職しているにもかかわらず時々会社に行こうとするが, 説明をすると納得する.「子どもが部屋の中にいる」と訴えることが増えた. 日常の動作は緩慢となり, 歩行も困難になったため入院した. この患者に対する作業療法の際に, 転倒しやすいことを本人に伝えることは適切か. 〔52PM004〕

7. 適切

30 脳性麻痺

1. 脳性麻痺の痙縮の治療について答えよ．

1-1. バクロフェン髄腔内投与療法は適切か．〔55AM036〕

1-1. 適切

1-2. 筋緊張抑制ギプス療法は適切か．〔55AM036〕

1-2. 適切

でる **1-3.** ステロイド薬経口投与は適切か．〔55AM036〕

解説 ステロイド薬は痙縮の治療には用いられない．

1-3. 不適切

1-4. フェノールブロックは適切か．〔55AM036〕

1-4. 適切

1-5. ボツリヌス療法は適切か．〔55AM036〕

1-5. 適切

でる **2.** アテトーゼ型脳性麻痺児の食事の様子を図に示す．スプーンを口に近づけると図のような姿勢になってしまう．この児に出現している原始反射は何か．〔56AM009〕

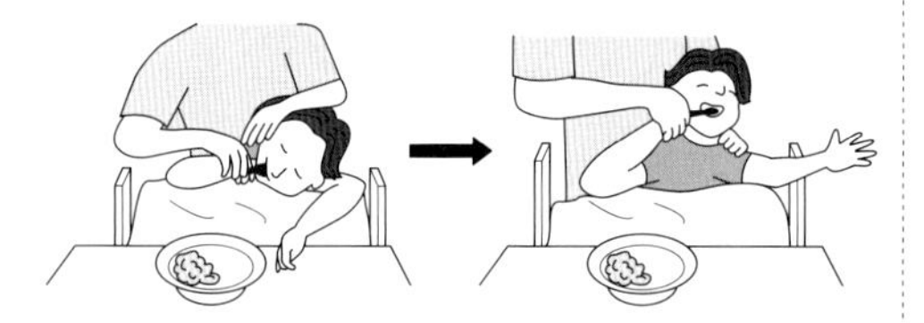

解説 頭部が後屈することで，上肢が伸展しているので，対称性緊張性頸反射である．

2. 対称性緊張性頸反射

でる **3.** 30 歳の男性．アテトーゼ型脳性麻痺．頸椎症性脊髄症を発症し，歩行不能となった．電動車椅子を導入し，練習開始後 2 週で施設内自走が可能となったが，壁への衝突などがあるために見守りが必要である．上肢操作向上を目的とした作業療法で，貼り絵をするのは適切か．〔54AM011〕

3. 適切

でる **4.** 痙直型四肢麻痺を呈する脳性麻痺児の姿勢保持の発達について発達順に図を並び替えよ.

〔56PM006〕

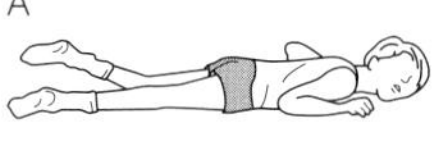

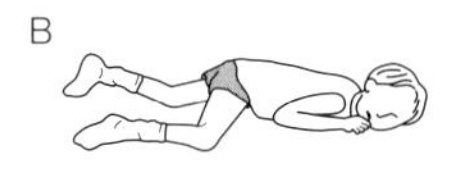

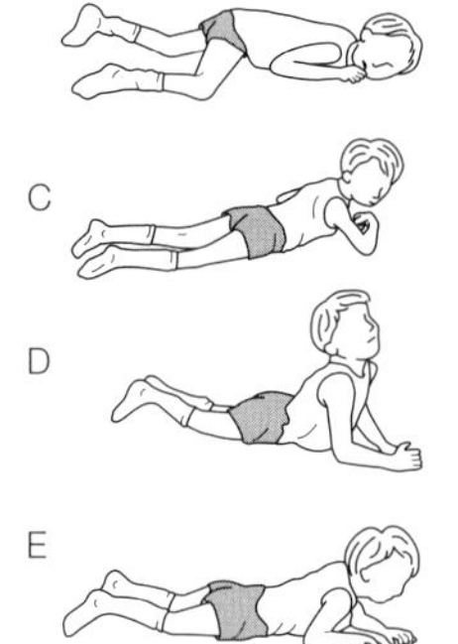

解説 発達とともに，より重力に抗している姿勢が可能となる.

4. B →A →E →C →D

5. 7歳の男児．脳性麻痺の痙直型両麻痺．GMFCS(Gross Motor Function Classification System)レベルⅢ．床上を前方へ移動する様子を写真に示す．考えられる状態について答えよ.

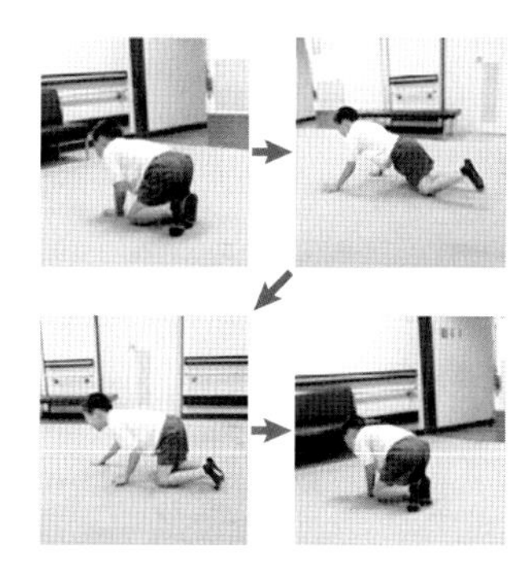

5-1. 頭部保持能力の低下はみられるか．〔53AM009〕 | 5-1. みられない

5-2. 両側上肢の支持能力の低下はみられるか．〔53AM009〕 | 5-2. みられない

5-3. 下部体幹の支持能力の低下はみられるか．〔53AM009〕 | 5-3. みられない

5-4. 両側肩甲帯周囲筋の筋緊張低下はみられるか．〔53AM009〕 | 5-4. みられない

でる **5-5.** 左右股関節の交互分離運動能力の低下はみられるか．〔53AM009〕 | 5-5. みられる

ポイント 前方移動において，左右両股関節を同時に屈曲させている．よって，「左右股関節の交互分離運動能力が低下」していると考えられる．他の選択肢については，すべてその様子がみられない．

6. 図は痙直型両麻痺を示す脳性麻痺児(GMFCS レベルⅢ)の長座位姿勢である．後方に倒れるのを防ぐため上体を起こそうと全身の筋緊張を強め努力している．その際に上肢に起こる連合反応について答えよ．

でる **6-1.** 肩甲骨の挙上は起こるか．〔52AM009〕 | 6-1. 起こる

6-2. 肩関節の外転は起こるか．〔52AM009〕 | 6-2. 起こらない

解説 肩関節は屈曲・内転・内旋しやすい．

6-3. 肘関節の伸展は起こるか．〔52AM009〕 | 6-3. 起こらない

解説 肘関節は屈曲しやすい．

6-4. 前腕の回外は起こるか．〔52AM009〕 | 6-4. 起こらない

解説 前腕は回内しやすい．

6-5. 手関節の背屈は起こるか．〔52AM009〕 | 6-5. 起こらない

解説 手関節は掌屈・尺屈しやすい．

7. 図はアテトーゼ型脳性麻痺児の摂食訓練の様子である．実施している手技(オーラルコントロール)の目的について答えよ．

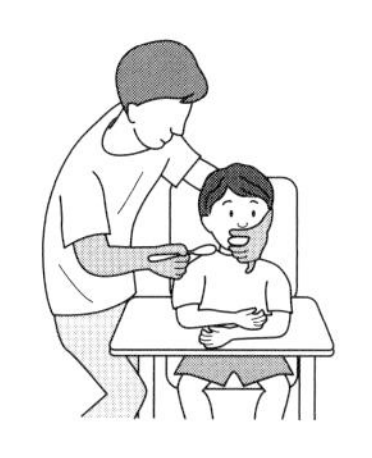

7-1. 頭部コントロールの援助として適切か．〔52PM009〕

7-1. 適切

7-2. 口周辺の過敏の脱感作として適切か．〔52PM009〕

7-2. 適切

7-3. 口唇閉鎖の援助として適切か．〔52PM009〕

7-3. 適切

でる **7-4.** 咀嚼運動の促通として適切か．〔52PM009〕

7-4. 不適切

解説 オーラルコントロールは咀嚼運動に対する直接的な促通法ではない．

7-5. 舌突出の防止として適切か．〔52PM009〕

7-5. 適切

8. 3歳の男児．脳性麻痺．床上に座れるが両手を使えるほどの安定性はない．四つ這いや伝い歩きで移動できる．この患児が15歳時にGMFCS-Expanded and Revised(E & R)で同じレベルであった場合に予想される屋内移動の状態について答えよ．

8-1.「手すりなしで階段昇降する」という予想は適切か．〔51AM012〕

8-1. 不適切

でる **8-2.**「短い距離を独歩する」という予想は適切か．〔51AM012〕

8-2. 適切

解説 本症例はGMFCSのレベルⅡと考えられ，12～18歳における同じレベルでは短い距離を独歩すると予想できる．

8-3.「自走式車椅子を使う」という予想は適切か．〔51AM012〕

8-3. 不適切

8-4.「電動車椅子を使う」という予想は適切か．〔51AM012〕

8-4. 不適切

8-5.「寝返りで移動できない」という予想は適切か.〔51AM012〕

8-5. 不適切

9. 5歳の男児.脳性麻痺.麻痺のタイプは痙直型両麻痺であり,図のように両手支持なしで座ることができる.本症例について答えよ.

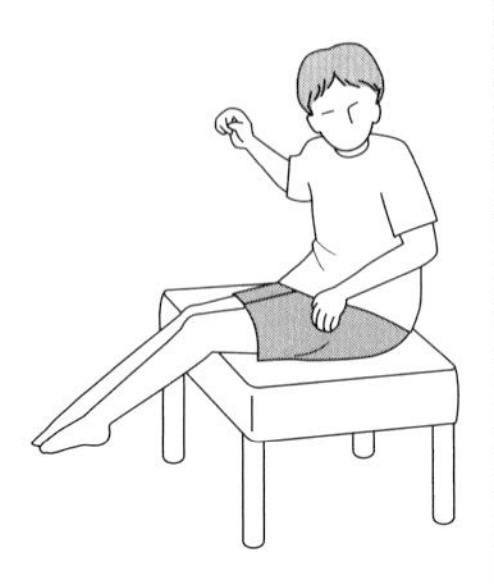

でる **9-1.** この児で足クローヌス陽性は予想されるか.〔51PM010〕

9-1. 予想される

でる **9-2.** この児で骨盤後傾を修正し,座位姿勢の改善を図るために最もストレッチが必要な筋は何か.〔51PM011〕

9-2. ハムストリングス

解説 ハムストリングスが短縮すると骨盤後傾となる.

10. 10歳の男児.痙直型四肢麻痺の脳性麻痺.頭部保持は可能で,手で支持すれば座位が可能.わずかな距離は寝返りで移動する.電動車椅子を練習中である.

でる **10-1.** この児のGMFCSのレベルは何か.〔50AM006〕

10-1. レベルⅣ

でる 10-2. この児が机上で道具の操作を練習する際に，上肢を効果的に使用するための姿勢として最も難易度が高いのはどれか．〔50AM007〕

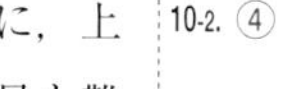

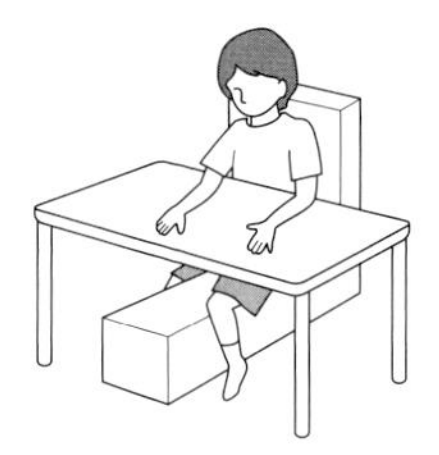

① 座位保持装置使用の座位

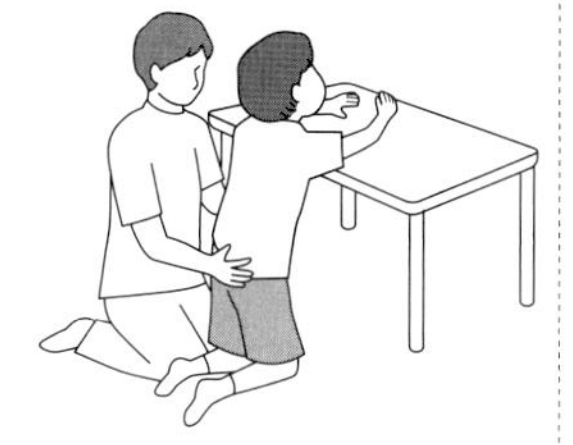

② 身体前面を支えた膝立ち位

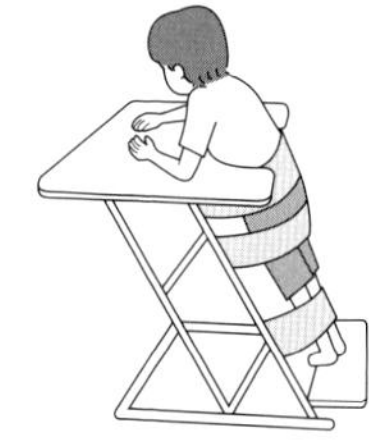

③ 立位台を使用した立位

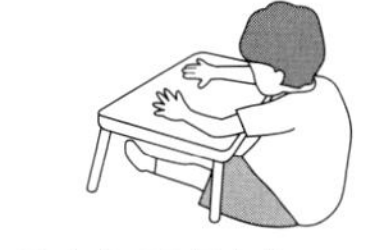

④ 床上での長座位

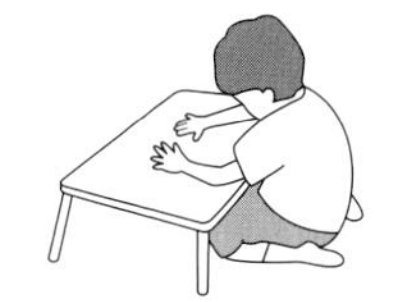

⑤ 床上での割り座

10-2. ④

でる 11. 体幹の筋緊張が低い脳性麻痺の乳児の抱き方として図が不適切である理由を答えよ．

〔47AM013〕

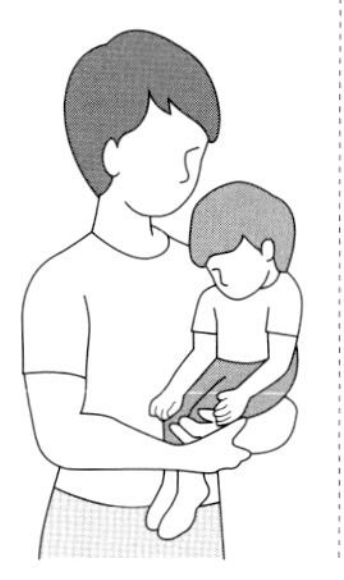

11. 図は体幹の支えが不十分である．

でる **12.** 姿勢保持障害の原因で痙直型脳性麻痺児の特徴は何か．〔48PM030〕

12. 身体接触面から受ける触覚の異常

でる **13.** 5歳の脳性麻痺児が，手の支持なしに椅子に座り，物につかまらずに床から立ち上がることができる．粗大運動能力分類システム(Gross Motor Function Classification System；GMFCS)のレベルはいくつか．〔47AM037〕

13. レベルⅠ

でる **14.** はさみ状肢位(scissors position)を示す痙直型両麻痺児の股関節を他動的に外転した姿勢を図に示す．図1と図2のように股関節外転角度が異なるときに影響した筋は何か．〔50PM001〕

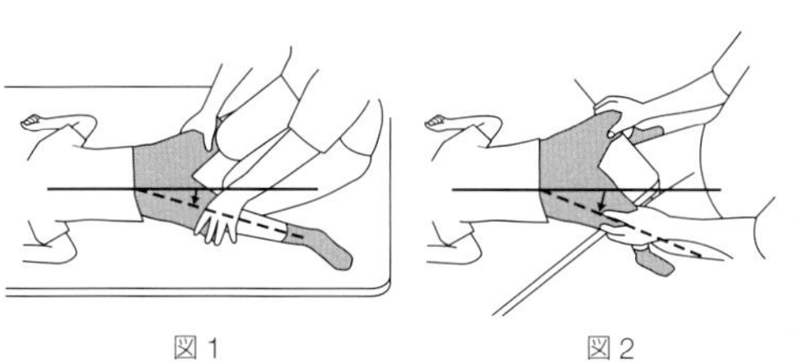

図1　　図2

解説 図2は膝関節屈曲位にすると，図1の膝関節伸展位よりも，股関節外転角度が大きくなっていることを示している．薄筋は脛骨に付着しており，膝関節を屈曲すると緩む．よって影響した筋は「薄筋」である．

14. 薄筋

でる **15.** 成人期の二次障害として頸椎症性脊髄症を発症しやすい疾患は何か．〔51AM031〕

15. アテトーゼ型脳性麻痺

二分脊椎症

問題	解答
1. 4歳の男児．顕在性二分脊椎症による脊髄髄膜瘤の術後．Sharrard（シェラード）の分類ではⅠで，尖足を認める．その他の変形や中枢神経系の合併症はみられない．この児の移動訓練に必要な装具・補装具について答えよ．	
でる **1-1.** 交互歩行装具(RGO)は必要か．〔49AM013〕	1-1. 必要である
1-2. 長下肢装具は必要か．〔49AM013〕	1-2. 必要ない
1-3. 短下肢装具は必要か．〔49AM013〕	1-3. 必要ない
でる **1-4.** 車椅子は必要か．〔49AM013〕	1-4. 必要である
1-5. T字杖は必要か．〔49AM013〕	1-5. 必要ない

ポイント 本症例の下肢筋はすべて麻痺していると考えられ，移動練習のための交互歩行装具(RGO)と，実用的な移動手段としての車椅子が必要である．

問題	解答
でる **2.** 二分脊椎では脊髄髄膜瘤に何を合併するか．〔48PM031〕	2. 水頭症
3. 二分脊椎における病変部位はどこが多いか．〔48PM031〕	3. 腰椎・仙椎
4. 二分脊椎において潜在性では神経症状を生じるか，生じないか．〔48PM031〕	4. 生じない

1 Sharrardの分類

問題	解答
1. 二分脊椎症児の歩行能力について答えよ．	
1-1. Sharrardの分類でⅠ群の実用レベルはどのような状態か．〔54AM034〕	1-1. 車椅子
1-2. Sharrardの分類でⅡ群の実用レベルはどのような状態か．〔54AM034〕	1-2. 車椅子

1-3. Sharrard の分類でⅢ群残存レベル L4 の訓練レベルはどのような状態か．〔54AM034〕

1-3. 短下肢装具と杖

1-4. Sharrard の分類でⅣ群の訓練レベルはどのような状態か．〔54AM034〕

1-4. 短下肢装具で自立歩行，装具なしでも歩行可

1-5. Sharrard の分類でⅤ群の訓練レベルはどのような状態か．〔54AM034〕

1-5. 装具なし

1-6. Sharrard の分類でⅥ群はどのような状態か．〔54AM034〕

1-6. 健常歩行と変わりなし

解説 Sharrard の分類は，移動における装具を訓練レベルと実用レベルの 2 つに分け表現する．

でる **1-7.** Hoffer（ホッファー）の分類で CA 杖歩行群の麻痺レベルと合致する Sharrard の分類は何群か．〔54AM034〕

1-7. Ⅲ群

1-8. Hoffer の分類で NFA の麻痺レベルと合致する Sharrard の分類は何群か．〔54AM034〕

1-8. Ⅱ群

1-9. Sharrard の分類でⅤ群は，Hoffer の分類で何か．〔54AM034〕

1-9. CA 独歩群

でる **2.** 8 歳の男児．二分脊椎．股関節の屈曲が可能である．図のようにズボンをはくことができる最も上位レベルの Sharrard の分類は何か．〔52PM007〕

2. Ⅱ群

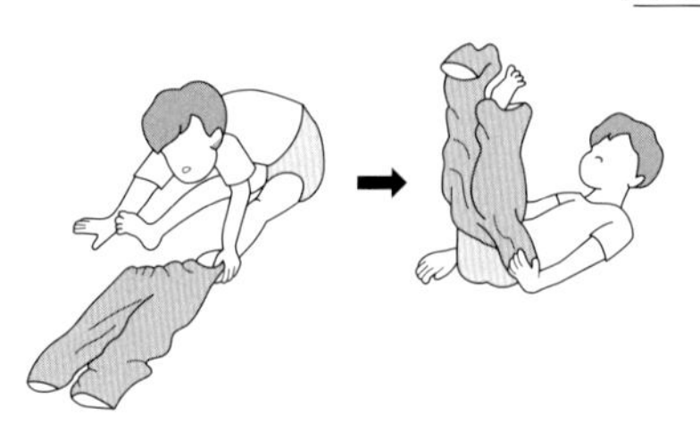

3. 二分脊椎の Sharrard の分類について答えよ．

でる **3-1.** 短下肢装具と杖で歩行可能であれば何群か．〔56AM030〕

3-1. Ⅲ群

問題	解答
3-2. 訓練レベルは長下肢装具と杖で歩行可能，実用レベルは車椅子であれば何群か．〔56AM030〕	3-2. Ⅱ群
3-3. 車椅子であれば何群か．〔56AM030〕	3-3. Ⅰ群
3-4. 短下肢装具で自立歩行，装具なしでも歩行可であれば何群か．〔56AM030〕	3-4. Ⅳ群
3-5. 装具なしで歩行可能であれば何群か．〔56AM030〕	3-5. Ⅴ群
3-6. 健常歩行と変わりなしであれば何群か．〔56AM030〕	3-6. Ⅵ群

2 Hofferの分類

問題	解答
1. Hoffer分類の適応疾患は何か．〔55AM032〕	1. 二分脊椎
2. 二分脊椎症児の歩行能力について答えよ．	
2-1. 屋外，屋内とも歩行可能，杖不要は，Hofferの分類で何か．〔54AM034〕	2-1. CA(community ambulator)独歩群
2-2. Hofferの分類でHA(household ambulator)は，どのような状態か．〔54AM034〕	2-2. 屋内は杖歩行，屋外は車椅子
2-3. Hofferの分類でNFA(non functional ambulator)は，どのような状態か．〔54AM034〕	2-3. 訓練時のみ歩行可能，その他は車椅子
2-4. Hofferの分類でNA(non ambulator)は，どのような状態か．〔54AM034〕	2-4. 移動はすべて車椅子

32 自閉スペクトラム症

問題	解答
1. 広汎性発達障害(DSM-5：自閉スペクトラム症/自閉症スペクトラム障害)について答えよ.	
1-1. 男児に多いか，女児に多いか. 〔55PM048〕	1-1. 男児
1-2. 中核的症状は，社会性や〔　　　〕の障害である.	1-2. コミュニケーション
1-3. 育児方法が発症に影響するか. 〔55PM048〕	1-3. しない
1-4. 成人期までには消失するか. 〔55PM048〕	1-4. しない
1-5. 聴覚過敏は稀であるか. 〔56AM043〕	1-5. 稀ではない
でる **1-6.** クレーン現象はみられるか. 〔56AM043〕	1-6. みられる
1-7. 注意欠如・多動性障害が合併するか. 〔56AM043〕	1-7. 合併する
1-8. 視覚情報より聴覚情報への注目の方が優位であるか. 〔56AM043〕	1-8. 優位ではない
1-9. 4〜5歳で「サリーとアン課題」ができるようになることは多いか. 〔56AM043〕	1-9. 少ない
2. TEACCHプログラムについて答えよ.	
でる **2-1.** 対象としている疾患は何か. 〔54AM046〕	2-1. 自閉症
2-2. 素行障害を対象としているか. 〔54AM046〕	2-2. していない
2-3. 選択性緘黙を対象としているか. 〔54AM046〕	2-3. していない
2-4. チック障害を対象としているか. 〔54AM046〕	2-4. していない
2-5. 反応性愛着障害を対象としているか. 〔54AM046〕	2-5. していない
3. 広汎性発達障害(自閉スペクトラム症)への対応について答えよ.	
3-1. 攻撃的な行動には大きな声で「ダメ」とだけ簡潔に言うことは適切か. 〔56PM045〕	3-1. 不適切
でる **3-2.** 作業の適用時には内容をあらかじめ伝えることは適切か. 〔56PM045〕	3-2. 適切

3-3. こだわりに対しては行動変容を促すことは適切か. 〔56PM045〕

3-3. 不適切

3-4. 作業は自由度の高いものを用いることは適切か. 〔56PM045〕

3-4. 不適切

3-5. 説明には言語的情報を多用することは適切か. 〔56PM045〕

3-5. 不適切

ポイント 広汎性発達障害(自閉スペクトラム症)への対応として, 作業の内容をあらかじめ伝えるほか, 用件を具体的に伝える, 静かな環境で作業する, 予定変更は前もって伝える, などがある.

でる **4.** 18歳の男子. 幼少時から1人遊びが多かった. 運動や言語の発達に目立った問題はないが, 視線が合わないことが多い. 急な予定変更や大きな音でパニックになることがあった. 中学校や高校では場の空気が読めないことでいじめられた経験があり, 現在は自室に引きこもり, ほとんどの時間をインターネットに接続したパソコンでアニメやゲームなどに興じている. 心配した親が相談機関を訪れ, 作業療法士が対応した. この男子の特徴としてみられやすいのは何か. 〔56PM015〕

4. 特定の物事にこだわる

5. 16歳の男子. 高校に進学したが友人関係のトラブルが続き不登校となった. 校医に相談し精神科を受診したところ, 対人関係技能の低さ, こだわりの強さ, 感覚過敏などを指摘され, 作業療法に参加することとなった. この患者でみられる行動の特徴について答えよ.

5-1. 相手に気を遣い過ぎるといった特徴はみられるか. 〔55AM016〕

解説 highly sensitive person の特徴である.

5-1. みられない

でる 5-2. 本音と建前を区別できないといった特徴はみられるか．〔55AM016〕

5-2. みられる

5-3. 葛藤に満ちた対人関係を結ぶといった特徴はみられるか．〔55AM016〕

5-3. みられない

解説 依存性パーソナリティ障害の特徴である．

5-4. 他者の関心を集めようとするといった特徴はみられるか．〔55AM016〕

5-4. みられない

解説 演技性パーソナリティ障害の特徴である．

5-5. 否定的評価を受ける状況を避けようとするといった特徴はみられるか．〔55AM016〕

5-5. みられない

解説 回避性パーソナリティ障害の特徴である．

6. 17 歳の男子．自閉症．自分なりの特定のやり方にこだわり融通が利かず，臨機応変に振る舞えずに失敗体験を積み重ね，自尊感情が著しく低下している．この常同性に関わる特性を踏まえたうえでの作業療法上の配慮について答えよ．

6-1. 静かな環境で作業することは最重要か．〔54AM016〕

6-1. 最重要ではない

6-2. 用件は具体的に伝えることは最重要か．〔54AM016〕

6-2. 最重要ではない

6-3. 図や表を用いた説明を行うことは最重要か．〔54AM016〕

6-3. 最重要ではない

6-4. 1 つずつ段階を踏んで作業することは最重要か．〔54AM016〕

6-4. 最重要ではない

でる 6-5. 予定変更がある時は前もって伝えることは最重要か．〔54AM016〕

6-5. 最重要である

解説 常同性への配慮としては最重要である．

でる **7.** 20歳の男性．幼少期は1人遊びが多かった．小学校から高校までは成績はおおむね良かったものの，正論的発言が多い，融通が利かないなどによって集団になじめず，いじめを受けることも多かった．大学に入ると，講義科目は問題ないが，演習科目のグループワークで相手に配慮した発言がうまくできず，メンバーから避けられることが多くなった．大学2年生になると，過去のいじめ体験を思い出してパニックになることが増え，自宅の自室に引きこもる状態となったため，母親に連れられて精神科を受診し，外来で作業療法が開始された．この患者の作業療法で，作業手順を言葉で細かく伝えることは適切か．〔53PM018〕

7. 不適切

解説 聴覚による言語理解は不得意であり，図示などの視覚情報を用いることが望まれる．

8. 8歳の男児．小児自閉症と診断されている．言語発達の遅れがみられ，軽度の精神遅滞を合併している．小学校に入学した後，「先生が何を言っているか分からない」と訴えた．保護者も強く希望し，特別支援学校に転校した．この児とのコミュニケーションについて答えよ．

8-1. 一度に複数の指示をするのは適切か．〔52PM018〕

8-1. 不適切

でる **8-2.** 絵やカードを豊富に使い指示をするのは適切か．〔52PM018〕

8-2. 適切

解説 小児自閉症児は，言語（聴覚情報）よりも視覚情報のほうが把握が容易である．

8-3. 言葉より表情の変化で意図を伝えるのは適切か．〔52PM018〕

8-3. 不適切

8-4. 不適切な行動は時間をおいてから指摘するのは適切か. 〔52PM018〕

8-4. 不適切

8-5. 個別にではなく集団の一員として声をかけるのは適切か. 〔52PM018〕

8-5. 不適切

9. 25歳の男性. Asperger（アスペルガー）症候群. うつ病を合併していたが最近になり改善した. 就労意欲が高まったため就労に向けた評価を実施することになった. この患者に実施する評価で, PANSSは適切か. 〔50PM020〕

解説 PANSS(positive and negative syndrome scale)は統合失調症を対象とした評価法である.

9. 不適切

10. 13歳の男子. 幼児期は図鑑を1人で眺めて過ごしていた. 小学校に入ると, しつこく意味を確認する癖や協調性がとれないことを教師に注意されることが多くなり, 級友からいじめられるようになった. 最近, 級友の話し声に過敏に反応したり, 家族への暴言と暴力が頻繁となり入院となった. 本症例について答えよ.

でる **10-1.** この患者の診断として考えられるのは何か. 〔49AM016〕

10-1. Asperger 症候群

でる **10-2.** この患者に対する作業療法実施時の声かけとして, 「この作業をしてみたいですか」は適切か. 〔49AM017〕

解説 興味・関心の有無を確認するような声かけは, 本人の気持ちを表出する助けとなる.

10-2. 適切

11. 26 歳の男性．Asperger 症候群．小学校でいじめに遭い，以後，学校では友人はほとんどできなかった．大学卒業後，建築関連の会社に就職したが，同僚からは「融通がきかない，人の気持ちを逆なでする」などと責められることが多く，ストレスから徐々に抑うつ気分が強くなった．欠勤が続いたため，上司が精神科クリニックを紹介し，復職を目標にデイケアに通うことになった．本症例について答えよ．

でる **11-1.** この患者に予定が変わると混乱するという特徴はみられやすいか．〔48PM019〕

11-1. みられやすい

でる **11-2.** デイケアで行う支援で，「コミュニケーションのマナーについてマニュアルを作成する」のは適切か．〔48PM020〕

解説 対人関係技能を高めるうえで，マニュアルの作成は有用である．

11-2. 適切

12. 30 歳の女性．大学卒業後就職したが，すぐに退職した．その後対人トラブルを起こしては何回も勤務先を変え，2 週前から就労移行支援事業所に通所するようになった．作業手順が分からなくても質問ができないため完成することができなかった．音に過敏に反応し，他の通所者と折り合いがつかずいらいらするようになり，家族に当たり散らすようになった．通所も中断し自宅に引きこもりがちとなったため，外来作業療法を紹介された．本症例について答えよ．

でる **12-1.** この患者で考えられる疾患は何か．〔47AM018〕

12-1. Asperger 症候群

でる **12-2.** この患者に対する作業療法で，援助の求め方の練習を優先するのは適切か．〔47AM019〕

12-2. 適切

13. TEACCH(Treatment and Education of Autistic and Related Communication Handicapped Children)の適応疾患は何か．〔53AM045〕

13. ASD(自閉スペクトラム症/自閉症スペクトラム障害)

14. 小児自閉症患者に勧める活動について答えよ．

でる **14-1.** トランポリンで遊ぶことは適切か．〔52AM048〕

14-1. 適切

解説 身体感覚を刺激することが重要である．

14-2. ままごとで父親役をすることは適切か．〔52AM048〕

14-2. 不適切

14-3. テレビを見ながら宿題をすることは適切か．〔52AM048〕

14-3. 不適切

14-4. 野球のキャッチボールをすることは適切か．〔52AM048〕

14-4. 不適切

14-5. 苦手な感覚を繰り返し受けることは適切か．〔52AM048〕

14-5. 不適切

15. 自閉性障害の子どもの作業療法場面でみられる特徴について答えよ．

15-1. 新しい環境を好むといった特徴は認められるか．〔51PM043〕

15-1. 認められない

でる **15-2.** 同じ遊びに没頭するといった特徴は認められるか．〔51PM043〕

15-2. 認められる

解説 常同的な反復行動が特徴的である．

15-3. ままごと遊びをするといった特徴は認められるか．〔51PM043〕

15-3. 認められない

15-4. 身振りで意味を強調するといった特徴は認められるか．〔51PM043〕

15-4. 認められない

15-5. 周りの子どもに関心をもつといった特徴は認められるか．〔51PM043〕

15-5. 認められない

16. Asperger 症候群患者の作業療法にみられる特徴について答えよ.

16-1. コミュニケーションは得意であるか. 〔50PM048〕 — 16-1. 得意ではない

16-2. 流動的状況を好むか. 〔50PM048〕 — 16-2. 好まない

でる **16-3.** 独自の手順があることは特徴的か. 〔50PM048〕 — 16-3. 特徴的である

16-4. 曖昧条件を好むか. 〔50PM048〕 — 16-4. 好まない

16-5. 臨機応変であるか. 〔50PM048〕 — 16-5. 臨機応変ではない

17. 高機能広汎性発達障害の作業療法でよくみられる特徴について答えよ.

17-1. 臨機応変は特徴的か. 〔49AM049〕 — 17-1. 特徴的ではない

17-2. 感情共有は特徴的か. 〔49AM049〕 — 17-2. 特徴的ではない

17-3. 比喩的表現は特徴的か. 〔49AM049〕 — 17-3. 特徴的ではない

よくでる **17-4.** 常同的行為は特徴的か. 〔49AM049, 48PM049〕 — 17-4. 特徴的である

17-5. 非言語的コミュニケーションは特徴的か. 〔49AM049〕 — 17-5. 特徴的ではない

18. 高機能広汎性発達障害患者の導入時の作業療法について答えよ.

18-1. 自主性は重要か. 〔49PM048〕 — 18-1. 重要ではない

でる **18-2.** 具体性は重要か. 〔49PM048〕 — 18-2. 重要である

18-3. 集団活動は重要か. 〔49PM048〕 — 18-3. 重要ではない

18-4. 言語説明は重要か. 〔49PM048〕 — 18-4. 重要ではない

18-5. 刺激の加増は重要か. 〔49PM048〕 — 18-5. 重要ではない

でる **19.** 1 歳児の母親が「子どもが視線を合わせてくれない」と訴えている. 考えられる障害は何か. 〔48AM049〕 — 19. 自閉症

20. 広汎性発達障害に対する作業療法でみられる症状について答えよ.

20-1. 行為心迫はみられるか. 〔48PM049〕 — 20-1. みられない

解説 行為心迫はそう状態の特徴である.

20-2. 離脱症状はみられるか. 〔48PM049〕

20-3. 解離症状はみられるか. 〔48PM049〕

20-2. みられない

20-3. みられない

33 注意欠如・多動症(ADHD)

問題	解答
1. 注意欠如・多動性障害者の就労に関する助言について答えよ.	
1-1. 優先順位にこだわらないようにするという助言は適切か. 〔54PM046〕 解説 優先順位をつけるよう指導する.	1-1. 不適切
1-2. 多彩なやり方で物事を行うようにするという助言は適切か. 〔54PM046〕 解説 やり方はシンプルにする.	1-2. 不適切
1-3. 周囲の人に配慮を求めないようにするという助言は適切か. 〔54PM046〕 解説 周囲の人に配慮してもらう.	1-3. 不適切
でる **1-4.** 自分だけの時間や場所を作るようにするという助言は適切か. 〔54PM046〕	1-4. 適切
1-5. 便利なハイテク機器などは利用しないようにするという助言は適切か. 〔54PM046〕 解説 便利なハイテク機器は利用する.	1-5. 不適切
2. 注意欠如・多動性障害について答えよ.	
2-1. 多いのは男性か, 女性か. 〔56AM046〕	2-1. 男性
2-2. 低出生体重児の多くで発症するか. 〔56AM046〕	2-2. 発症しない
2-3. 感情における衝動性の高さは改善しやすいか. 〔56AM046〕	2-3. 改善しにくい
2-4. 約9割の患者は成人期早期までに寛解するか. 〔56AM046〕	2-4. 寛解しない
でる **2-5.** 青年期以降は運動性多動の症状は目立たなくなるか. 〔56AM046〕	2-5. 目立たなくなる

でる **3.** 22歳の男性．職場でケアレスミスがあまりにも多いため，産業医の勧めで精神科を受診した．母親の話によると，幼少時から落ち着きがなく，小学校の担任から「人の話を聞いていない」「順番を守れない」「隣の子にちょっかいを出す」などと注意されたことがあり，大学でも提出物の締め切りを守れないなどといった問題から成績は悪かった．この患者に薬物療法を行う場合，最も適切と思われる向精神薬は何か．

〔56AM019〕

解説 精神刺激薬は，注意欠如・多動症に適応となる．ドパミンやノルアドレナリンなどの脳内神経伝達物質の働きを強めるからである．

3. 精神刺激薬

でる **4.** 32歳の女性．8歳の娘が担任の先生の勧めで1週前に精神科を受診し，注意欠如・多動性障害と診断を受けた．放課後などデイサービスを利用することになり，作業療法士がこの女性と面接したところ「集中力が続かないし，物忘れもひどかったけど，まさか自分の子どもが障害児なんて思っておらずいつも叱っていた．お友達ともうまくいっていない状況が続いており，とても心配していた．これからどうしたら良いでしょうか」と話す．この時の作業療法士の対応で，不安を受け止めることは適切か．〔55AM020〕

解説 この時点での母親は大きな不安を感じていると考えられ，その不安を受け止めることが最初に必要なことである．

4. 適切

でる **5.** 9歳の男児．注意欠如・多動性障害．放課後デイサービスに通所している．鼻歌を唄ったり足を動かしたりとじっとしていることが苦手で，勉強の時間に立ち歩いたり他児にちょっかいを出したりすることでトラブルになった．指導員から注意されると感情的になり，暴れる行動が頻回にみられた．教科書や提出物の忘れ物も多い．この児に対する治療的な対応で，運動を取り入れて体を動かすことは適切か．〔54AM019〕

解説 注意欠如・多動症に対する運動の有効性には多くのエビデンスがある．

5. 適切

でる **6.** 7歳の男児．幼児期から落ち着きがなく，他の子どもから遊具を取り上げる，列に並べない，座って待てないことが多かった．小学校入学後も，周囲の生徒の文房具を勝手に使う，課題に集中せず席を離れることなどが頻繁にみられていた．自宅でも落ち着きがなく，母親が注意すると興奮する状況であった．この男児について作業療法士が担当教員から相談を受けることになった．担当教員への助言内容として，望ましい行動が生じたら直ちに褒めることは適切か．

〔52AM019〕

解説 叱責はせずに適切な行動への賞賛によって行動の強化を促す．

6. 適切

でる **7.** 32歳の女性．幼いころから落ち着きがなく，忘れ物も多かった．大学卒業後，医療事務の仕事に就いたが，仕事が忙しくなるとミスが多くなり，同僚にかんしゃくを起こすなど感情が不安定となった．仕事を休むことも多くなったため，職場の上司に勧められ，精神科を受診し，入院となった．2週後，情緒的に落ち着いたところで作業療法が開始された．この患者の作業療法で，「他者の作業種目に目移りする」という行動は予測されるか．〔51PM019〕

7. 予測される

8. 10歳の男児．学業成績は中位だが授業中に落ちつきがなく，隣の子に一方的に話しかける，落書きをする，忘れ物をするなどでよく注意を受けていた．片付けも苦手で自室は乱雑であった．心配した母親とともに精神科を受診し，外来作業療法が開始された．本症例について答えよ．

でる **8-1.** この男児に予測される作業療法での様子として，「道具をしばしばなくす」は適切か．〔50AM019〕

8-1. 適切

でる **8-2.** この男児に対する作業療法での対応で，小集団活動を導入することは適切か．〔50AM020〕

解説 大集団では落ち着かない．

8-2. 適切

9. 作業療法導入時の注意欠如・多動性障害の患者に対する配慮について答えよ．

9-1. ルールや禁止事項を数多く設けることは適切か．〔51AM047〕

9-1. 不適切

9-2. 他者と共同で行う作業を提供することは適切か．〔51AM047〕

9-2. 不適切

	9-3. 失敗体験をもとにした動機づけを図ることは適切か. 〔51AM047〕	9-3. 不適切
でる	**9-4.** 不適応反応時の落ち着ける場所を確保することは適切か. 〔51AM047〕	9-4. 適切
	9-5. 周囲からの刺激を受けやすい環境を設定することは適切か. 〔51AM047〕	9-5. 不適切
	10. 注意欠如・多動性障害患者の作業遂行の特徴について答えよ.	
	10-1. 作品の完成度が高いという特徴は認められるか. 〔47PM042〕	10-1. 認められない
	10-2. 何度も説明を求めるという特徴は認められるか. 〔47PM042〕	10-2. 認められない
	10-3. 整理整頓が得意であるという特徴は認められるか. 〔47PM042〕	10-3. 認められない
	10-4. 時間を守ることに執着するという特徴は認められるか. 〔47PM042〕	10-4. 認められない
でる	**10-5.** 興味があることに集中するという特徴は認められるか. 〔47PM042〕	10-5. 認められる

でる **11.** 8歳の男児．幼児期より落ち着きがなくじっとしていられず，家族で外出した際にはよく迷子になり，両親も養育に困難を感じていた．小学校に入学してからは，授業中に勝手に席を立って歩き出したり，順番を守ることも難しく，日常的に忘れ物や落し物も多く，うっかりミスをして教師に注意されるが，その後も同じミスを繰り返していた．授業中は周囲の雑音に注意を削がれて勉強に集中できず，最近では学業不振が目立ち始めたため放課後等デイサービスで作業療法士が対応することになった．作業療法士の対応として，担当教員に本人の行動修正をより促すよう依頼するのは適切か．〔56PM019〕

解説 本児のストレスをかえって高めてしまう可能性が高い．

11. 不適切

34 知的障害・Down(ダウン)症候群

問題	解答
1. Down症候群について答えよ.	
1-1.「転座型に次いで21トリソミーが多い」は正しいか. 〔50AM029〕 **解説** 転座型は少数型である.	1-1. 誤っている
でる **1-2.**「発症リスクに高齢出産がある」は正しいか. 〔50AM029〕	1-2. 正しい
1-3.「言語表出に問題はない」は正しいか. 〔50AM029〕 **解説** 精神遅滞に伴う言語表出の問題がある.	1-3. 誤っている
1-4.「筋緊張は高い」は正しいか. 〔50AM029〕 **解説** 筋緊張低下がみられる.	1-4. 誤っている
1-5.「男子に多い」は正しいか. 〔50AM029〕 **解説** 性差はみられない.	1-5. 誤っている
2. レクリエーションは精神遅滞の患者に対して行う作業療法として適切か. 〔48PM048〕	2. 適切
でる **3.** 自律訓練法は精神遅滞の患者に対して行う作業療法として適切か. 〔48PM048〕	3. 不適切
4. SSTは精神遅滞の患者に対して行う作業療法として適切か. 〔48PM048〕	4. 適切

35 てんかん

1. 強直間代けいれんの発作時の対応について答えよ.

1-1. 上下肢を抑えることは適切か. 〔54AM047〕
　1-1. 不適切

解説 患者を骨折させる可能性がある.

1-2. タオルを噛ませることは適切か. 〔54AM047〕
　1-2. 不適切

解説 患者を窒息させる可能性がある.

でる **1-3.** 発作の様子を記録することは適切か. 〔54AM047〕
　1-3. 適切

1-4. 刺激を加えて意識障害の程度を判定することは適切か. 〔54AM047〕
　1-4. 不適切

解説 その必要はない.

1-5. 発作終了後, ただちに抗てんかん薬を服用させることは適切か. 〔54AM047〕
　1-5. 不適切

解説 患者に誤嚥させる可能性がある.

2. 解離性けいれん発作について答えよ.

2-1. 誘因なく突然起こるか. 〔56PM042〕
　2-1. 起こらない

でる **2-2.** 睡眠中には起こらないか. 〔56PM042〕
　2-2. 起こらない

2-3. 発作持続時間はどの程度続くか. 〔56PM042〕
　2-3. 数時間続く

2-4. 発作時に意識は完全に消失するか. 〔56PM042〕
　2-4. 消失しない

2-5. 発作時の転倒による打撲傷が頻繁にみられるか. 〔56PM042〕
　2-5. みられない

3. てんかん患者が作業療法中に強直間代発作の重積状態を呈したときの対応について答えよ.

3-1. 家族に連絡することは最も優先すべきことか. 〔52PM048〕
　3-1. 優先的ではない

でる **3-2.** 呼吸を確認することは最も優先すべきことであるか. 〔52PM048〕
　3-2. 優先すべきである

解説 まずは呼吸などのバイタルサインの確認を優先

する.

3-3. 服薬状況の確認は最も優先すべきことであるか. 〔52PM048〕

3-3. 優先的ではない

3-4. 四肢を押さえて固定することは，最も優先すべきことか. 〔52PM048〕

3-4. 優先的ではない

3-5. 心電図モニターを装着することは最も優先すべきことか. 〔52PM048〕

3-5. 優先的ではない

4. 単純部分発作では意識障害を伴うか. 〔51PM040〕

4. 伴わない

でる **5.** 複雑部分発作では自動症がみられるか. 〔51PM040〕

5. みられる

解説 自動症とは，発作中の意識消失時に，口をもぐもぐさせる，衣類をいじる，などの行為をしてしまう症状である.

6. 高齢になるとてんかんの発症率は低下するか. 〔51PM040〕

6. しない

7. 症候性てんかんは特発性てんかんに比べ予後が良いか. 〔51PM040〕

7. 悪い

8. 認知症をきたす変性疾患がてんかんの原因となることはないか. 〔51PM040〕

8. ある

9. てんかん患者の発作症状について答えよ.

9-1. 虚空を注視することはあるか. 〔50AM049〕

9-1. ある

解説 欠神発作による意識障害でみられる.

でる **9-2.** 強い執着性を示すことはあるか. 〔50AM049〕

9-2. ない

9-3. 眼球が共同偏向することはあるか. 〔50AM049〕

9-3. ある

解説 単純部分発作にみられる運動症状である.

9-4. 突然に会話を停止することはあるか. 〔50AM049〕

9-4. ある

解説 欠神発作による意識障害でみられる.

9-5. 急に立ち上がって歩きまわることはあるか. 〔50AM049〕

9-5. ある

解説 複雑部分発作にみられる自動症である.

10. てんかん患者の作業療法でみられる動作について答えよ.

でる **10-1.**「急に立ち上がって歩き回る」のは，複雑部分発作と考えられるか.〔49PM049〕

10-1. 考えられる

10-2.「同じ手順の所作を繰り返す」のは，複雑部分発作と考えられるか.〔49PM049〕

10-2. 考えられない

解説 常同行動は自閉スペクトラム症や統合失調症でみられる.

10-3.「かたくなに作業を続ける」のは，複雑部分発作と考えられるか.〔49PM049〕

10-3. 考えられない

解説 自閉スペクトラム症にみられる症状である.

10-4.「見本と作品を見比べる」のは，複雑部分発作と考えられるか.〔49PM049〕

10-4. 考えられない

10-5.「首を何度も急にひねる」のは，複雑部分発作と考えられるか.〔49PM049〕

10-5. 考えられない

解説 チックや単純部分発作である可能性が高い.

でる **11.** てんかん患者の作業療法で発作がみられやすい時期はいつか.〔48AM050〕

11. 終了時

解説 疲労のピークである終了時にみられやすい.

12.「全般発作は意識消失をきたさない」は正しいか.〔47PM043〕

12. 誤っている

解説 全般発作は意識障害を伴う.

でる **13.**「脱力発作は全般発作に分類される」は正しいか.〔47PM043〕

13. 正しい

14.「Jackson 発作では無意識に歩き回る」は正しいか.〔47PM043〕

14. 誤っている

解説 Jackson 発作は焦点発作の興奮が隣接する皮質部位から反対側皮質に波及して起こる発作である．無意識に歩き回るのは複雑部分発作にみられる自動症である.

15. 「運転免許の取得は認められていない」は正しいか. 〔47PM043〕

解説 運転免許の取得は可能である.

15. 誤っている

16. 「熱性けいれんの半数以上はてんかんに移行する」は正しいか. 〔47PM043〕

解説 熱性けいれんからてんかんへの移行は稀である.

16. 誤っている

36 その他の発達障害

1. 運動機能の特異的発達障害(ICD-10)をもつ児について答えよ.

でる **1-1.** チック症状は伴うか.〔55AM042〕
1-1. 伴わない

1-2. 感覚統合訓練は有効か.〔55AM042〕
1-2. 有効

1-3. ボタンかけが得意か, 苦手か.〔55AM042〕
1-3. 苦手

1-4. ボール遊びが得意か, 苦手か.〔55AM042〕
1-4. 苦手

1-5. 特定の技能を直接的に教えることは有効か, 無効か.〔55AM042〕
1-5. 有効

でる **2.** 小児期崩壊性障害は正常な発達の後に出現するか, 正常な発達はせずに出現するか.〔55PM048〕
2. 正常な発達の後に出現する

3. 特定の領域の学習が苦手という特徴をもつ疾患・障害は何か.〔56PM015〕
3. 学習障害

4. 特定の場面で発語が困難になるという特徴をもつ疾患・障害は何か.〔56PM015〕
4. 場面緘黙

5. 7歳の男児. 几帳面なところがある. 小学校に入学して数か月後から肩をすくめる, まばたきをすることが目立ってきた. 最近, 授業中に顔しかめや首ふりなども激しくなり, 担任の先生から注意されることが増えた. 友達と遊んでいるときや眠っているときは起こらない. 悩んだ母親が本人を連れて来院, チック障害と診断され作業療法の導入となった. 作業療法士の対応で, クラスメートに障害のことは知らせずにおくよう担任の先生に依頼することは適切か.

〔54PM019〕

解説 クラスメートに障害のことを説明し, 理解を促すことは重要である.

5. 不適切

その他の疾患

1. 72歳の女性．夫は1年前に亡くなり1人暮らしをしている．家事をこなし地域のボランティア活動にも参加して活動的であるが「最近，下肢の深いところに虫が這うような不快さがあり，週3日くらいよく眠れない．20代のときにも同じような症状があった」と訴えている．本症例に対する作業療法士の助言について答えよ．

1-1. ペットを飼うように勧めるのは適切か．〔54PM016〕

1-1. 不適切

1-2. 家族と一緒に住むようにと家族介入をするのは適切か．〔54PM016〕

1-2. 不適切

1-3. 筋肉量が少ないため筋力トレーニングを勧めるのは適切か．〔54PM016〕

1-3. 不適切

でる **1-4.** 薬物療法の適応について医師へ相談するよう勧めるのは適切か．〔54PM016〕

1-4. 適切

1-5. 認知症の可能性があるので，介護保険を受けるように勧めるのは適切か．〔54PM016〕

1-5. 不適切

ポイント 下肢の深いところの虫が這うような不快さは，むずむず脚症候群の特徴的症状である．発症は10〜20歳代に多い．ドパミン異常が原因である．パーキンソン病治療薬のドパミン作動薬が有効なので，医師受診を勧める．

地域作業療法学

基礎

1. 地域作業療法において，ハイリスクアプローチは地域への波及効果が高いか，低いか．〔55PM038〕

1. 低い

でる **2.** 地域住民への健康教育はヘルスプロモーションか．〔55PM038〕

2. ヘルスプロモーションである

でる **3.** 地域作業療法では，コンサルテーションモデルによる地域との関わりがあるか．〔55PM038〕

3. 関わりがある

4. ポピュレーションアプローチの対象は，個人か，集団か．〔55PM038〕

4. 集団

5. 回復期リハビリテーション病棟入院中の脳血管障害患者の在宅復帰支援において，入院早期から家屋評価を行うことは適切か．〔53AM023〕

5. 適切

でる **6.** 入院中に介護保険を利用しての福祉用具レンタルはできるか．〔53AM023〕

解説 介護保険の申請は入院中にできる．

6. できない

7. 在宅ケアスタッフへの情報提供において，簡潔にするためになるべく略語を用いることは適切か．〔53AM023〕

解説 略語がすべての在宅ケアスタッフの共通認識であるとは限らず，使用は避ける．

7. 不適切

8. 訪問リハビリテーションスタッフに，病院で行っているリハビリテーション内容を継続するよう申し送ることは適切か．〔53AM023〕

解説 必ずしも病院でのリハビリテーション内容を継続する必要はない．

8. 不適切

9. ポピュレーションアプローチの目的は，疾患治療か，疾患予防か．〔52AM037〕

9. 疾患予防

でる **10.** ポピュレーションアプローチによる予防の対象として，生活習慣病は適切か．〔52AM037〕

10. 適切

11. 疾病の自己管理と主体的リカバリーを目標とした心理社会的実践プログラムは何か．〔52AM020〕

11. IMR（Illness Management and Recovery）

12. シェリー・ミードが開発した意図を持ったピアサポート実践は何か．〔52AM020〕

12. IPS（Intentional Peer Support）

1 地域包括ケアシステム

1. 地域包括ケアシステムについて答えよ．

1-1. 基本単位として想定されているのは何か．〔54AM036〕

1-1. 中学校区

でる **1-2.** 住まいや住まい方は構成要素に含まれているか．〔54AM036〕

1-2. 含まれている

1-3. 中心になり作り上げる主体はどこか．〔54AM036〕

1-3. 市町村や都道府県

1-4. ボランティアは公助か，自助か．〔54AM036〕

1-4. 自助

1-5. 地域ごとに差が出ないよう均一なシステムが求められているか．〔54AM036〕

解説 地域包括ケアシステムは均一的なシステムではなく，地域の特性に応じたシステムを目指している．

1-5. 求められていない

1-6. 何年を目途に整備が進められているか．〔52PM028〕

1-6. 2025 年

1-7. 中核的機能として設置されている機関は何か．〔52PM028〕

1-7. 地域包括支援センター

でる **1-8.** 住まい・医療・介護・予防・生活支援の一体的な提供を目的としているか．〔52PM028〕

1-8. 目的としている

でる **1-9.** NPO，ボランティア，民間企業等の多様な事業主体が参画するシステムであるというのは正しいか．〔52PM028〕

1-9. 正しい

2 地域包括支援センター

1. 地域包括支援センターについて答えよ．

1-1. 設置主体は何か．〔55AM038〕

1-1. 市町村，市町村から委託を受けた法人

1-2. 人員基準の3職種は，保健師，社会福祉士と何か．〔55AM038〕

1-2. 主任介護支援専門員

1-3. 24時間体制で業務を行っているか．〔55AM038〕

1-3. 行っていない

でる **1-4.** 業務内容は高齢者の権利擁護を含むか．〔55AM038〕

1-4. 含む

解説 地域包括支援センターの業務内容は，総合相談支援，権利擁護，包括的・継続的マネジメント支援，介護予防ケアマネジメント，地域ケア会議の充実である．

3 地域障害者職業センター

1. 地域障害者職業センターについて答えよ．

でる **1-1.** 職業準備訓練は役割に含まれるか．〔55AM040〕

1-1. 含まれる

1-2. 就労定着支援は役割に含まれるか．〔55AM040〕

1-2. 含まれない

1-3. 職業紹介は役割に含まれるか．〔55AM040〕

1-3. 含まれない

1-4. 求人の開拓は役割に含まれるか．〔55AM040〕

1-4. 含まれない

ポイント 地域障害者職業センターは障害者に対して職業評価，職業指導，職業準備訓練・支援，職場適応援助などを実施する．

4 障害者雇用・就労支援

1. 精神障害者の就労支援方法と実施機関について答えよ．

でる **1-1.**「リワーク―ハローワーク」は組合せとして正しいか．〔53PM049, 52PM050, 49PM050〕
1-1. 誤っている

よくでる **1-2.**「ジョブコーチ―地域障害者職業センター」は組合せとして正しいか．〔53PM049, 52PM050, 49PM050〕
1-2. 正しい

1-3.「職場適応訓練―保健所」は組合せとして正しいか．〔52PM050, 49PM050〕
1-3. 誤っている

1-4.「職場適応訓練―精神保健福祉センター」は組合せとして正しいか．〔53PM049〕
1-4. 誤っている

解説 職場適応訓練はハローワークが窓口となる．

1-5.「トライアル雇用―障害者就労・生活支援センター」は組合せとして正しいか．〔53PM049〕
1-5. 誤っている

1-6.「トライアル雇用―地域包括支援センター」は組合せとして正しいか．〔52PM050, 49PM050〕
1-6. 誤っている

解説 トライアル雇用はハローワークが窓口となる．

1-7.「ジョブガイダンス―障害者就業・生活支援センター」は組合せとして正しいか．〔52PM050, 49PM050〕
1-7. 誤っている

1-8.「ジョブガイダンス―地域包括支援センター」は組合せとしては正しいか．〔53PM049〕
1-8. 誤っている

解説 ジョブガイダンスはハローワークが窓口となる．

でる **1-9.**「職業準備支援―地域障害者職業センター」は組合せとしては正しいか．〔53PM049〕
1-9. 正しい

でる **2.** 精神障害者は障害者雇用義務の対象か．〔56PM049, 55AM049, 51PM050〕
2. 対象である

3. 知的障害者は障害者雇用義務の対象か．〔55AM049〕
3. 対象である

でる **4.** IPS(Individual Placement and Support)はストレングスと〔　　　〕志向の実践が特徴である．〔55AM049〕	4. リカバリー
5. 精神障害者における就職1年後の職場定着率は他障害に比べて高いか．〔55AM049〕	5. 低い
6. 精神障害者におけるハローワーク障害者職業紹介状況の就職件数の伸び率は他障害に比べて高いか．〔55AM049〕	6. 高い
7. 障害者雇用対策における精神障害者の定義は「〔　　　〕を所持している者」である．〔55AM049〕	7. 精神障害者保健福祉手帳
8. 1990年代前半に米国で開発された精神障害者に対する就労支援モデルは何か．〔54AM044〕	8. IPS(Individual Placement and Support)
9. 精神障害者の就労移行支援の標準利用期間は何年間か．〔54AM050, 50AM050〕	9. 2年間
でる **10.** 精神障害者は法定雇用率の算定基礎に含まれているか．〔54AM050〕	10. 含まれる
11. 障害者就業・生活支援センターは利用者と雇用契約を締結する必要があるか．〔54AM050〕	11. ない
12. 就労継続支援A型は，利用者と雇用契約を締結する必要があるか． **解説** 就労継続支援B型では，利用者と雇用契約を締結する必要がない．	12. ある
13. 個別化された援助付き雇用プログラムは，就労前と就労後，どちらの訓練を重視しているか．〔54AM050〕	13. 就労後
14. 就労定着支援では，職場定着に必要な業務上のスキルアップに特化した専門支援を提供するか．〔54AM050〕	14. 提供しない

問題	解答
15. 就労定着支援事業について答えよ.	
15-1. 利用期間は何年か. 〔56AM050〕	15-1. 3年
15-2. 他の職場への斡旋を行うか. 〔56AM050〕	15-2. 行わない
15-3. 目的は何か. 〔56AM050〕	15-3. 一般就労の継続
でる **15-4.** 対象は一般就労を何か月継続している者か. 〔56AM050〕	15-4. 6か月
15-5. 日常生活や社会生活上の相談・指導を行うか. 〔56AM050〕	15-5. 行う
16. ジョブコーチは事業主への支援を行うことができるか. 〔56PM049, 51PM050〕	16. できる
17. 精神障害者は障害者職業能力開発校の支援対象か. 〔56PM049, 51PM050〕	17. 対象である
18. 障害者就業・生活支援センターでは職場実習を斡旋するか. 〔56PM049, 51PM050〕	18. 斡旋する
よくでる **19.** 就労継続支援B型事業所では最低賃金が保障されているか. 〔56PM049, 51PM050〕	19. 保障されていない
20. 就労継続支援A型事業所では最低賃金が保障されているか.	20. 保障されている
でる **21.** 45歳の男性. 統合失調症. 外来治療を受けながら母親と2人で暮らしている. 3年前までは仕事に就いていたが, 職場での対人関係がうまくいかず症状が悪化し退職した. 現在は精神症状は落ち着き, ADLは自立し生活リズムも整っている. 一般就労を希望し, 作業療法士に相談した. この時点で患者が利用する障害福祉サービスとして適切なのは何か. 〔55PM020〕	21. 就労移行支援

でる **22.** 24歳の女性．知的障害．就労継続支援A型事業を利用中．就労意欲は高いが状況の判断能力が低く，他者の発言を被害的に受け取る傾向が強く欠勤が多くなり，作業療法士に相談に来た．この患者で優先して支援すべきなのは何か．〔51AM020〕

22. 対人関係技能の向上

23. IPS(Individual Placement and Support)モデルによる援助付き雇用について答えよ．

23-1. 医療や生活支援と連携するか．〔53AM049〕

23-1. 連携する

23-2. 障害が重くても支援の対象となるか．〔53AM049, 49AM050〕

23-2. 対象となる

23-3. 長期間訓練をしてから職場開拓を始めるか．〔53AM049〕

23-3. 迅速に職場を開拓する

23-4. 企業から提案があった業務に合わせて求職活動を行うか．〔53AM049〕

23-4. 本人の技能や興味に合わせて行う

23-5. 企業に採用された後は職場の担当部署に以後の支援を任せるか．〔53AM049〕

23-5. 継続支援を行う

でる **24.** 精神障害者の就労と最も関連があるのはどれか．

① 精神症状の程度
② 精神障害の診断名
③ 職業前訓練の時間
④ これまでの入院期間
⑤ 就労へのモチベーション 〔52AM040〕

解説 精神症状の程度と社会的転帰の関連性は低いことが，いくつかの研究で明らかになりつつある．

24. ⑤

25. 就労移行支援事業について答えよ．

25-1. 利用者の年齢に制限はあるか．〔50AM050〕

25-1. ある

25-2. 実施主体はどこか．〔50AM050〕

25-2. 市町村

25-3. 何法による事業か．〔50AM050〕

25-3. 障害者総合支援法

25-4. どのような就労を目標とするか．〔50AM050〕

25-4. 一般就労等

26. IPS(Individual Placement and Support)について答えよ．

26-1. エビデンスに基づいているか．〔49AM050〕

26-1. 基づいている

26-2. place-then-train モデルに基づいているか．〔49AM050〕

26-2. 基づいている

26-3. 利用者の好みに合わせて職場を開拓するか．〔49AM050〕

26-3. 開拓する

5 予防

1. 3歳児健康診査は，何次予防か．〔54PM038〕

1. 二次予防

2. 疾病が発症した後，必要な治療を行うことは何次予防か．〔54PM038〕

2. 三次予防

3. 健常高齢者の運動指導は，何次予防か．〔54PM038〕

3. 一次予防

4. 高血圧患者の降圧剤投与は，何次予防か．〔54PM038〕

4. 二次予防

5. 慢性腎不全患者の食事指導は，何次予防か．〔54PM038〕

5. 二次予防

でる **6.** 片麻痺患者の機能的作業療法は，何次予防か．〔54PM038〕

6. 三次予防

7. 疾病の早期治療は，何次予防か．〔54PM038〕

7. 二次予防

8. 臨床疫学における予防の三つの段階である一次予防，二次予防，三次予防のうち，一般的な意味の予防はいずれか．

8. 一次予防

9. アルコール関連問題に対する予防について答えよ．

問題	解答
9-1. 入院による治療は何次予防か．〔54PM048〕	9-1. 三次予防
9-2. 中学校や高等学校でのアルコール教育は何次予防か．〔54PM048〕	9-2. 一次予防
9-3. 未成年が酒類を入手しづらくする環境作りは何次予防か．〔54PM048〕	9-3. 一次予防
でる **9-4.** 病院に受診していないアルコール依存症者の早期発見は何次予防か．〔54PM048〕	9-4. 二次予防
9-5. 断酒会やAA（Alcoholics Anonymous）などの自助グループへの参加推奨は何次予防か．〔54PM048〕	9-5. 三次予防

6 ACT

問題	解答
でる **1.** 重症精神障害者の地域生活を支援する精神科リハビリテーション活動は何か．〔54PM049〕	1. ACT（Assertive Community Treatment）
2. ACTについて答えよ．	
2-1. サービス提供は日中のみか．〔56AM048〕	2-1. 24時間体制
2-2. 提供に休日はあるか．〔51AM049〕	2-2. ない（365日体制）
2-3. サービス提供は医療機関内のみか．〔56AM048〕	2-3. 利用者の自宅・職場も可能
2-4. 利用者の入院治療を推奨するか．〔56AM048〕	2-4. 推奨しない
2-5. 対象となる精神障害者は，軽度か，重度か．〔56AM048〕	2-5. 重度
でる **2-6.** チームでのケアマネジメントを行うか．〔56AM048〕	2-6. 行う
2-7. 中心的な実施者は作業療法士か．〔51AM049〕	2-7. 作業療法士ではない

2-8. 実施するのは地域の福祉施設利用時か. 〔51AM049〕

2-8. 福祉施設利用時ではない

でる **2-9.** サービス提供は原則的に無期限か. 〔51AM049〕

2-9. 無期限である

でる **3.** 43歳の男性. 統合失調症. 幻聴と妄想が消失せず9年間の入院生活を送っていたが, 入院患者の地域生活移行を進める方針の下, 地域のアパートを借りて退院することになった. そこで, 本人の地域生活を支えるため, 作業療法士, 看護師, 精神保健福祉士, 医師らがチームを組み, 24時間365日体制で相談や訪問のサービスを開始した. このサービスに該当するのは何か. 〔52AM020〕

3. ACT (Assertive Community Treatment)

7 特別支援教育

1. 軽度知的障害は特別支援教育の対象となるか. 〔56AM049〕

1. なる

2. 特別支援学級の1学級の生徒数の基準は, 小学部及び中学部で何人か. 〔56AM049〕

2. 6人

3. 特別支援学級の1学級の生徒数の基準は, 高等部で何人か. 〔56AM049〕

3. 8人

4. 特別支援教育においては, 一人一人の障害レベルによらず標準的な指導を行うか. 〔56AM049〕

解説 特別支援教育においては, 一人一人の障害に応じた指導が行われる.

4. 行わない

でる **5.** 特別支援教育において, 注意欠如・多動症は通級による指導の対象か. 〔56AM049〕

5. 対象である

6. 特別支援教育において, 広汎性発達障害〈自閉スペクトラム症〉が対象となるのは知的障害を伴う場合のみか. 〔56AM049〕

6. のみではない

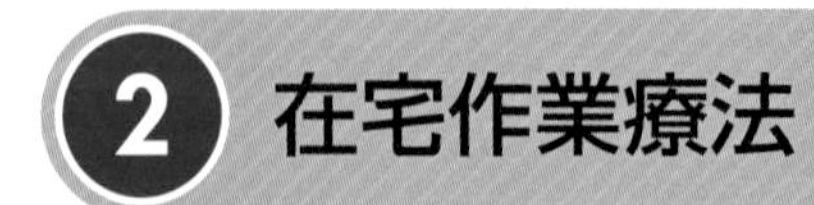

2 在宅作業療法

でる **1.** 71歳の女性．独居．臥床傾向となり，訪問作業療法が依頼された．畳の上に布団を敷いて就寝しており，床からの立ち上がりは台につかまって実施していた．セルフケアは時間がかかるが実施可能である．家事は簡単な炊事を行い，洗濯を時々行う程度であった．生活機能の拡大に向けて，作業療法士が行う指導で最も優先されるべきものは何か．〔56PM011〕

1. ベッドの導入

でる **2.** 87歳の男性．脳血管障害の後遺症により週1回の訪問作業療法を行っている．訪問時，85歳の妻が「家で介護することがつらい．疲れた」と暗い顔でため息をついている．訪問作業療法士の対応で，ケアマネージャーに妻の状況を報告するのは正しいか．〔55PM012〕

2. 正しい

3. 52歳の男性．統合失調症で精神科入院歴があるが，この9年間は治療中断しており，時々幻聴に影響された言動がみられる．医師の往診の後，何とか本人の同意を得て訪問支援開始となった．初回訪問時，居間で20分ほど落ち着いて話ができる状況である．本症例について答えよ．

3-1. 初期の訪問において，作業療法士は服薬勧奨を積極的に行うことを最優先すべきか．〔53AM020〕

3-1. 優先的ではない

3-2. 初期の訪問において，作業療法士は1日に複数回の訪問を行うことを最優先すべきか．〔53AM020〕

3-2. 優先的ではない

3-3. 初期の訪問において，作業療法士は身の回りの整理整頓を促すことを最優先すべきか.
〔53AM020〕

3-3. 優先的ではない

でる **3-4.** 初期の訪問において，作業療法士は本人の興味や関心事を把握することを最優先すべきか.
〔53AM020〕

3-4. 優先すべきである

解説 初期訪問では関係づくりが大切である.

3-5. 初期の訪問において，毎回違うスタッフが訪問することは適切か. 〔53AM020〕

3-5. 不適切

4. 作業療法士が訪問支援を行う際の留意点について答えよ.

でる **4-1.** 部屋の様子をよく観察することは適切か.
〔53PM048〕

4-1. 適切

4-2. 患者本人に病識の獲得を促すことは適切か.
〔53PM048〕

4-2. 不適切

解説 病識の獲得を促すことが大事な時期もあるが，まずは生活上の困っていることを把握する.

4-3. 同じ職種のスタッフと訪問することは適切か.
〔53PM048〕

4-3. 不適切

解説 多職種でチームを組んで訪問する.

5. 30歳の男性．統合失調症で5年前に幻覚妄想状態で家族に対する興奮があり，医療保護入院となった既往がある．退院後はほぼ規則的に通院し，毎食後服薬していたが，3か月前から治療を中断し，幻聴や被害関係妄想が悪化し，両親を自宅から閉め出して引きこもってしまった．注察妄想もあり本人も自宅から外出できない状況である．多職種訪問支援チームが1年前から関わっており，訪問は受け入れてもらえている．この患者への今後の介入で，訪問頻度を減らし，本人が助けを求めるのを待って精神科外来に結びつけることは適切か．〔54AM020〕

5. 不適切

6. 被害妄想が持続し自宅に閉じこもることで安定している慢性期の統合失調症患者に対する訪問作業療法について答えよ．

6-1. 外出を促す支援は適切か．〔51AM050〕

6-1. 不適切

解説 被害妄想が持続している状況をある程度脱してから外出を促す．

6-2. 家事行為を指導する支援は適切か．〔51AM050〕

6-2. 不適切

6-3. 近所づきあいを指導する支援は適切か．〔51AM050〕

6-3. 不適切

でる **6-4.** 本人が困っていることに傾聴する支援は適切か．〔51AM050〕

6-4. 適切

6-5. 内服薬の種類について話し合う支援は適切か．〔51AM050〕

6-5. 不適切

ポイント 服薬状況の確認とともに生活上で困っていることを把握することが優先される．

7. 作業療法士が訪問支援を行う際の留意点について答えよ．

7-1. 作業療法士であることを強調することは適切か．〔53PM048〕

7-1. 不適切

解説 援助者であることが伝わればよく，作業療法士であることを強調する必要はない.

7-2. 家族が本人の前で話す愚痴に耳を傾けることは適切か. 〔53PM048〕

7-2. 不適切